Fischer TaschenBibliothek

Chimamanda Ngozi Adichies Debüt – ein Meilenstein junger Weltliteratur

Das Haus von Kambilis Familie liegt inmitten von Hibiskus, Tempelbäumen und hohen Mauern, die Welt dahinter ist das von politischen Unruhen geprägte Nigeria. Mit sanfter, eindringlicher Stimme erzählt die 15-jährige Kambili von dem Jahr, in dem ihr Land im Terror versank, ihre Familie auseinanderfiel und ihre Kindheit zu Ende ging. Der erste vielgelobte Roman Adichies, verzweifelt schön und ganz gegenwartsnah.

»Solange solche Romane erscheinen, ist das Leben für die Literatur nicht verloren.« *Die Zeit*

Chimamanda Ngozi Adichie ist eine der großen jungen Stimmen der Weltliteratur. Ihr Werk wird in 37 Sprachen übertragen. Für ›Americanah‹ erhielt sie den Heartland Prize for Fiction und den National Book Critics Circle Award. Ihr Roman ›Blauer Hibiskus‹ war für den Booker Prize nominiert, ›Die Hälfte der Sonne‹ erhielt den Orange Prize for Fiction 2007. Mit ihrem TED-Talk ›We should all be Feminists‹ verankerte die Nigerianerin den Feminismus fest in der Popkultur. Auf Deutsch liegt der Text im FISCHER Taschenbuch vor: ›Mehr Feminismus! Ein Manifest und vier Stories‹. Zuletzt erschien im FISCHER Taschenbuch ›Liebe Ijeawele. Wie unsere Töchter selbstbestimmte Frauen werden‹. Chimamanda Ngozi Adichie wurde 1977 in Nigeria geboren und lebt heute in Lagos und in den USA.

Weitere Informationen finden Sie auf www.fischerverlage.de

CHIMAMANDA NGOZI

ADICHIE

BLAUER HIBISKUS

Roman

Aus dem Englischen von Judith Schwaab

FISCHER TaschenBibliothek

Für Professor James Nwoye Adichie
und Mrs Grace Ifeoma Adichie
meine Eltern, meine Helden, *ndi o ga-adili mma.*

MIX
Papier aus verantwortungsvollen Quellen
FSC® C083411
www.fsc.org

Erschienen bei FISCHER Taschenbuch
Frankfurt am Main, Oktober 2018

Die Originalausgabe erschien 2003 unter dem Titel
»Purple Hibiscus« bei Algonquin Books of Chapel Hill, New York

Umschlaggestaltung: buxdesign/München
Satz: Pinkuin Satz und Datentechnik, Berlin
Druck und Bindung: CPI books GmbH, Leck
Printed in Germany
ISBN 978-3-596-52170-8

Wenn Götter vom Himmel fallen

Palmsonntag

Bei uns zu Hause begann alles in die Brüche zu gehen, als mein Bruder Jaja nicht bei der Kommunion war und mein Vater sein schweres Messbuch durch das Zimmer schleuderte und die Keramikfiguren auf der Etagere zerbrach. Wir kamen gerade von der Kirche. Mama legte die frischen Palmzweige, die noch feucht vom Weihwasser waren, auf den Esstisch und ging nach oben, um sich umzuziehen. Später würde sie die Zweige zu schweren Kreuzen binden und sie neben unser goldgerahmtes Familienfoto an die Wand hängen. Dort blieben sie bis Aschermittwoch; dann trugen wir sie in die Kirche, wo sie zu Asche verbrannt wurden. Papa half jedes Jahr beim Austeilen der Aschekreuze, wie die anderen Laienbrüder in einem langen, grauen Gewand. Seine Reihe kam immer am langsamsten voran, weil er mit seinem ascheverschmierten Daumen besonders fest auf jede Stirn drückte, um ein perfektes Kreuz zu malen, und dabei langsam und bedeutungsvoll jedes einzelne Wort betonte: »Denn Staub bist du, und zum Staub wirst du zurückkehren.«

Papa saß bei der Messe immer in der ersten Reihe, gleich neben dem Gang, und Mama, Jaja und ich saßen neben ihm. Er war der Erste, der zur Kommunion ging. Um die Hostie zu empfangen, knieten die meisten Leute nicht vor dem Marmoraltar und der lebensgroßen Statue der blonden Jungfrau Maria nieder, aber mein Vater schon. Er kniff die Augen so fest zusammen, dass sein Gesicht sich zu einer starren Grimasse verzog, und streckte dabei die Zunge heraus, so weit er nur konnte. Anschließend lehnte er sich in seiner Kirchenbank zurück und sah zu, wie die übrigen Gemeindemitglieder zum Altar pilgerten, die Handflächen aufeinandergepresst und senkrecht nach oben gestreckt, als müssten sie einen auf den Rand gestellten Teller festhalten. So hatte es ihnen Pater Benedict beigebracht. Obwohl Pater Benedict schon sieben Jahre in St. Agnes war, nannten ihn die Leute immer noch »unseren neuen Priester«. Vielleicht hätten sie das nicht getan, wenn er nicht weiß gewesen wäre. Er sah einfach immer noch aus wie neu. Die Haut seines Gesichts, das die Farbe von Kondensmilch und einer aufgeschnittenen Sauer-Annone hatte, war während dieser sieben Jahre im glutheißen Harmattan-Wind Nigerias kein bisschen braun geworden. Seine englische Nase war genauso verkniffen und schmal, wie sie es immer gewesen war, dieselbe Nase, von der ich damals, als er in Enugu eintraf, befürchtet hatte, er würde nicht genügend

Luft durch sie bekommen. Pater Benedict hatte in der Gemeinde so manches umgekrempelt. Zum Beispiel durften das Credo und das Kyrie nur in Latein gesprochen werden, und Igbo, unsere Muttersprache, war verboten. Auch das Händeklatschen sollte auf ein Minimum beschränkt sein, um die Feierlichkeit der Messe nicht zu beeinträchtigen. Immerhin erlaubte er uns, die Opfergebete auf Igbo zu singen; er nannte sie »Eingeborenenlieder«, und wenn er »Eingeborene« sagte, verzogen sich die Winkel seines schmalen, geraden Mundes nach unten und bildeten ein umgedrehtes U. Während seiner Predigten nahm Pater Benedict meistens Bezug auf den Papst, auf Papa und auf Jesus – in dieser Reihenfolge. Papas Beispiel benutzte er, um das Evangelium zu veranschaulichen. »Wenn wir unser Licht leuchten lassen vor allen Menschen, so tun wir es in Gedenken an den Einzug Christi in Jerusalem«, sagte er an diesem Palmsonntag. »Seht euch Bruder Eugene an. Er hätte es nach dem Putsch so machen können wie die anderen bedeutenden Männer in diesem Land. Er hätte beschließen können, zu Hause zu bleiben und nichts zu tun, damit die neue Regierung sich nicht in seine Geschäfte einmischt. Er aber nutzte den *Standard*, um der Wahrheit zu ihrem Recht zu verhelfen, obwohl das für die Zeitung den Verlust von Anzeigen bedeutete. Bruder Eugene trat für die Freiheit ein. Wie viele von uns sind aufgestanden und haben für die Wahrheit gekämpft? Wie viele von uns haben des glorreichen Einzugs in Jerusalem gedacht?«

Die Gemeindemitglieder sagten »Ja« oder »Gott segne ihn« oder »Amen«, aber nicht zu laut, damit es nicht klang wie bei den Pfingstgemeinden, die überall aus dem Boden schossen wie die Pilze; dann hörten sie wieder leise und aufmerksam zu. Sogar die Babys hörten auf zu brüllen, als ob auch sie dem Pater lauschten. An manchen Sonntagen hörte die Gemeinde sogar aufmerksam zu, wenn Pater Benedict über Sachen redete, die schon alle wussten, zum Beispiel, dass Papa die größte Geldsumme für den Peterspfennig und für St. Vincent de Paul gespendet hatte. Oder dass er die Kartons mit Messwein bezahlt hatte oder die neuen Öfen im Kloster, wo die Ehrwürdigen Schwestern die Hostien buken, oder den neuen Flügel des St.-Agnes-Krankenhauses, wo Pater Benedict immer die Letzte Ölung verabreichte. Und ich saß dann neben Jaja, die Knie zusammengepresst, und versuchte, ein ausdrucksloses Gesicht zu machen, damit man nicht sah, wie stolz ich war. Papa sagte immer, dass Bescheidenheit sehr wichtig ist.

Auch Papas Gesicht war ausdruckslos, wenn ich ihn anschaute, wie auf dem Foto in der Zeitung, nachdem *Amnesty World* ihm einen Menschenrechtspreis verliehen hatte. Er hatte nur dieses eine Mal erlaubt, dass in seiner Zeitung etwas über ihn geschrieben wurde. Sein Chefredakteur, Ade Coker, hatte darauf bestanden und gesagt, Papa habe es verdient, er sei zu bescheiden. Das hatten Jaja und ich von Mama gehört; Papa sagte uns solche Sachen nicht. Das ausdruckslose Gesicht behielt er, bis Pater Benedict seine Predigt beendet hatte und es Zeit für die Kommunion war. Wenn er dann das Sakrament empfangen hatte, lehnte er sich zurück und sah zu, wie die Gemeindemitglieder nach vorne zum Altar gingen, und nach der Messe berichtete er Pater Benedict mit ernster Miene, wenn jemand an zwei aufeinanderfolgenden Sonntagen nicht zur Kommunion ging. Er ermutigte Pater Benedict, sich um diese verlorenen Schafe zu kümmern und sie in die Gemeinde zurückzuholen; denn nur eine Todsünde konnte schuld daran sein, wenn jemand zwei Sonntage hintereinander die Kommunion ausließ.

An diesem Palmsonntag, an dem alles anders wurde, sah also Papa, dass Jaja nicht zum Altar ging, und haute mit seinem ledergebundenen Messbuch, aus dem rote und grüne Lesebändchen hingen, auf den Esstisch, als wir nach Hause kamen. Der Tisch war aus Glas, aus schwerem Glas. Er wackelte, ebenso wie die Palmzweige, die darauf lagen.

»Jaja, du bist nicht zur Kommunion gegangen«, sagte Papa leise. Es war fast eine Frage.

Jaja blickte auf den Tisch hinab, als spräche er zu dem Messbuch. »Von der Waffel kriege ich schlechten Atem.«

Ich starrte Jaja an. War bei ihm eine Schraube locker? Papa bestand darauf, dass wir Hostie sagten, weil »Hostie« das Wesen des Leibes Christi, seine Heiligkeit, am besten ausdrückte. »Waffel« war zu weltlich, denn Waffeln waren etwas, das in Papas Fabriken hergestellt wurde – Schokowaffeln, Bananenwaffeln, ein Gebäck eben, das die Leute ihren Kindern als Belohnung gaben, wenn es etwas Besseres sein sollte als Kekse.

»Und außerdem wird mir immer ganz schlecht, wenn der Priester mich am Mund berührt«, sagte Jaja. Er wusste, dass ich ihn ansah, dass meine erschrockenen Augen ihn anflehten, still zu sein, aber er schaute nicht zu mir her.

»Es ist der Leib unseres Herrn.« Papas Stimme war leise, sehr leise. Sein Gesicht war zwar schon ganz aufgedunsen und mit eitergefüllten Pusteln bedeckt, aber jetzt schien es noch mehr anzuschwellen. »Du kannst nicht einfach aufhören, den Leib unseres Herrn zu empfangen. Das bedeutet den Tod, und das weißt du.«

»Dann sterbe ich eben.« Vor Angst hatten Jajas Augen die Farbe von Teer angenommen, aber jetzt blickte er Papa direkt ins Gesicht. »Dann sterbe ich eben, Papa.«

Papa schaute sich rasch im Zimmer um, als suchte er nach dem Beweis dafür, dass etwas von der hohen Decke gefallen war, etwas, von dem er nie gedacht hatte, es könnte herunterfallen. Dann nahm er das

Messbuch und warf es quer durch den Raum nach Jaja. An Jaja flog es vorbei, aber es traf die Glasetagere, die Mama so oft polierte. Es zertrümmerte das obere Bord, schleuderte die cremefarbenen, fingergroßen Balletttänzerinnen aus Keramik, die sich in allen möglichen Positionen verrenkten, auf den harten Boden und landete ebenfalls dort. Vielmehr landete es auf den vielen Scherben. Und da lag es nun, ein wuchtiges, ledergebundenes Messbuch mit allen Lesungen für die drei Zyklen des Kirchenjahres.

Jaja rührte sich nicht. Papa schwankte von Seite zu Seite. Ich stand an der Tür und beobachtete sie. Der Deckenventilator drehte und drehte sich, und die Glühbirnen, die daran befestigt waren, schlugen klirrend aneinander. Dann kam Mama in ihren Gummislippern herein, die leise, klatschende Geräusche auf dem Marmorboden machten. Sie hatte ihr münzbesticktes Sonntagswickeltuch und die Bluse mit den Puffärmeln ausgezogen und trug jetzt ein schlichtes buntgemustertes Tuch, locker an der Taille zugebunden, und das weiße T-Shirt, das sie jeden zweiten Tag anhatte. Es war ein Andenken an ein spirituelles Exerzitium, an dem sie und Papa teilgenommen hatten; die Worte GOTT IST LIEBE standen in schiefen Buchstaben über ihren schweren Brüsten. Sie starrte auf die Keramikscherben auf dem Boden, kniete nieder und begann sie mit bloßen Händen aufzusammeln.

Nur das Surren des Ventilators, der noch immer durch die Luft pflügte, unterbrach die Stille. Obwohl unser geräumiges Esszimmer in ein noch größeres Wohnzimmer mündete, hatte ich das Gefühl, zu ersticken. Die eierschalenfarbenen Wände mit den gerahmten Fotos von Großvater schienen langsam auf mich zuzukommen, mich zu bedrängen. Sogar der Esstisch aus Glas bewegte sich auf mich zu.

»*Nne, ngwa*. Geh hoch und zieh dich um«, sagte meine Mutter zu mir. Ich erschrak, obwohl ihre Worte auf Igbo ruhig und besänftigend klangen. Im selben Atemzug, ohne Pause, sagte sie zu Papa: »Dein Tee wird kalt«, und zu Jaja: »Komm und hilf mir, *biko*.«

Papa setzte sich an den Tisch und goss sich aus dem Service mit den Bordüren aus rosa Blümchen Tee ein. Ich wartete darauf, dass er Jaja und mich dazu aufforderte, einen Schluck davon zu nehmen, so wie er das immer tat. Er nannte das einen Schluck der Liebe, weil man die kleinen Dinge, die man liebt, mit den Personen teilt, die man liebt. Nimm einen Schluck der Liebe, sagte er dann, und Jaja würde als Erster trinken. Dann würde ich die Tasse in beide Hände nehmen und sie an meine Lippen heben. Ein Schluck. Der Tee war immer zu heiß, immer verbrannte ich mir den Mund, und wenn es zum Mittagessen etwas Scharfes gab, brannte es noch mehr auf meiner wunden Zunge. Aber das machte nichts, weil ich wusste, wenn der Tee mir auf der Zunge brannte, dann brannte er auch Papas Liebe in mich hinein. Heute jedoch sagte Papa nicht: Nimm einen Schluck der Liebe; er sagte gar nichts, während ich ihm zusah, wie er die Tasse an seine Lippen hob.

Jaja kniete neben Mama nieder, formte aus dem Kirchenblättchen, das er in der Hand hielt, eine flache Kehrschaufel und legte eine der scharfkantigen Scherben darauf. »Sei vorsichtig, Mama, sonst schneidest du dich in die Finger«, sagte er.

Ich zog an einem der kleinen Zöpfe, die unter meinem schwarzen Kirchenschal verborgen waren, um sicherzugehen, dass ich nicht träumte. Warum verhielten sich Jaja und Mama so normal, als wüssten sie nicht, was gerade eben passiert war? Und warum trank Papa seelenruhig seinen Tee, als hätte Jaja ihm nicht gerade eine freche Antwort gegeben? Ich drehte mich langsam um und ging nach oben, um mein rotes Sonntagskleid auszuziehen.

Als ich mich umgekleidet hatte, saß ich an meinem Schlafzimmerfenster. Der Cashewbaum war so nahe, dass ich die Hand hätte ausstrecken können, um ein Blatt zu pflücken, wenn nicht das silberfarbene Moskitogitter dazwischen gewesen wäre. Die glockenförmigen gelben Früchte hingen träge und schwer an den Zweigen und lockten Bienen an, die summend gegen das Gitter vor meinem Fenster flogen. Ich hörte, wie Papa nach oben in sein Zimmer ging, um ein Nickerchen zu machen. Ich schloss die Augen, saß ganz still und wartete darauf, dass er Jaja rufen und Jaja in sein Zimmer gehen würde. Nichts passierte, und nach langen, stillen Minuten öffnete ich die Augen wieder und drückte meine Stirn gegen das Gitter, um nach draußen zu sehen. Unser Hof war so groß, dass hundert Leute darin *atilogu* tanzen konnten, und so geräumig, dass zwischen den Tänzern genug Platz bleiben würde, damit sie ihre halsbrecherischen Saltos machen und auf den Schultern des nächsten Tänzers landen konnten. Die Mauern des Grundstücks, auf denen sich elektrisch geladener Stacheldraht ringelte, waren so hoch, dass ich die Autos, die an unserem Haus vorbeifuhren, nicht sehen konnte. Es war zu Beginn der Regenzeit, und die Tempelbäume an den Mauern erfüllten den Hof bereits mit dem betäubend süßlichen Duft ihrer Blüten. Eine Reihe von purpurroten Bougainvilleen, kerzengerade beschnitten wie ein Küchentisch, trennte die knorrigen Bäume von der Auffahrt. Vor dem Haus standen üppige Hibiskussträucher, die ihre Zweige ausstreckten, als wollten sie ihre Blüten miteinander tauschen. Am Blauen Hibiskus zeigten sich zwar schon die ersten schläfrigen Knospen, doch die meisten Blüten trug der rote Hibiskus. Er schien so schnell zu blühen, dieser rote Hibiskus, zumal wenn man bedachte, wie oft Mama Zweige abschnitt, um den Kirchenaltar zu schmücken, oder wie oft Besucher sich auf dem Weg zu ihren parkenden Autos ein paar Blüten abzupften.

Es waren vor allem die Frauen aus Mamas Gebetsgruppe; einmal hatte ich von meinem Fenster aus beobachtet, wie sich eine von ihnen eine Blüte hinters Ohr steckte. Doch selbst die Agenten der Regierung, zwei Männer in schwarzen Jacken, die vor einiger Zeit bei uns gewesen waren, hatten sich am Hibiskus zu schaffen gemacht, als sie hinausgingen. Sie kamen in einem Pick-up mit Regierungsnummernschild und parkten direkt bei den Hibiskussträuchern. Lange waren sie nicht geblieben. Später sagte Jaja, sie seien gekommen, um Papa zu bestechen, und dass er gehört hätte, wie sie sagten, ihr Pick-up sei voll mit Dollarnoten. Ich war mir nicht so sicher, ob Jaja das richtig verstanden hatte. Aber selbst heute dachte ich noch manchmal daran. Ich stellte mir den Laster vor, auf der Ladefläche ganze Stapel von Geldbündeln in fremder Währung, und fragte mich, ob sie das Geld wohl in viele einzelne Kartons gepackt hatten oder in einen von den großen, in denen man auch unseren Kühlschrank geliefert hatte.

Ich stand immer noch am Fenster, als Mama zu mir ins Zimmer kam. Jeden Sonntag vor dem Mittagessen, während Papa sein Nickerchen hielt, flocht sie mir die Haare und wies zwischendurch Sisi an, sie solle etwas mehr Palmöl an die Suppe geben oder ein kleines bisschen weniger Curry an den Kokosreis.

Dabei saß sie auf einem Lehnstuhl in der Nähe der Küchentür, und ich hockte vor ihr auf dem Boden, den Kopf zwischen ihren Beinen. Obwohl es in der Küche luftig war und die Fenster immer offen standen, nahm mein Haar die würzigen Düfte des Essens an, und wenn ich mir später einen meiner Zöpfe an die Nase hielt, konnte ich *egusi*-Suppe riechen, *utazi*, Curry. Heute jedoch kam Mama nicht mit der Tasche voll Kämmen und Haaröl in mein Zimmer und bat mich, zum Flechten nach unten zu kommen. Sie sagte nur: »Das Mittagessen ist fertig, *nne*.«

Eigentlich wollte ich sagen, wie leid es mir tat, dass Papa die Figuren zerbrochen hatte, aber die Worte, die tatsächlich aus meinem Mund kamen, lauteten: »Es tut mir leid, dass deine Figuren kaputtgegangen sind, Mama.«

Sie nickte schnell und schüttelte den Kopf, als wollte sie mir sagen, dass die Figuren nicht wichtig seien. Dabei waren sie es durchaus. Vor Jahren, bevor ich alles begriff, fragte ich mich oft, wieso sie sie jedes Mal polierte, wenn ich diese Geräusche aus ihrem Zimmer gehört hatte, ein Rumpeln, als würde etwas gegen die Tür geschlagen. Ihre Gummislipper machten nie ein Geräusch auf der Treppe, aber ich wusste, dass sie auf dem Weg nach unten war, wenn ich hörte, wie sich die Tür zum Esszimmer öffnete. Wenn ich dann zu ihr ging, sah ich sie bei der Etagere stehen, in der Hand ein mit Seifenwasser getränktes

Küchenhandtuch. Für jede kleine Ballerina brauchte sie mindestens eine Viertelstunde. Tränen sah man nie auf ihrem Gesicht. Das letzte Mal, vor nur zwei Wochen, als ihr geschwollenes Auge noch dunkelviolett war wie eine überreife Avocado, hatte sie die Figürchen nach dem Polieren umgruppiert.

»Ich flechte dir die Haare nach dem Mittagessen«, sagte sie und wandte sich zum Gehen.

»Ja, Mama.«

Ich folgte ihr die Treppe hinunter. Sie hinkte leicht, als ob eines ihrer Beine kürzer wäre als das andere, wodurch sie noch kleiner wirkte, als sie war. Die Treppe bildete ein schwungvolles S, und ich war schon halb unten, als ich Jaja in der Diele stehen sah. Gewöhnlich ging er vor dem Mittagessen in sein Zimmer hoch, um zu lesen, aber heute hatte er sich gar nicht nach oben begeben; er hatte die ganze Zeit bei Mama und Sisi in der Küche gesessen.

»*Ke kwanu?*«, fragte ich, obwohl ich gar nicht zu fragen brauchte, wie es ihm ging. Ich brauchte ihn nur anzuschauen. Tiefe Falten hatten sich in sein Gesicht eingegraben, das Gesicht eines Siebzehnjährigen; sie zogen sich in Zickzacklinien über seine Stirn, und in jeder dieser Falten stand tiefe, dunkle Anspannung. Ich drückte ihm schnell die Hand, bevor wir ins Esszimmer gingen. Papa und Mama saßen schon am Tisch, und Papa wusch seine Hände in der Schüssel mit Wasser, die Sisi ihm hinhielt. Er wartete, bis Jaja und ich uns ihm gegenüber hingesetzt hatten, und begann mit dem Tischgebet. Zwanzig Minuten lang bat er Gott, das Essen zu segnen. Danach begann er die Gesetze des Rosenkranzes zu beten, und nach jedem »Gegrüßet seist du Maria« antworteten wir: »Bitte für uns Sünder.« Sein Lieblingsgesetz war: »Unsere Liebe Frau, Schutzherrin des nigerianischen Volkes.« Er hatte es selbst erfunden. Wenn die Leute es jeden Tag beteten, sagte er, würde Nigeria nicht mehr so armselig dastehen wie ein großer, starker Mann auf den spindeldürren Beinen eines Kindes.

Zum Mittagessen gab es *fufu* und *onugbu*. Das *fufu* war locker und geschmeidig. Sisi machte es sehr gut; energisch zerquetschte sie die Yamswurzeln zu Brei, wobei sie immer wieder ein paar Tropfen Wasser in den Mörser gab, und ihre Backen zogen sich im Takt mit dem Stampfen des Stößels zusammen. Die *onugbu*-Soße war sämig, mit dicken Brocken gekochtem Rindfleisch, Stockfisch und den dunkelgrünen *onugbu*-Blättern darin. Wir aßen schweigend. Ich formte mein *fufu* mit den Fingern zu kleinen Bällchen, tauchte sie in die Soße und führte sie zusammen mit einem Stück Fisch oder Fleisch zum Mund. Ich war mir sicher, dass die Soße gut war, aber ich schmeckte sie nicht, konnte sie nicht schmecken. Meine Zunge fühlte sich an wie Papier.

»Könnte ich bitte das Salz haben?«, bat Papa.

Wir alle griffen im selben Moment nach dem Salz.

Als Jaja und ich den Streuer aus Kristallglas berührten, strichen meine Finger sanft über seine, dann zog er die Hand zurück. Ich reichte Papa das Salz. Das Schweigen dauerte immer länger.

»Heute Vormittag haben sie den Cashewsaft gebracht. Er schmeckt sehr gut. Ich bin mir sicher, dass er sich gut verkaufen wird«, sagte meine Mutter schließlich.

»Sag diesem Mädchen, es soll ihn bringen«, sagte Papa.

Mama drückte auf den Knopf der elektrischen Klingel, die an einem durchsichtigen Kabel von der Decke hing, und Sisi erschien.

»Ja, Madam?«

»Bring uns zwei Flaschen von dem Getränk, das aus der Fabrik geliefert wurde.«

»Ja, Madam.«

Ich wünschte, Sisi hätte gefragt: »Was für Flaschen, Madam?« oder: »Wo sind sie denn, Madam?«, bloß damit sie und Mama irgendetwas redeten und von den nervösen Bewegungen ablenkten, mit denen Jaja sein *fufu* zu Kugeln rollte. Kurz darauf war Sisi zurück und stellte die Flaschen neben Papa auf den Tisch. Sie hatten die gleichen verblichen aussehenden Etiketten wie all die anderen Dinge, die in Papas Fabriken hergestellt wurden – die Waffeln und die mit Creme gefüllten Kekse, die Fruchtsäfte und die Bananenchips. Papa goss jedem von uns ein Glas von dem gelben Saft ein. Ich streckte rasch die Hand nach meinem Glas aus und nahm einen Schluck. Der Saft schmeckte wässrig, aber ich wollte einen eifrigen Eindruck machen. Wenn ich sagte, wie gut der Saft schmecke, würde Papa ja vielleicht vergessen, dass er Jaja noch nicht bestraft hatte.

»Er ist sehr gut, Papa«, sagte ich.

Papa schwenkte den Saft in seinen aufgeblähten Backen. »Ja, ja.«

»Er schmeckt wie frische Cashewnüsse«, sagte Mama.

Sag irgendwas, bitte, hätte ich Jaja am liebsten angefleht. Man erwartete jetzt von ihm, dass er etwas sagte, dass er sich am Gespräch beteiligte und Papas neues Produkt lobte. Das machten wir immer so, wenn ein Angestellter aus einer seiner Fabriken uns etwas zum Probieren brachte.

»Fast wie Weißwein«, meinte Mama. Sie war nervös, das wusste ich – nicht nur, weil frische Cashewnüsse überhaupt nicht wie Weißwein schmecken, sondern weil ihre Stimme leiser war als sonst. »Wie Weißwein«, sagte Mama noch einmal und schloss die Augen, als könnte sie so noch besser schmecken. »Fruchtiger Weißwein.«

»Ja«, sagte ich. Ein Bällchen *fufu* glitt mir aus den Fingern und fiel in die Soße.

Papa sah Jaja auffordernd an. »Jaja, hast du nicht mit uns getrunken, *gbo*? Hast du keine Worte im

Mund, um zu reden?«, fragte er. Er sagte alles auf Igbo. Ein schlechtes Zeichen. Igbo sprach er nur selten, und obwohl Jaja und ich es zu Hause mit Mama benutzten, mochte er es nicht, wenn wir es in der Öffentlichkeit sprachen. Dort sollten wir klingen wie zivilisierte Menschen, sagte Papa; deshalb mussten wir Englisch reden. Papas Schwester, Tante Ifeoma, hatte einmal gesagt, Papa sei zu sehr das Produkt der Kolonialherrschaft. Sie hatte es in einem milden, nachsichtigen Ton gesagt, als wäre es nicht Papas Schuld, als wäre er ein Mensch, der Malaria hat und im Fieber unflätige Worte von sich gibt.

»Hast du nichts zu sagen, *gbo*, Jaja?«, fragte Papa noch einmal.

»*Mba*, es sind keine Worte in meinem Mund«, erwiderte Jaja.

»Was?« Ein Schatten legte sich über Papas Augen, der Schatten, der zuvor Jajas Augen verdunkelt hatte. Es war Angst. Der Schatten hatte Jajas Augen verlassen und stand jetzt in Papas Augen.

»Ich habe nichts zu sagen«, antwortete Jaja.

»Der Saft ist gut –«, fing Mama an.

Jaja schob seinen Stuhl zurück. »Ich danke dir, Herr. Danke, Papa. Danke, Mama.«

Ich drehte mich zu ihm und starrte ihn an. Wenigstens sagte er auf die richtige Art danke, so wie wir es nach einer Mahlzeit gewohnt waren. Aber zugleich machte er etwas, was wir nie taten: Er stand vom Tisch auf, bevor Papa das Dankgebet nach dem Essen gesprochen hatte.

»Jaja!«, rief Papa. Der Schatten wuchs und erfasste jetzt auch das Weiße in Papas Augen. Jaja ging einfach aus dem Zimmer, seinen Teller in der Hand. Papa erhob sich halb, um aufzustehen, und ließ sich dann auf seinen Stuhl zurückfallen. Seine Wangen hingen schlaff herab, wie bei einer Bulldogge.

Ich griff nach meinem Glas und starrte in den Saft, der die wässrig-gelbe Farbe von Urin hatte. Dann stürzte ich das Glas auf einen Satz hinunter. Ich wusste nicht, was ich sonst tun sollte. So etwas war noch nie in meinem Leben passiert, niemals. Die Mauern um unser Grundstück würden zusammenbrechen, da war ich mir sicher, und würden die Tempelbäume unter sich begraben. Der Himmel würde auf uns herabfallen. Die persischen Teppiche auf dem glänzenden Marmorboden würden schrumpfen. Etwas würde passieren. Aber das Einzige, was passierte, war, dass ich mich verschluckte. Ich erstickte fast, so sehr musste ich husten. Papa und Mama sprangen auf, um mir zu helfen. Papa klopfte mir auf den Rücken, während Mama mir die Schultern rieb und sagte: »*O zugo.* Hör auf zu husten.«

An diesem Abend blieb ich im Bett und aß nicht mit der Familie zu Abend. Ich hatte richtigen Husten bekommen, und wenn ich meine Wangen mit dem

Handrücken berührte, konnte ich spüren, wie heiß sie waren. In meinem Kopf spielten Tausende von bösen Ungeheuern Fangen, aber statt einem Ball war es ein braunes ledergebundenes Messbuch, das sie sich zuwarfen. Papa kam in mein Zimmer; die Matratze bog sich durch, als er sich hinsetzte, mir sanft über die Wangen strich und fragte, ob ich noch etwas brauchte. Mama wollte mir bereits *ofe nsala* machen. Ich sagte, nein, ich bräuchte nichts, und wir saßen lange Zeit schweigend da. Er hielt meine Hand. Papa atmete immer sehr geräuschvoll, aber jetzt keuchte er fast, als wäre er außer Atem, und ich fragte mich, was er wohl dachte; ob er in seinem Inneren rannte, vor etwas wegrannte. Ins Gesicht schaute ich ihm nicht, denn ich wollte nicht die eitrigen Pusteln sehen, die sich über jeden Zentimeter seiner Gesichtshaut zogen, so viele und so gleichmäßig, dass seine Haut aussah wie aufgepumpt.

Eine Weile später brachte mir Mama ein wenig *ofe nsala*, aber von der aromatischen Suppe wurde mir schlecht. Nachdem ich mich im Badezimmer übergeben hatte, fragte ich Mama, wo Jaja sei. Seit dem Mittagessen war er nicht in mein Zimmer gekommen.

»In seinem Zimmer. Er war nicht beim Abendessen.« Sie strich zärtlich über meine dicht an der Kopfhaut geflochtenen Zöpfchen; das tat sie gern, als wollte sie den Weg verfolgen, den die einzelnen Strähnen zurücklegten, um sich schließlich mit dem anderen Haar zu vereinen. Mit dem Flechten würde sie bis nächste Woche warten. Mein Haar war zu dick und zog sich sofort wieder zu einem dichten Büschel zusammen, nachdem sie mit einem Kamm durchgefahren war. Wenn sie jetzt versuchte, es zu kämmen, würde das die kleinen Ungeheuer in meinem Kopf erst recht wütend machen.

»Wirst du dir neue Figuren besorgen?«, fragte ich. Ich roch den kalkigen Duft ihres Deodorants. Ihr braunes Gesicht, makellos bis auf die noch frische Narbe an der Stirn, war ausdruckslos.

»*Kpa*«, sagte sie. »Ich werde sie nicht ersetzen.«

Vielleicht war Mama klargeworden, dass sie die kleinen Tänzerinnen nicht mehr brauchen würde; dass nicht nur die Figürchen in die Brüche gingen, sondern alles um uns herum, wenn Papa mit dem Messbuch nach Jaja warf. Mir wurde das erst jetzt klar, erst jetzt ließ ich den Gedanken zu.

Nachdem Mama gegangen war, lag ich im Bett und dachte über die Vergangenheit nach, all die Jahre, in denen Jaja und Mama und ich mehr durch unsere Seelen miteinander gesprochen hatten als mit unseren Lippen. Bis Nsukka. Mit Nsukka hatte alles angefangen. In Tante Ifeomas kleinem Garten vor der Veranda ihrer Wohnung in Nsukka war das Schweigen langsam gelüftet worden. Plötzlich schien mir, als sei Jajas Trotz wie Tante Ifeomas besondere Züchtung von Blauem Hibiskus: selten, mit dem leisen Duft von

Freiheit, einer anderen Freiheit als der, die die Menschen nach dem Putsch auf dem Government Square gefordert hatten, singend, in den Händen Zweige mit grünen Blättern. Die Freiheit, zu sein, zu handeln.

Doch meine Erinnerungen begannen nicht erst in Nsukka. Sie begannen in einer Zeit davor, als all die Hibiskussträucher in unserem Garten in flammendem Rot standen.

Als unsere Seelen miteinander sprachen

vor Palmsonntag

Ich saß an meinem Schreibtisch, als Mama in mein Zimmer kam, meine Schuluniformen über dem Arm. Sie hatte sie von den Wäscheleinen im Hinterhof hereingeholt, wo ich sie an diesem Morgen zum Trocknen aufgehängt hatte, und legte sie auf mein Bett. Jaja und ich wuschen unsere Schuluniformen selbst, während Sisi den Rest unserer Kleidung besorgte. Wir steckten das Gewebe immer zuerst an kleinen, unauffälligen Stellen in die Seifenlauge, um zu überprüfen, ob die Farbe auslief, obwohl wir wussten, dass das nicht passieren würde. Wir wollten einfach jede Minute der halben Stunde ausnutzen, die Papa für das Waschen der Uniformen angesetzt hatte.

»Danke, Mama. Gerade wollte ich sie selber hereinholen«, sagte ich und stand auf, um die Kleider zusammenzulegen. Es gehörte sich nicht, wenn man eine ältere Person seine Aufgaben erledigen ließ, aber Mama machte das nichts aus; es gab so viel, was ihr nichts ausmachte.

»Es wird gleich einen Schauer geben. Ich wollte nicht, dass sie nass werden.« Sie strich mit der Hand über meine Uniform, einen grauen Rock mit dunkler getöntem Bund, der gerade lang genug war, um meine Waden zu bedecken. »*Nne*, du wirst noch ein Brüderchen oder Schwesterchen bekommen.«

Ich starrte sie an. Die Knie fest zusammengepresst, saß sie auf meinem Bett. »Du bekommst ein Baby?«

»Ja.« Sie lächelte. Ihre Hand strich immer noch über meinen Rock.

»Wann?«

»Im Oktober. Ich war gestern bei meinem Arzt in der Park Lane.«

»Gott sei's gedankt.« Das sagten Jaja und ich, wenn gute Dinge passierten, weil Papa das von uns erwartete.

»Ja.« Mama ließ fast widerwillig von meinem Rock ab. »Auf Gott ist Verlass. Weißt du, als du auf die Welt gekommen warst und ich all diese Fehlgeburten hatte, haben die Leute im Dorf angefangen zu reden. Unsere *umunna* hat sogar Leute zu deinem Vater geschickt, um ihn zu bedrängen, mit einer anderen Frau Kinder zu zeugen. So viele Leute hatten Töchter, die gewillt waren, das zu tun, und viele von den Mädchen waren sogar auf der Universität gewesen. Sie hätten viele Söhne zur Welt bringen können, und dann hätten sie unser Zuhause übernommen und uns davongejagt, so wie Mr. Ezendus zweite Frau es gemacht hat. Dein Vater aber ist bei mir geblieben, bei uns.« Sie sagte sonst nie so viel auf einmal. Meine

Mutter sprach so, wie Vögel essen, immer in kleinen Häppchen.

»Ja«, sagte ich. Natürlich war es Papa hoch anzurechnen, dass er keine weiteren männlichen Nachkommen mit einer anderen Frau gezeugt hatte, dass er sich nicht dazu entschlossen hatte, eine zweite Frau zu nehmen. Aber Papa war schließlich anders. Ich wünschte, Mama hätte ihn nicht mit Mr. Ezendu verglichen, überhaupt mit niemandem; das machte ihn kleiner und beschmutzte ihn.

»Sie haben sogar gesagt, jemand hätte meinen Leib beim *ogwu*-Tanz verschlossen.« Mama schüttelte den Kopf und lächelte, dieses nachsichtige Lächeln, das sich auf ihrem Gesicht ausbreitete, wenn sie von Menschen sprach, die an Orakel glaubten, wenn Verwandte ihr den Vorschlag machten, einen Zauberdoktor aufzusuchen, oder wenn Leute erzählten, wie sie in ihrem Garten Stoffbündel mit Haarbüscheln und Tierknochen ausgegraben hätten, die jemand dort versteckt habe, damit sie im Leben nicht weiterkämen. »Sie wissen nicht, dass Gottes Wege unergründlich sind.«

»Ja«, sagte ich. Ich hielt die Kleider vorsichtig im Arm, damit sie ordentlich gefaltet blieben. »Gottes Wege sind unergründlich.« Dass sie seit ihrer letzten Fehlgeburt vor sechs Jahren versucht hatte, ein Baby zu bekommen, hatte ich nicht gewusst. Ich konnte mir sie und Papa nicht einmal vorstellen, zusammen auf ihrem Bett, das maßgefertigt und breiter war als die üblichen Doppelbetten. Wenn ich mir Zuneigung zwischen ihnen vorstellte, kam mir immer das Bild in den Sinn, wenn sie bei der Messe den Friedensgruß austauschten, die Art, wie Papa sie in den Armen hielt, nachdem sie sich die Hände gereicht hatten.

»War in der Schule alles in Ordnung?«, fragte Mama und stand auf. Das hatte sie mich vorher schon gefragt.

»Ja.«

»Sisi und ich machen *moi-moi* für die Schwestern. Sie werden bald hier sein«, sagte Mama, bevor sie wieder nach unten ging. Ich folgte ihr und legte meine gefalteten Uniformen auf den Tisch in der Diele, wo Sisi sie zum Bügeln abholen würde.

Die Schwestern, Mitglieder der Betgruppe »Unsere liebe Frau von der wundersamen Münze«, trafen bald darauf ein, und ihre Gesänge auf Igbo, begleitet von kräftigem Händeklatschen, tönten bis in den ersten Stock. Sie würden etwa eine halbe Stunde beten und singen, dann unterbrach sie Mama immer mit ihrer leisen Stimme, die im ersten Stock kaum zu hören war, obwohl ich die Tür offen hatte, und sagte, sie habe »eine Kleinigkeit« für sie vorbereitet. Wenn Sisi dann die Platten mit *moi-moi*, Jollof-Reis und gebratenem Hühnchen hereinbrachte, schimpften die Frauen mit Mama. »Schwester Beatrice, was ist denn das? Warum hast du das getan? Sind wir nicht zufrieden mit den Speisen, die wir bei den anderen Schwestern zu Hause bekommen? Das wäre wirklich nicht nötig gewesen.« Dann piepste eine Stimme: »Gelobt sei Gott in der Höhe!«, wobei sie das erste Wort so lange hinauszog, wie es ging. Die Antwort »Halleluja!« brachte die Wände meines Zimmers zum Beben, bestimmt auch die Glasartikel im Wohnzimmer. Dann würden sie beten, würden Gott darum bitten, die Großzügigkeit von Schwester Beatrice zu entlohnen, und Mama mit noch mehr Segenswünschen überschütten. Schließlich würde das Klirren und Kratzen der Gabeln und Löffel auf den Tellern durch das ganze Haus hallen. Mama benutzte niemals Plastikbesteck, ganz gleich, wie groß die Gästeschar war.

Sie hatten gerade mit dem Dankgebet für das Essen begonnen, als ich Jaja die Treppe heraufstürmen hörte. Ich wusste, dass er als Erstes in mein Zimmer kommen würde, weil Papa nicht zu Hause war. In diesem Fall ging Jaja immer zuerst in sein eigenes Zimmer, um sich umzuziehen.

»*Ke kwanu?*«, fragte ich, als er hereinkam. In seiner Schuluniform, den blauen Shorts und dem weißen Hemd, auf dessen linker Brust das Abzeichen von St. Nicholas prangte, waren immer noch die Bügelfalten zu sehen. Letztes Jahr war er zum ordentlichsten Jungen seines Jahrgangs ernannt worden, und Papa hatte ihn so fest umarmt, dass Jaja gedacht hatte, er würde ihm die Rippen brechen.

»Gut.« Er stand neben meinem Schreibtisch und blätterte beiläufig in meinem Schulbuch *Einführung in die Technik*, das offen vor mir lag. »Was hast du gegessen?«

»*Garri.*«

Ich wünschte, wir würden immer noch zusammen zu Mittag essen, stand in Jajas Augen geschrieben.

»Ich auch«, sagte ich laut.

Früher hatte Kevin, unser Fahrer, mich immer zuerst bei den Töchtern des Unbefleckten Herzens abgeholt, und dann fuhren wir zusammen zu St. Nicholas, wo Jaja schon wartete. Wenn wir nach Hause kamen, aßen Jaja und ich gemeinsam zu Mittag. Mittlerweile war das anders. Weil Jaja an dem neuen Programm für begabte Schüler an St. Nicholas teilnahm, besuchte er zusätzliche Stunden nach der Schule. Papa hatte Jajas Tagesplan umgestellt, meinen jedoch nicht, und ich durfte nicht mit dem Mittagessen auf ihn warten. Von mir wurde erwartet, dass ich zu Mittag gegessen, ein Nickerchen gehalten und mit meinen Hausaufgaben begonnen hatte, wenn Jaja nach Hause kam.

Dennoch wusste Jaja jeden Tag, was ich zu Mittag gegessen hatte. An der Küchenwand hing ein Speiseplan für uns, den Mama zweimal im Monat austauschte. Er fragte mich trotzdem immer danach. Das taten wir oft – dem anderen Fragen stellen, auf die wir die Antworten schon wussten. Vielleicht, damit wir die anderen Fragen, auf die wir die Antworten nicht wissen wollten, nicht stellten.

»Ich habe drei Hausaufgaben auf«, sagte Jaja und machte Anstalten zu gehen.

»Mama ist schwanger«, sagte ich.

Jaja kam zurück und setzte sich auf die Kante meines Bettes. »Hat sie dir das gesagt?«

»Ja. Im Oktober ist es so weit.«

Jaja schloss kurz die Augen und öffnete sie dann wieder. »Wir werden auf den Kleinen aufpassen. Wir werden ihn beschützen.«

Ich wusste, dass Jaja meinte, wir würden das Baby vor Papa beschützen, aber ich sagte nichts dazu. Stattdessen fragte ich: »Woher weißt du, dass es ein Junge wird?«

»Das spüre ich. Was glaubst du?«

»Ich weiß nicht.«

Jaja blieb noch eine Weile auf meinem Bett sitzen, bevor er zum Mittagessen hinunterging. Ich schob mein Lehrbuch zur Seite und blickte zu meinem Stundenplan hoch, der an die Wand über mir geklebt war. *Kambili* stand in schwungvollen Lettern oben auf dem weißen Stück Papier, so wie auf dem Plan über dem Schreibtisch in Jajas Zimmer *Jaja* stand. Ich fragte mich, wann Papa wohl einen Plan für das Baby, für mein neues Brüderchen, aufstellen würde, ob er es wohl gleich nach der Geburt machen oder ob er warten würde, bis das Kind im Krabbelalter war. Papa liebte Ordnung. Das sah man sogar an den Stundenplänen selbst: an der Art, wie akkurat die Linien über das Blatt gezogen waren, in schwarzer Tinte, von Tag zu Tag, wie sie akribisch die Lernstunden von den Ruhepausen trennten, die Ruhepausen von der Zeit, die man in der Familie verbrachte, die Familienzeit von den Mahlzeiten, die Mahlzeiten vom Gebet, das Gebet vom Schlafen. Wenn wir in der Schule waren, hatten wir weniger Zeit zum Ausruhen und mehr Zeit zum Lernen, selbst an Wochenenden. In den Ferien dagegen gab es ein bisschen mehr Zeit für die Familie. Ein bisschen mehr Zeit, um Zeitung zu lesen, Schach oder Monopoly zu spielen und um Radio zu hören.

Es war während der Familienzeit am nächsten Tag, einem Samstag, als der Putsch stattfand. Papa hatte Jaja gerade schachmatt gesetzt, als im Radio Marschmusik gespielt wurde und uns die feierlichen Klänge aufhorchen ließen. Ein General mit starkem Hausa-Akzent verkündete, es habe einen Staatsstreich gegeben, und wir hätten eine neue Regierung. In Kürze würde man uns mitteilen, wer unser neues Staatsoberhaupt sei.

Papa schob das Schachbrett beiseite und entschuldigte sich, um in seinem Arbeitszimmer zu telefonieren. Schweigend warteten Jaja, Mama und ich auf ihn. Ich wusste, dass er seinen Chefredakteur Ade Coker anrief, vielleicht um ihm zu sagen, was er über den

Staatsstreich schreiben solle. Als er zurückkam, tranken wir den Mangosaft, den Sisi uns in hohen Gläsern servierte, während Papa über den Putsch sprach. Er sah bedrückt aus; seine eckigen Lippen schienen nach unten zu hängen. Aus Staatsstreichen entstehen neue Staatsstreiche, sagte er und erzählte uns von den blutigen Putschen der Sechziger, die, direkt nachdem er Nigeria verlassen hatte, um in England zu studieren, zum Bürgerkrieg geführt hatten. Ein Staatsstreich münde immer in einen Teufelskreis. Militärs setzten sich immer gegenseitig ab, einfach weil sie dazu in der Lage waren und weil sie alle machttrunken waren.

Natürlich, sagte Papa, seien die Politiker alle korrupt, und der *Standard* habe viele Artikel über Kabinettsmitglieder gebracht, die Geld auf ausländischen Konten horteten, Geld, mit dem eigentlich Lehrer bezahlt oder Straßen gebaut werden sollten. Doch was Nigeria brauche, seien keine Soldaten, die uns regierten; was wir brauchten, sei eine rundum erneuerte Demokratie. *Eine rundum erneuerte Demokratie.* Die Art, wie er das sagte, klang überaus bedeutsam, aber eigentlich klang das meiste von dem, was Papa sagte, bedeutsam. Er lehnte sich gern zurück und schaute zur Decke, während er sprach, als suche er da oben nach etwas. Ich konzentrierte dann meine ganze Aufmerksamkeit auf seine Lippen, seine Bewegungen, und manchmal vergaß ich mich selbst und hätte am liebsten immer dort gesessen und seiner Stimme gelauscht, all den wichtigen Dingen, die er sagte. Genauso war es auch, wenn er lächelte, wenn sein Gesicht sich zu einem breiten Lachen öffnete, wie eine Kokosnuss mit ihrem strahlend weißen Mark im Inneren.

Am Tag nach dem Staatsstreich, bevor wir zur Abendmesse in St. Agnes aufbrachen, saßen wir im Wohnzimmer und lasen Zeitung; unser Zeitungslieferant brachte uns auf Papas Anweisung jeden Morgen jeweils vier Exemplare der wichtigsten Blätter ins Haus. Zuerst lasen wir den *Standard.* Nur im *Standard* stand ein kritischer Leitartikel, in dem die neue Militärregierung aufgefordert wurde, sofort eine Rückkehr zur Demokratie in die Wege zu leiten. Papa las uns laut einen der Artikel in *Nigeria Today* vor, die persönliche Kolumne eines Autors, der der Meinung war, die Zeit sei reif für einen Militärpräsidenten, da die Politiker völlig außer Kontrolle geraten seien und unsere Wirtschaft im Argen liege.

»So einen Unsinn würde der *Standard* nie schreiben«, sagte Papa und ließ die Zeitung sinken. »Ganz zu schweigen davon, diesen Mann Präsident zu nennen.«

»Der Ausdruck Präsident suggeriert, dass er gewählt wurde«, sagte Jaja. »Staatsoberhaupt wäre der richtige Ausdruck.«

Papa lächelte, und ich wünschte, ich hätte das gesagt, nicht Jaja.

»Der Leitartikel im *Standard* ist gut geschrieben«, sagte Mama.

»Ade ist eben einfach der Beste da draußen«, sagte Papa mit beiläufigem Stolz, während er ein anderes Blatt in Augenschein nahm. »›Wachwechsel.‹ Was für eine Schlagzeile. Die haben alle Angst. Schreiben darüber, wie korrupt die Zivilregierung war, als glaubten sie allen Ernstes daran, das Militär sei nie korrupt. Mit diesem Land geht es bergab, das sage ich euch.«

»Gott wird uns erlösen«, sagte ich, weil ich wusste, dass es Papa gefiel, wenn ich so etwas sagte.

»Ja, ja«, sagte Papa nickend. Dann beugte er sich vor und nahm meine Hand, und ich hatte das Gefühl, mein Mund sei voll von schmelzendem Zucker.

In den folgenden Wochen klangen die Zeitungen, die wir während der Familienzeit lasen, anders, verhaltener. Auch der *Standard* klang anders; er war kritischer, stellte mehr Fragen als sonst. Selbst die Fahrt zur Schule war anders. In der ersten Woche nach dem Putsch pflückte Kevin jeden Morgen grüne Zweige und steckte sie auf das Auto, oberhalb des Nummernschildes, damit uns die Demonstranten am Government Square durchließen. Die grünen Zweige bedeuteten Solidarität. Allerdings sahen unsere Zweige nie so frisch und leuchtend aus wie die der Demonstranten, und wenn wir an ihnen vorbeifuhren, fragte ich mich manchmal, wie es wäre, mich ihnen anzuschließen, »Freiheit! Freiheit!« zu rufen und den Verkehr zu blockieren.

Wenn Kevin dann einige Wochen später an der Ogui Road vorbeifuhr, sah man Soldaten bei der Straßensperre in der Nähe des Marktes, die herumliefen und ihre langen Gewehre zärtlich im Arm trugen. Ab und zu hielten sie ein Auto an und durchsuchten es. Einmal sah ich einen Mann mit hocherhobenen

Händen neben seinem Peugeot 504 auf der Straße knien.

Zu Hause jedoch änderte sich nichts. Jaja und ich hielten uns immer noch an unsere Tagespläne, stellten uns immer noch Fragen, auf die wir die Antworten bereits wussten. Die einzige Veränderung war Mamas Bauch, der ganz langsam und unauffällig dicker wurde. Zuerst sah er noch aus wie ein Fußball, aus dem Luft entwichen ist, aber am Pfingstsonntag war er unter ihrem rotgoldenen Sonntagswickeltuch bereits so deutlich zu erkennen, dass es sich nicht bloß um die Schicht Stoff darunter handeln konnte oder um das geknotete Ende des Wickeltuches. Der Altar war in demselben Rotton geschmückt wie Mamas Kleid. Rot war die Farbe Pfingstens. Der Gastpriester hielt die Messe in einem roten Gewand ab, das sichtlich zu kurz für ihn war. Er war jung und blickte oft auf, während er das Evangelium las, um mit seinen forschen braunen Augen den Blick über die Gemeinde schweifen zu lassen. Als er fertig war, küsste er langsam die Bibel. Wenn jemand anders das getan hätte, hätte es vielleicht theatralisch gewirkt, bei ihm jedoch nicht. Es wirkte echt. Er sei gerade zum Priester geweiht worden, erzählte er, und warte darauf, dass man ihm eine Gemeinde zuwies. Er und Pater Benedict hätten einen engen gemeinsamen Freund, und es habe ihn gefreut, als Pater Benedict ihn dazu eingeladen habe, als Gastpriester bei uns die Messe zu halten. Er sagte jedoch nicht, wie schön unser Altar in St. Agnes sei, mit seinen Stufen, die glänzten wie polierte Eisblöcke. Oder dass es einer der schönsten Altäre in ganz Enugu sei, wenn nicht gar von ganz Nigeria. Im Gegensatz zu all den anderen Priestern, die St. Agnes besuchten, sagte er auch nicht, dass Gottes Anwesenheit hier deutlicher zu spüren sei oder dass die schimmernden Heiligen auf den hohen Buntglasfenstern, die vom Boden bis zur Decke reichten, Gott vielleicht davon abhielten, die Kirche jemals wieder zu verlassen. Dafür stimmte er mitten in seiner Predigt plötzlich ein Igbo-Lied an: *»Bunie ya enu …«*

Die ganze Gemeinde hielt die Luft an, einige seufzten, andere formten ihre Münder zu großen O. Sie waren an Pater Benedicts spärliche Gottesdienste gewöhnt, an seine näselnden, monotonen Predigten. Langsam fielen sie in den Gesang ein. Ich sah, wie Papa missbilligend die Lippen schürzte. Er blickte zur Seite, um festzustellen, ob Jaja und ich mitsangen, und nickte zustimmend, als er sah, dass unsere Lippen versiegelt waren.

Nach der Messe standen wir draußen vor dem Eingang der Kirche und warteten auf Papa, der einige Leute begrüßte, die sich um ihn scharten.

»Guten Morgen, gelobt sei Gott«, sagte er, und dann schüttelte er den Männern die Hand, umarmte die Frauen, strich den Kleinkindern über den Kopf, kniff den Babys in die Wange. Einige der Männer flüsterten ihm etwas zu, Papa antwortete flüsternd, und die Männer dankten ihm, ergriffen seine Hand mit beiden Händen und schüttelten sie, bevor sie gingen. Dann war Papa endlich fertig mit dem Begrüßen, und nachdem der große Kirchhof, auf dem sich zuvor die Autos gedrängt hatten wie Zähne in einem Mund, fast leer war, gingen wir auf unseren Wagen zu.

»Dieser junge Priester da singt mitten in der Predigt wie einer von diesen gottlosen Anführern in den Pfingstgemeinden, die überall aus dem Boden schießen wie die Pilze. Leute wie er machen der Kirche nur Scherereien. Wir dürfen nicht vergessen, für ihn zu beten«, sagte Papa, während er den Mercedes aufschloss und das Messbuch und das Kirchenblatt auf den Sitz legte. Er wandte sich in Richtung Pfarrhaus, weil wir nach der Messe immer Pater Benedict einen Besuch abstatteten.

»Lass mich im Auto warten, *biko*«, sagte Mama und lehnte sich an den Mercedes. »Ich spüre, dass ich mich übergeben muss.«

Papa wandte sich um und sah sie an. Ich hielt den Atem an. Der Moment kam mir ewig lang vor, obwohl er wahrscheinlich nur ein paar Sekunden dauerte.

»Bist du sicher, dass du im Auto warten willst?«, fragte Papa.

Mama schaute zu Boden; ihre Hände lagen auf ihrem Bauch, als wollte sie verhindern, dass ihr Wickeltuch sich löste oder dass ihr das Frühstück aus Brot und Tee hochkam. »Mein Körper fühlt sich irgendwie nicht richtig an«, murmelte sie.

»Ich habe gefragt, ob du sicher bist, dass du im Auto bleiben willst.«

Mama schaute auf. »Ich komme mit. So schlimm ist es doch nicht.«

Papas Gesicht blieb unverändert. Er wartete darauf, dass sie zu ihm kam, dann drehte er sich um, und sie machten sich gemeinsam auf den Weg zum Haus des Priesters. Jaja und ich folgten ihnen. Ich sah Mama an, während wir gingen. Bis dahin war mir noch gar nicht aufgefallen, wie verhärmt sie aussah. Ihre Haut, die sonst das geschmeidige Braun von Erdnusspaste hatte, sah so aus, als wäre alle Feuchtigkeit aus ihr herausgesaugt worden, wie die Farbe von rissiger Erde im Harmattan. *Was, wenn sie spucken muss?*, fragte mich Jaja mit den Augen. Ich würde den Saum meines Kleides hochhalten, und Mama konnte sich darin übergeben, damit wir in Pater Benedicts Haus keinen Dreck machten.

Das Pfarrhaus sah aus, als hätte der Architekt zu spät bemerkt, dass er ein normales Wohnhaus bauen sollte, keine Kirche. Der Bogen, durch den man ins Esszimmer ging, erinnerte an den Zugang zu einem Altar; die Nische mit dem cremefarbenen Telefon machte den Eindruck, als könne man hier jeden Moment das heilige Sakrament empfangen; und das winzige Arbeitszimmer, das vom Wohnzimmer abging, hätte ebenso gut eine Sakristei sein können, so vollgestopft war es mit heiligen Büchern, Messgewändern und Ersatzkelchen.

»Bruder Eugene!«, rief Pater Benedict. Sein blasses Gesicht verzog sich zu einem Lächeln, als er Papa sah. Der Pater saß am Esstisch und war über eine Mahlzeit gebeugt. Es gab Scheiben von gekochtem Schinken, was nach Mittagessen aussah, aber auch einen Teller mit gebratenen Eiern, mehr wie zu einem Frühstück. Er bat uns an den Tisch, aber Papa lehnte in unserem Namen ab und ging dann zu dem Pater und sprach leise mit ihm.

»Wie geht es dir, Beatrice?«, fragte Pater Benedict und hob die Stimme, damit Mama ihn aus dem Wohnzimmer hören konnte. »Du siehst nicht gut aus.«

»Es geht mir gut, Pater. Bloß meine Allergien machen mir bei diesem Wetter zu schaffen, wissen Sie, wenn der Harmattan und die Regenzeit aufeinandertreffen.«

»Und ihr, Kambili und Jaja, hat euch die Messe gefallen?«

»Ja, Pater«, sagten Jaja und ich gleichzeitig.

Kurz darauf, ein wenig früher als sonst bei den Besuchen bei Pater Benedict, verabschiedeten wir uns. Papa sagte nichts im Auto, nur sein Kinn mahlte, als knirsche er mit den Zähnen. Wir schwiegen und lauschten dem »Ave-Maria« aus dem Kassettenrecorder. Als wir nach Hause kamen, hatte Sisi für Papas Tee den Tisch gedeckt. Die Porzellantässchen hatten winzige, verschnörkelte Henkel. Papa legte sein Messbuch und das Kirchenblatt auf den Esstisch und nahm Platz. Mama blieb in seiner Nähe.

»Ich schenk dir deinen Tee ein«, bot sie an, obwohl sie das nie tat.

Papa achtete nicht auf sie und goss sich seinen Tee selbst ein, und dann forderte er Jaja und mich auf, einen Schluck zu nehmen. Jaja trank und stellte die Tasse zurück auf die Untertasse. Papa nahm die Tasse und reichte sie mir. Ich hielt sie mit beiden Händen, nahm einen Schluck von dem Lipton-Tee, der mit Milch und Zucker gesüßt war, und stellte sie dann wieder an ihren Platz zurück.

»Danke, Papa«, sagte ich und spürte, wie mir die Liebe auf der Zunge brannte.

Jaja, Mama und ich gingen nach oben, um uns umzuziehen. Der Klang unserer Schritte auf der Treppe war wie die Stille und Feierlichkeit unserer Sonntage: die Stille, wenn wir darauf warteten, dass Papa sein Nickerchen gemacht hatte und wir zu Mittag essen konnten; die Stille der Zeit des Nachdenkens, wenn Papa uns eine Passage aus der Heiligen Schrift gab oder ein Buch eines der frühen Kirchenväter, damit wir es lasen und darüber meditierten; die Stille des abendlichen Rosenkranzes; die Stille im Auto, wenn wir danach zur Abendmesse fuhren. Sogar unsere Familienzeit am Sonntag war still, ohne Schachspiele oder Diskussionen über die Zeitung, ganz im Einklang mit dem Tag, an dem man ruhen soll.

»Vielleicht kann Sisi das Essen ja heute einmal allein kochen«, sagte Jaja, als wir am oberen Absatz der geschwungenen Treppe ankamen. »Du solltest dich ein bisschen hinlegen, Mama.«

Mama wollte etwas sagen, aber dann hielt sie inne, schlug die Hand vor den Mund und rannte in ihr Zimmer. Ich blieb noch einen Moment stehen und hörte das laute Würgen tief aus ihrer Kehle, bevor ich in mein Zimmer ging.

Zum Mittagessen gab es Jollof-Reis, faustgroße Stücke *azu*, der so lange gebraten worden war, dass die Gräten ganz knusprig waren, und *ngwo-ngwo*. Papa aß das meiste davon, wieder und wieder tauchte er den Löffel in die würzige Brühe in der Glasschüssel. Schweigen hing über dem Tisch wie die bläulichschwarzen Wolken mitten in der Regenzeit, nur unterbrochen vom Zwitschern der *ochiri*-Vögel draußen. Jedes Jahr kamen diese Vögel, bevor der erste Regen fiel, und nisteten in dem Avocadobaum direkt vor dem Esszimmer. Manchmal fanden Jaja und ich heruntergefallene Nester auf dem Boden, Nester aus verschlungenen Zweigen, getrocknetem Gras und den winzigen Stückchen Faden, die Mama mir ins

Haar flocht und die die *ochiri* aus der Mülltonne im Hinterhof pickten.

Ich war als Erste mit dem Essen fertig. »Ich danke dir, Herr. Danke, Papa. Danke, Mama.« Ich verschränkte die Arme und wartete, bis alle fertig waren und wir beten konnten. Dabei sah ich niemandem ins Gesicht, sondern blickte auf das Bild von Großvater, das an der Wand gegenüber hing.

Als Papa mit dem Gebet begann, bebte seine Stimme mehr als sonst. Zuerst dankte er für das Essen, dann bat er Gott, denen zu vergeben, die versuchten, seine Pläne zu durchkreuzen, die ihre eigenen Bedürfnisse an die erste Stelle setzten und sich geweigert hatten, seinen Diener nach der Messe zu besuchen. Mamas »Amen!« hallte laut durch den ganzen Raum.

Nach dem Mittagessen war ich in meinem Zimmer und las das 5. Kapitel aus dem Brief des Jakobus, weil wir während der Familienzeit über den biblischen Ursprung der Salbung der Siechen sprechen würden, als ich die Geräusche hörte. Ich lief zur Tür und lauschte. Schnelle, schwere Schläge gegen die Schlafzimmertür meiner Eltern. Ich stellte mir vor, dass die Tür vielleicht klemmte und mein Vater versuchte, sie aufzustemmen. Wenn ich es mir nur fest genug vorstellte, würde es wahr sein. Ich setzte mich wieder, schloss die Augen und begann zu zählen. Wenn man zählte, kam einem alles nicht so lang vor, nicht so schlimm. Manchmal war es vorüber, bevor ich bei zwanzig war. Diesmal war ich bei neunzehn, als es still wurde. Ich hörte, wie die Tür aufging. Papas Schritte auf der Treppe klangen schwerer, schwerfälliger als sonst.

Ich trat im selben Moment aus meinem Zimmer wie Jaja aus seinem. Wir standen am Treppenabsatz und sahen zu, wie Papa hinabstieg. Mama hing über seiner Schulter wie einer der Jutesäcke mit Reis, die seine Fabrikarbeiter in großen Mengen an der Grenze nach Seme kauften. Er öffnete die Tür zum Esszimmer. Dann hörten wir, wie die Haustür aufging und wie er etwas zu Adamu, dem Pförtner, sagte.

»Auf dem Boden ist Blut«, sagte Jaja. »Ich hole den Schrubber aus dem Badezimmer.«

Wir wischten die Blutspur auf, die sich die ganze Treppe hinabzog, als hätte jemand eine leckende Dose mit roter Wasserfarbe getragen. Jaja schrubbte, und ich wischte.

An diesem Abend kam Mama nicht nach Hause, und Jaja und ich aßen alleine zu Abend. Über Mama sprachen wir nicht. Stattdessen redeten wir über die drei Männer, die vor zwei Tagen wegen Drogenhandel hingerichtet worden waren. Jaja hatte gehört, wie ein paar Jungen in der Schule darüber sprachen. Es war im Fernsehen gekommen. Die Männer waren an Pfähle gebunden worden, und ihre Körper hatten noch gezittert, als die Gewehrsalven längst aufgehört hatten. Ich erzählte Jaja, was ein Mädchen in meiner Klasse gesagt hatte: dass ihre Mutter den Fernseher abgeschaltet und gefragt hatte, warum man von ihr verlange, dass sie Menschen beim Sterben zusehe, und was mit all den Leuten nicht stimme, die sich am Hinrichtungsplatz versammelt hatten, um zu gaffen.

Nach dem Abendessen sprach Jaja das Dankgebet, und wir fügten am Schluss ein kurzes Gebet für Mama an. Papa kam zurück, als wir auf unseren Zimmern waren und gemäß unseren Tagesplänen lernten. Ich zeichnete schwangere Strichmännchen auf die Klappe meines Lehrbuches *Einführung in die Landwirtschaft*, als er in mein Zimmer kam. Seine Augen waren rot und geschwollen, was ihn irgendwie jünger aussehen ließ, verletzlicher.

»Deine Mutter kommt morgen wieder zurück, etwa wenn du aus der Schule kommst. Es wird ihr wieder gutgehen«, sagte er.

»Ja, Papa.« Ich wandte den Blick von seinem Gesicht ab und schaute auf meine Bücher.

Er hielt mich an den Schultern und rieb sie in sanften, kreisförmigen Bewegungen.

»Steh auf«, sagte er. Ich stand auf, und er umarmte mich. Er drückte mich so fest, dass ich unter dem weichen Fleisch seiner Brust seinen Herzschlag spüren konnte.

Am nächsten Nachmittag kam Mama nach Hause. Kevin brachte sie in dem Peugeot 505 mit dem Firmennamen auf der Beifahrertür, dem Wagen, mit dem er uns oft zur Schule fuhr und wieder abholte. Jaja und ich warteten an der Haustür, nahe genug beieinander, dass unsere Schultern sich berührten, und öffneten die Tür, noch bevor Mama vor ihr stand.

»*Umu m*«, sagte sie und umarmte uns. »Meine Kinder.« Sie trug immer noch das weiße T-Shirt mit der Aufschrift GOTT IST LIEBE. Ihr grünes Wickeltuch hing ihr tiefer als sonst auf der Hüfte; es war nachlässig an der Seite geknotet. Ihre Augen blickten ins Leere, wie die Augen von diesen verrückten Leuten, die in den Müllhalden am Rand der Straße umherwanderten, schmutzige, zerrissene Stofftaschen im Schlepptau, in denen sich ihr ganzes Hab und Gut befand.

»Es hat einen Unfall gegeben, das Baby ist weg«, sagte sie.

Ich rückte ein wenig von ihr ab und schaute auf ihren Bauch. Er sah immer noch groß aus und wölbte sich in einem sanften Bogen unter ihrem Wickeltuch. War sich Mama sicher, dass das Baby weg war? Ich starrte immer noch auf den Bauch, als Sisi hereinkam. Sisis Gesicht war durch die hohen Wangenknochen so kantig, dass sie auf eine unheimliche Weise immer amüsiert wirkte, als machte sie sich über einen lustig, ohne dass man je erfahren würde, warum. »Guten

Tag, Madam, *nno*«, sagte sie. »Möchten Sie jetzt essen oder zuerst baden?«

»Wie?« Einen Moment lang sah Mama so aus, als wüsste sie nicht, was Sisi gesagt hatte. »Jetzt nicht, Sisi, jetzt nicht. Hol mir nur Wasser und ein Handtuch.«

Bis Sisi ihr eine Plastikschüssel mit Wasser und ein Küchenhandtuch brachte, stand Mama mitten im Wohnzimmer, in der Nähe des Glastisches, und hatte die Arme um sich geschlungen. Die Etagere bestand aus drei Borden aus hauchdünnem Glas, und auf jedem standen cremefarbene kleine Balletttänzerinnen. Mama begann bei der untersten Ebene und polierte sowohl das Glas als auch die Figürchen. Ich setzte mich auf das Ledersofa, das ihr am nächsten stand, nahe genug, um die Hand auszustrecken und ihr Wickeltuch glattzustreichen.

»*Nne*, du hast jetzt Lernzeit. Geh nach oben«, sagte sie.

»Ich möchte hierbleiben.«

Langsam fuhr sie mit dem Tuch über eine Figur, die ihr streichholzdünnes Bein hoch in die Luft hob. Dann sagte sie: »*Nne*, geh jetzt.«

Ich ging nach oben, setzte mich an meinen Schreibtisch und starrte in mein Lehrbuch. Die schwarzen Buchstaben wurden undeutlich, verschwammen und wurden zu einem matten Rot, dem Rot von frischem Blut. Das Blut war wässrig und floss aus Mama heraus, floss aus meinen Augen.

Später, beim Abendessen, sagte Papa, wir würden sechzehn verschiedene Novenen aufsagen. Für Mamas Vergebung. Und am Sonntag blieben wir nach der Messe in der Kirche und begannen mit den Novenen. Pater Benedict besprenkelte uns mit Weihwasser. Ein paar Tropfen davon landeten auf meinen Lippen, und ich kostete den salzigen, abgestandenen Geschmack, während wir beteten. Vielleicht bemerkte Papa bei der dreizehnten Wiederholung des Bittgebets an den heiligen Judas Taddäus, dass Jajas oder meine Konzentration nachließ, jedenfalls kündigte er an, wir müssten noch einmal von vorn beginnen. Wir mussten es richtig machen. Ich dachte nicht darüber nach, ich erlaubte mir keinen Augenblick, darüber nachzudenken, wofür Mama eigentlich vergeben werden sollte.

Jedes Mal, wenn ich die Wörter in meinen Lehrbüchern las, verwandelten sie sich in Blut. Auch als die Prüfungen näher rückten und wir mit dem Pauken begannen, ergaben die Worte immer noch keinen Sinn.

Ein paar Tage vor meiner ersten Prüfung saß ich in meinem Zimmer beim Lernen und versuchte mich auf jedes Wort einzeln zu konzentrieren, als es an der Tür läutete. Es war Yewande Coker, die Frau von Papas Chefredakteur. Ich konnte sie deutlich hören, weil mein Zimmer direkt über dem Wohnzimmer lag und ich noch nie erlebt hatte, dass jemand so schrie.

»Sie haben ihn mitgenommen! Sie haben ihn mitgenommen!«, rief sie zwischen zwei heiseren Schluchzern.

»Yewande, Yewande«, sagte Papa. Seine Stimme war viel leiser als die ihre.

»Was soll ich bloß machen, Sir? Ich habe drei Kinder! Eins hängt noch an meiner Brust! Wie soll ich sie alleine großziehen?« Ihre Worte konnte ich kaum hören; was ich stattdessen klar und deutlich vernahm, war das Schluchzen, das tief aus ihrer Kehle kam. Dann sagte Papa: »Yewande, so dürfen Sie nicht sprechen. Mit Ade kommt alles in Ordnung. Ich verspreche es Ihnen. Ade geht es gut.«

Ich hörte, wie Jaja aus seinem Zimmer kam. Er würde die Treppe hinuntergehen und unter dem Vorwand, sich aus der Küche ein Glas Wasser zu holen, eine Weile vor der Wohnzimmertür stehen und lauschen. Als er zurückkam, erzählte er mir, Soldaten hätten Ade Coker festgenommen, als er das Redaktionsbüro des *Standard* verließ. Sein Auto war leer an der Straße gefunden worden, die Fahrertür stand offen. Ich stellte mir vor, wie Ade Coker aus dem Wagen gezerrt und in ein anderes Auto verfrachtet wurde, vielleicht einen schwarzen Kombi voller Soldaten, die ihre Gewehre aus den Fenstern hängen ließen. Ich stellte mir vor, wie seine Hände zitterten vor Angst, wie sich ein feuchter Fleck auf seiner Hose ausbreitete.

Ich wusste, dass er wegen der großen Cover-Story im letzten *Standard* festgenommen worden war, einer Reportage, in der es darum ging, dass das Staatsoberhaupt und seine Frau Leute dafür bezahlt hatten, dass sie Heroin ins Ausland schafften. In der Reportage wurde die kürzliche Hinrichtung der drei Männer kritisiert und nach den eigentlichen Drogenbaronen gefragt.

Jaja sagte, während er durch das Schlüsselloch geschaut habe, hätte Papa Yewandes Hand gehalten und gebetet, hätte ihr gesagt, sie solle die Worte wiederholen: »Wer auf ihn vertraut, wird niemals verlassen sein.«

Das waren die Worte, die ich mir vorsagte, als ich in der Woche darauf zu meinen Prüfungen antrat, und an sie dachte ich auch, als Kevin mich am letzten Schultag nach Hause fuhr. Mein Zeugnis hielt ich fest an die Brust gedrückt. Die Ehrwürdigen Schwestern gaben uns unsere Zeugnisse immer unverschlossen. Ich war in meiner Klasse Zweitbeste geworden. Es stand in Zahlen unter dem Zeugnis: »2/25«. Meine Klassenlehrerin, Schwester Clara, hatte geschrieben: »Kambili ist für ihr Alter äußerst intelligent, ruhig und verantwortungsbewusst.« Die Äbtissin, Mutter Lucy, schrieb: »Eine ausgezeichnete, gehorsame Schülerin und eine Tochter, auf die man stolz sein kann.« Aber ich wusste, dass Papa nicht stolz sein würde. Er hatte Jaja und mir oft gesagt, er würde nicht so viel Schulgeld für die Töchter des Unbefleckten Herzens und für St. Nicholas ausgeben, wenn andere Kinder am Schluss besser seien als wir. Für seine eigene Schulausbildung habe niemand Geld ausgegeben, erst recht nicht sein gottloser Vater, unser Papa-Nnukwu, und trotzdem sei er in der Schule immer Bester gewesen. Ich wollte Papa stolz machen, wollte so gut sein, wie er es gewesen war. Ich wünschte mir so sehr, dass er mir die Hand in den Nacken legte und mir sagte, dass ich Gottes Willen erfüllte. Ich wünschte mir so sehr, dass er mich an sich drückte und sagte, wem viel gegeben werde, von dem werde auch viel erwartet. Ich wünschte mir so sehr, dass er mich anlächelte, auf diese Weise, die sein ganzes Gesicht zum Strahlen brachte und bei der mir immer ganz warm ums Herz wurde. Aber ich war nur Zweitbeste geworden. Ich hatte versagt.

Mama machte die Tür auf, noch bevor Kevin den Wagen in der Auffahrt zum Stehen brachte. Am letzten Schultag wartete sie immer an der Haustür, sang Loblieder auf Igbo, umarmte Jaja und mich und strich zärtlich über die Zeugnisse in unserer Hand. Es war das einzige Mal, dass sie zu Hause laut sang.

»*O me mma, Chineke, o me mma …*«, fing Mama zu singen an und hielt inne, als ich sie begrüßte.

»Guten Tag, Mama.«

»*Nne*, ist alles gutgegangen? Dein Gesicht leuchtet nicht.« Sie trat beiseite, um mich hereinzulassen.

»Ich bin Zweite geworden.«

Mama sah mich an. »Komm und iss. Sisi hat Kokosnussreis gemacht.«

Ich saß an meinem Schreibtisch, als Papa nach Hause kam. Polternd kam er die Treppe hoch; jeder seiner schwerfälligen Schritte hallte wie Donner in meinem Kopf wider. Zuerst ging er in Jajas Zimmer. Mein Bruder war wie immer Klassenbester, und Papa würde stolz auf ihn sein, würde ihn umarmen und den Arm ein paar Momente auf seinen Schultern ruhen lassen. Er blieb eine Weile bei Jaja; ich wusste, dass er jedes Fach einzeln durchging und die Noten mit denen des letzten Jahres verglich, um zu sehen, ob sie besser oder schlechter geworden waren. Etwas drückte schwer auf meine Blase, und ich lief auf die Toilette. Papa stand in meinem Zimmer, als ich zurückkam.

»Guten Abend, Papa, *nno*.«

»Ist in der Schule alles gutgegangen?«

Ich wollte sagen, dass ich Klassenzweite geworden war, damit er es gleich wusste und ich zu meinem Scheitern stehen konnte, aber stattdessen sagte ich nur: »Ja«, und übergab ihm das Zeugnis. Er schien ewig zu brauchen, um es aufzuschlagen, und noch länger, um es zu lesen. Während ich wartete, versuchte ich, ruhiger zu atmen, wusste aber die ganze Zeit, dass es mir nicht gelingen würde.

»Wer ist Erste geworden?«, fragte Papa schließlich.

»Chinwe Jideze.«

»Jideze? Das Mädchen, das letztes Jahr Zweitbeste war?«

»Ja«, sagte ich. In meinem Bauch rumorte es, ein hohles Rumpeln, das mir viel zu laut vorkam und das nicht aufhören wollte, selbst als ich die Luft anhielt.

Papa schaute noch eine Weile auf mein Zeugnis; dann sagte er: »Komm zum Essen herunter.«

Als ich die Treppe hinunterging, fühlten sich meine Beine an, als hätten sie keine Gelenke, als wären sie lange Holzstecken. Papa hatte eine neue Sorte Kekse zum Probieren mitgebracht und reichte die Schachtel vor dem Abendessen herum. Ich biss in einen Keks. »Sehr gut, Papa.«

Papa nahm einen Bissen und kaute, schaute dann zu Jaja. »Schmeckt frisch«, sagte Jaja.

»Sehr lecker«, meinte Mama.

»Müsste sich mit Gottes Hilfe wunderbar verkaufen«, sagte Papa. »Unsere Waffeln sind mittlerweile marktführend, und die hier könnten durchaus mithalten.«

Als Papa sprach, sah ich ihm nicht ins Gesicht, ich konnte nicht. Die gekochten Yamswurzeln und das scharfe grüne Gemüse bekam ich kaum herunter; sie hingen in meinem Mund wie Kinder, die sich vor dem Kindergarten an die Hand ihrer Mutter klammern. Ich stürzte ein Glas Wasser nach dem anderen herunter, und als Papa mit dem Dankgebet begann, war mein Bauch zum Platzen voll mit Wasser. Als er fertig war, sagte Papa: »Kambili, komm nach oben.«

Ich folgte ihm. Während er die Treppe hochstieg, bebten und zitterten seine Pobacken in der rotseidenen Pyjamahose wie *akamu*, wenn er richtig gemacht ist, ähnlich wie Wackelpudding. Die cremefarbene Einrichtung in Papas Schlafzimmer änderte sich jedes Jahr, aber es war immer nur eine andere Nuance derselben Farbe. Der cremefarbene Plüschteppich, in dem die Füße versanken, wenn man ihn betrat, war ungemustert; die Vorhänge hatten kleine braune Bordüren; und die cremefarbenen Ledersessel standen so eng beieinander, als wären zwei Leute in ein persönliches Gespräch vertieft. All die hellen Farbtöne ließen das Zimmer größer wirken, als würde es nie enden, als könnte man nicht davonlaufen, selbst wenn man wollte, weil es keinen Ort gab, wohin man fliehen konnte. Wenn ich mir als Kind den Himmel vorstellte, hatte ich immer Papas Zimmer vor mir gesehen, seine Weichheit, seine cremige Farbe, seine Endlosigkeit. Wenn Harmattan war und draußen Gewitterstürme tobten, wenn die Zweige des Mangobaums gegen das Fliegengitter klopften und die Elektrodrähte auf der Mauer orangerote Blitze schlugen, sobald sie aufeinandertrafen, kuschelte ich mich am liebsten in Papas Arme. Er ließ mich dann zwischen seinen Knien sitzen oder hüllte mich in eine cremefarbene Decke, die nach Sicherheit roch.

Jetzt saß ich auf einer ähnlichen Decke auf der Bettkante. Ich schlüpfte aus den Pantoffeln, vergrub die Füße in dem dicken Flor des Teppichs und beschloss, sie dort zu lassen, damit sie weichgepolstert waren. Wenigstens dieser Teil von mir würde sich sicher fühlen.

»Kambili«, sagte Papa und holte tief Luft. »Du hast in diesem Schuljahr nicht dein Bestes gegeben. Du bist nur Zweite in deiner Klasse geworden, weil du es nicht anders wolltest.« Seine Augen waren traurig.

Tief und traurig. Ich wollte sein Gesicht berühren, wollte mit der Hand über seine stoppeligen Wangen streichen. In seinen Augen standen Geschichten, die ich niemals erfahren würde.

In diesem Moment klingelte das Telefon; es klingelte öfter, seit Ade Coker verhaftet worden war. Papa nahm den Hörer ab und sprach leise hinein. Ich saß da und wartete, bis er aufblickte und mir mit einem Winken bedeutete, ich solle das Zimmer verlassen. Er rief mich nicht wieder zu sich, weder am nächsten Tag noch am Tag danach, um über mein Zeugnis zu sprechen, um zu entscheiden, wie er mich bestrafen würde. Ich fragte mich, ob er zu sehr mit Ade Cokers Fall beschäftigt war, aber selbst als er ihn eine Woche später aus dem Gefängnis freibekam, sprach er nicht mehr über mein Zeugnis. Auch darüber, dass er Ade Coker freibekam, verlor er kein Wort; wir sahen einfach irgendwann wieder seinen Namen unter dem Leitartikel im *Standard* stehen. Er schrieb über den Wert der Freiheit und dass er niemals aufhören würde – aufhören könnte –, sich mit seinem Schreiben für die Freiheit einzusetzen. Mit keinem Wort erwähnte er, wo man ihn eingesperrt hatte, wer für seine Verhaftung verantwortlich war oder was man mit ihm gemacht hatte. Es gab nur ein Postskriptum in Kursivschrift, in dem er seinem Verleger dankte, *»einem Mann von großer Integrität, dem tapfersten Mann, den ich kenne«*. Ich saß während der Familienzeit neben Mama auf der Couch und las diese Zeile wieder und wieder, und dann schloss ich die Augen, und es durchlief mich ganz heiß, so wie wenn Pater Benedict während der Messe über Papa sprach. Es war dasselbe Gefühl, wie wenn man niest: ein klares, prickelndes, befreiendes Gefühl.

»Gott sei Dank, Ade ist in Sicherheit«, sagte Mama und strich mit den Händen über die Zeitung.

»Sie haben auf seinem Rücken Zigaretten ausgedrückt«, sagte Papa und schüttelte den Kopf. »So viele Zigaretten haben sie auf seinem Rücken ausgedrückt.«

»Sie werden ihre Strafe dafür erhalten, *mba*, aber nicht in dieser Welt«, sagte Mama. Obwohl Papa sie nicht anlächelte – zum Lächeln sah er zu traurig aus –, wünschte ich, ich hätte das gesagt, bevor Mama es tat. Ich wusste, es hatte Papa gefallen, dass sie es gesagt hatte.

»Wir arbeiten jetzt im Untergrund«, sagte Papa. »Für meine Angestellten ist es nicht mehr sicher genug.«

Mir war klar, wenn eine Zeitung im Untergrund arbeitete, bedeutete es, dass sie an einem geheimen Ort erschien. Trotzdem stellte ich mir Ade Coker und den Rest der Belegschaft vor, wie sie in einem Büro unter der Erde an ihren Schreibtischen saßen und über die Freiheit schrieben, eine fluoreszierende Lampe als einzige Lichtquelle in dem dunklen, feuchten Raum.

Als Papa an diesem Abend betete, fügte er längere Passagen hinzu, in denen er Gott darum bat, den Sturz der gottlosen Männer herbeizuführen, die unser Land regierten, und wieder und wieder flehte er: »Unsere Liebe Frau, Schutzherrin des nigerianischen Volkes, bitte für uns.«

Die Ferien waren kurz, nur zwei Wochen, und an dem Samstag, bevor die Schule wieder anfing, nahm Mama Jaja und mich mit auf den Markt, um neue Sandalen und Taschen für uns zu kaufen. Eigentlich brauchten wir keine; unsere Taschen und die braunen Ledersandalen waren immer noch wie neu, nur ein halbes Schuljahr alt. Doch das war das einzige Ritual, das uns allein gehörte: uns vor Beginn des neuen Halbjahrs von Kevin zum Markt fahren zu lassen und dabei das Autofenster herunterzukurbeln, ohne Papa um Erlaubnis fragen zu müssen. Am Rand des Marktes beobachteten wir die halbnackten Verrückten, die neben der Müllgrube hockten, die Männer, die manchmal an einer Ecke stehen blieben, den Reißverschluss ihrer Hose öffneten und pinkelten, die Frauen, die scheinbar mit den grünen Gemüsehaufen feilschten, bis dahinter der Kopf des Händlers zum Vorschein kam.

Auf dem Markt schüttelten wir die Verkäufer ab, die uns in dunkle Gänge zogen und sagten: »Ich habe genau das, was du willst« oder »Komm mit, hier ist es«, obwohl sie keine Ahnung hatten, was wir tatsächlich wollten. Wir rümpften die Nase über den Geruch von Blut, frischem Fleisch und altem Stockfisch und duckten uns vor den dicken Bienenschwärmen, die über den Ständen der Honigverkäufer hingen.

Als wir den Markt mit unseren Sandalen und ein paar Stoffstücken, die Mama gekauft hatte, wieder verließen, sahen wir, dass sich an den Gemüseständen direkt an der Straße, an denen wir anfangs vorbeigekommen waren, eine Menschenmenge versammelt hatte. Es wimmelte von Soldaten. Marktfrauen schrien, und viele hielten sich den Kopf mit beiden Händen, als wären sie erschrocken oder verzweifelt. Eine Frau lag jammernd im Dreck, raufte sich die kurzen krausen Haare. Ihr Wickeltuch war aufgegangen und gab den Blick auf ihre weiße Unterwäsche frei.

»Beeilt euch«, sagte Mama und drängte sich enger an Jaja und mich. Ich hatte das Gefühl, sie wollte uns davor bewahren, dass wir die Soldaten und die Frauen sahen. Als wir vorbeieilten, sah ich, wie eine Frau auf einen der Soldaten spuckte. Der Soldat hob eine Peitsche hoch über den Kopf. Die Peitsche war lang und kräuselte sich in der Luft, bevor sie auf der Schulter der Frau landete. Ein anderer Soldat stieß Tische mit Obst zu Boden und trampelte mit den Stiefeln lachend auf ein paar Papayas herum. Als wir zum Auto kamen, sagte Kevin zu Mama, die Soldaten hätten den Befehl bekommen, die Gemüsestände niederzureißen, weil die Händler keine Standerlaubnis hatten. Mama sagte nichts; sie blickte aus dem Fenster, als wollte sie einen letzten Blick auf jene Frauen werfen.

Während wir nach Hause fuhren, dachte ich an die Frau, die im Dreck gelegen hatte. Ihr Gesicht hatte ich nicht gesehen, aber ich spürte, dass ich sie kannte, dass ich sie schon immer gekannt hatte. Ich wünschte, ich hätte zu ihr hinübergehen und ihr aufhelfen und den roten Schlamm von ihrem Kleid wischen können.

Auch am Montag, als Papa mich in die Schule fuhr, dachte ich noch an sie. An der Ogui Road wurde er langsamer, um einem Bettler, der an der Straße auf dem Boden lag, einen neuen Naira-Schein zuzuwerfen; daneben verhökerten ein paar Kinder geschälte Orangen. Der Bettler starrte auf den Geldschein, rappelte sich dann auf und winkte uns nach, klatschend und hüpfend. Ich hatte angenommen, er sei lahm. Ohne den Blick abzuwenden, beobachtete ich ihn im Rückspiegel, bis er aus dem Blickfeld verschwand. Er erinnerte mich an die Marktfrau, die im Dreck gelegen hatte. In seiner Freude lag etwas Hilfloses, dieselbe Art von Hilflosigkeit wie in der Verzweiflung jener Frau.

Die Mauern, die die höhere Schule der Töchter des Unbefleckten Herzens umgaben, waren wie die Mauern um unser Grundstück sehr hoch, jedoch anstelle des Stacheldrahts mit scharfen grünen Glasscherben besetzt. Papa sagte, diese Mauern hätten seine Entscheidung beeinflusst, als ich mit der Grundschule fertig war. Disziplin sei wichtig, sagte er. Es könne nicht angehen, dass die jungen Leute über Mauern kletterten und dann in die Stadt gingen und sich aufführten, so wie es an den staatlichen Colleges üblich war.

»Diese Leute können einfach nicht Auto fahren«, murmelte Papa, als wir uns der Schule näherten, wo die Autos Stoßstange an Stoßstange standen und hupten. »Dafür, dass man als Erster da ist, gibt es noch keinen Preis.«

Ohne auf die Schulpförtner zu achten, schwärmten fliegende Händlerinnen um die Wagen, Mädchen, die viel jünger waren als ich und geschälte Orangen, Bananen und Erdnüsse feilboten, während ihnen die mottenzerfressenen Blusen von den Schultern rutschten. Schließlich gelang es Papa, das Auto auf das große Schulgelände zu lenken und in der Nähe des Volleyballfelds abzustellen, direkt hinter dem akkurat geschnittenen Rasen.

»Wo ist dein Klassenzimmer?«, fragte er.

Ich zeigte auf das Gebäude hinter einer Gruppe von Mangobäumen. Papa stieg mit mir aus, und plötzlich fragte ich mich, warum er hier war, warum er mich selber zur Schule gefahren und Kevin gebeten hatte, nur Jaja mitzunehmen.

Schwester Margaret sah ihn, als wir zu meinem Klassenzimmer gingen. Sie winkte fröhlich aus einer Gruppe von Schülern und ein paar Eltern und kam rasch zu uns herübergewatschelt. Ein ganzer Schwarm von Wörtern flatterte aus ihrem Mund: wie es Papa gehe, ob er glücklich mit meinen Fortschritten bei den Töchtern des Unbefleckten Herzens sei und ob er an dem Empfang für den Bischof nächste Woche teilnehmen werde?

Als Papa ihr antwortete, nahm seine Stimme einen britischen Akzent an, so wie wenn er mit Pater Benedict redete. In seiner Art zu sprechen lag immer etwas Huldvolles, Beflissenes, wenn er mit frommen Menschen sprach, besonders mit weißen frommen Menschen. So huldvoll wie damals, als er den Scheck für die Renovierung der Bibliothek der Töchter des Unbefleckten Herzens überreicht hatte. Er sagte, er sei nur mitgekommen, um sich mein Klassenzimmer anzusehen, und Schwester Margaret sagte, er solle ihr auf jeden Fall Bescheid geben, wenn er etwas brauche.

»Wo ist Chinwe Jideze?«, fragte Papa, als wir vor dem Klassenzimmer angekommen waren. Eine Gruppe von Mädchen stand schwatzend an der Tür. Eine Klammer legte sich langsam um meine Schläfen, während ich mich umschaute. Was würde Papa tun? Wie immer stand Chinwe mit ihrem hellhäutigen Gesicht mitten in der Gruppe.

»Es ist das Mädchen in der Mitte«, sagte ich. Würde Papa mit ihr sprechen? Sie an den Ohren ziehen, weil sie Klassenbeste geworden war? Ich wünschte, der Boden hätte sich aufgetan und das ganze Schulgelände verschluckt.

»Schau sie dir an«, sagte Papa. »Wie viele Köpfe hat sie?«

»Einen.« Um das zu wissen, brauchte ich sie nicht anzusehen, aber ich tat es trotzdem.

Papa zog einen kleinen Spiegel aus der Tasche. Er hatte die Größe einer Puderdose. »Schau in den Spiegel.«

Ich starrte ihn an.

»Schau in den Spiegel.«

Ich nahm den Spiegel und sah hinein.

»Wie viele Köpfe hast du, *gbo*?«, fragte Papa. Zum ersten Mal an dem Tag sprach er Igbo.

»Einen.«

»Das Mädchen hat auch nur einen Kopf, nicht zwei. Wieso hast du sie dann gewinnen lassen?«

»Es wird nicht wieder vorkommen, Papa.« Ein leichter *ikuku* war aufgekommen und wirbelte braune Sandspiralen auf wie rostige Bettfedern. Ich spürte, wie sich der Sand auf meine Lippen legte.

»Warum, glaubst du wohl, arbeite ich so hart, um dir und Jaja nur das Allerbeste zu bieten? Du musst aus all diesen Privilegien etwas machen. Gott hat dir viel gegeben, also erwartet er auch viel von dir. Er erwartet Vollkommenheit. Ich habe keinen Vater gehabt, der mich auf die besten Schulen schickt. Mein Vater verbrachte seine Zeit damit, Götzen aus Holz und Stein anzubeten. Ich wäre heute ein Nichts, wenn es nicht die Priester und Missionsschwestern gegeben hätte. Zwei Jahre lang war ich Dienstbote beim Gemeindepfarrer. Jawohl, Dienstbote. Niemand brachte mich zur Schule. Ich marschierte jeden Tag acht Meilen nach Nimo, bis ich die Grundschule beendet hatte. Während ich die höhere Schule von St. Gregory besuchte, war ich Gärtner bei den Priestern.«

Das alles hatte ich schon gehört: wie hart er gearbeitet hatte, wie viel ihm die Ehrwürdigen Missionsschwestern und Priester beigebracht hatten, Dinge, die er von seinem götzenanbetenden Vater, meinem Papa-Nnukwu, niemals gelernt hätte. Aber ich nickte und sah ihn aufmerksam an. Ich hoffte, meine Mitschülerinnen fragten sich nicht, warum mein Vater und ich uns entschlossen hatten, zur Schule zu kommen, um vor dem Klassenzimmer eine lange Unterhaltung zu führen. Schließlich hörte Papa auf zu reden und steckte den Spiegel wieder ein.

»Kevin holt dich später ab«, sagte er.

»Ja, Papa.«

»Mach's gut. Lern schön.« Er umarmte mich, eine kurze Umarmung von der Seite.

»Mach's gut, Papa.« Ich sah ihm hinterher, wie er den von grünen, blütenlosen Büschen gesäumten Pfad entlangging, als die Schulglocke läutete.

Bei der Versammlung vor dem Schulgebäude war es unruhig, und Mutter Lucy musste mehrmals rufen: »Jetzt aber Ruhe, Mädchen!« Wie immer stand ich in der ersten Reihe, weil die Reihen dahinter den Mädchen vorbehalten waren, die zu Cliquen gehörten, Mädchen, die kicherten und schwatzten und sich vor den Lehrerinnen versteckten. Die Lehrerinnen standen auf einem erhöhten Podium, große Gestalten in ihrer weißblauen Tracht. Nachdem wir ein Willkommenslied aus dem katholischen Gesangbuch gesungen hatten, las Mutter Lucy aus Matthäus, Kapitel V, bis Vers 11, und dann sangen wir die Nationalhymne. Dass wir die Hymne sangen, war relativ neu bei den Töchtern des Unbefleckten Herzens. Wir taten es erst seit letztem Jahr, weil einige Eltern darüber besorgt waren, dass ihre Kinder die Nationalhymne oder das Gelöbnis nicht kannten. Ich sah die Schwestern an, während wir sangen. Nur die Ehrwürdigen nigerianischen Schwestern sangen, ihre weißen Zähne blitzten in den schwarzen Gesichtern. Die Ehrwürdigen weißen Schwestern dagegen standen stumm da, hatten die Arme verschränkt oder ließen die Finger leicht über die Glasperlen des Rosenkranzes wandern, der an ihrer Hüfte baumelte, und achteten sorgfältig darauf, dass alle Schülerinnen die Lippen bewegten. Anschließend kniff Mutter Lucy die Augen hinter ihrer dicken Brille zusammen und ließ den Blick über unsere Reihen schweifen. Sie wählte immer eine Schülerin aus, die mit dem Gelöbnis beginnen sollte, bevor die anderen einstimmten.

»Kambili Achike, bitte beginne mit dem Gelöbnis«, sagte sie.

Mutter Lucy hatte noch nie mich auserwählt. Ich öffnete den Mund, aber die Worte wollten nicht herauskommen.

»Kambili Achike?« Mutter Lucy und der Rest der Schule starrten mich an.

Ich räusperte mich, versuchte mit aller Kraft, die Worte aus mir herauszupressen. Ich kannte sie, konnte sie auswendig. Aber sie kamen nicht. Der Schweiß unter meinen Armen war warm und feucht.

»Kambili?«

Stotternd fing ich endlich an: »Ich gelobe, Nigeria, meinem Vaterland, treu zu sein, loyal und aufrichtig …«

Der Rest der Schule stimmte mit ein, und während ich weiter die Lippen bewegte, versuchte ich ruhiger zu atmen. Nach der Versammlung gingen wir in Reih und Glied in unsere Klassenzimmer. In meiner Klasse war es wie immer: hinsetzen, Stühle rücken, Tische abstauben, den neuen Stundenplan von der Tafel abschreiben.

»Wie waren deine Ferien, Kambili?«, fragte Ezinne und beugte sich zu mir herüber.

»Schön.«

»Seid ihr ins Ausland gefahren?«

»Nein«, sagte ich. Ich wusste nicht, was ich sonst noch sagen sollte, wollte Ezinne aber zeigen, dass ich es zu schätzen wusste, wie nett sie immer zu mir war, obwohl ich manchmal unbeholfen und wortkarg war. Ich wollte ihr danken, weil sie nicht über mich lachte oder mich hinter meinem Rücken einen »Hinterhof-Snob« nannte, wie es die anderen Mädchen taten, aber das Einzige, was mir einfiel, war: »Bist du denn verreist?«

Ezinne lachte. »Ich? *O di egwu.* Leute wie du und Gabriella und Chinwe verreisen vielleicht, Leute mit reichen Eltern. Ich bin bloß aufs Land gefahren, um meine Großmutter zu besuchen.«

»Oh«, sagte ich.

»Warum ist dein Vater heute Morgen mitgekommen?«

»Ich … ich …« Ich holte tief Luft, weil ich wusste, dass ich sonst noch mehr ins Stottern kommen würde. »Er wollte mein Klassenzimmer anschauen.«

»Du siehst ihm sehr ähnlich. Ich meine, du bist natürlich nicht so groß, aber im Gesicht und in der Hautfarbe ähnelt ihr euch sehr«, sagte Ezinne.

»Ja.«

»Ich habe gehört, dass Chinwe dir im vergangenen Schuljahr den ersten Platz weggeschnappt hat. *Abi?*«

»Ja.«

»Ich bin mir sicher, deinen Eltern hat es nichts ausgemacht. Mensch, du warst immer Klassenbeste, seit wir auf die Schule gehen! Chinwe hat erzählt, ihr Vater sei mit ihr nach London gefahren.«

»Oh.«

»Ich bin Fünfte geworden, und das war eine Verbesserung für mich, weil ich davor nur den achten Platz gemacht hatte. Weißt du, in unserer Klasse sind alle ziemlich ehrgeizig. In meiner Grundschule war ich immer Klassenbeste.«

In diesem Moment kam Chinwe Jideze zu Ezinne an den Tisch. Sie hatte eine hohe Stimme wie ein Vogel. »Ich möchte dieses Jahr Klassensprecherin bleiben, Ezi-Schmetterling, also denk dran, deine Stimme für mich abzugeben«, sagte Chinwe. Ihr Schulrock saß eng an der Taille und teilte ihren Körper in zwei rundliche Hälften wie bei einer Acht.

»Natürlich«, sagte Ezinne.

Es überraschte mich nicht, dass Chinwe an mir vorbei zu dem Mädchen am nächsten Tisch ging und ihren Spruch wiederholte, nur mit einem anderen Kosenamen, den sie sich ausgedacht hatte. Chinwe hatte noch nie mit mir gesprochen, nicht einmal, als wir in derselben Naturkundegruppe landeten und zusammen Kräuter für ein Herbarium sammelten. Während der kleinen Pause standen die Mädchen in Grüppchen um Chinwes Tisch herum, oft tönte ihr Lachen laut durchs Klassenzimmer. Ihre Frisuren waren meistens genaue Kopien von Chinwes Haartracht: schwarze, mit Fäden umwickelte harte Zöpfe, wenn Chinwe in dieser Woche *isi owu* trug, oder kreuzweise geflochtene Haarsträhnen, die oben auf dem Kopf in einen Pferdeschwanz mündeten, wenn Chinwe sich in dieser Woche für *shuku* entschieden hatte. Chinwe ging, als wäre der Boden unter ihren Füßen glühend heiß, und hob den einen Fuß fast im selben Moment an, wenn der andere den Boden berührte. Während der großen Pause ging sie mit ihren wippenden Schritten vor einer Gruppe Mädchen her, die zum Süßwarenladen unterwegs waren, um Kekse und Cola zu kaufen. Laut Ezinne bezahlte Chinwe meistens die Getränke der anderen. Ich verbrachte die große Pause fast immer in der Bibliothek und las.

»Chinwe möchte einfach, dass du sie zuerst ansprichst«, flüsterte Ezinne. »Weißt du, sie hat damit angefangen, dich Hinterhof-Snob zu nennen, weil du nie mit jemandem sprichst. Sie sagte, bloß weil deinem Vater eine Zeitung gehört und all diese Fabriken, müsstest du dich nicht gleich als was Besseres fühlen. Schließlich ist ihr Vater auch reich.«

»Ich fühle mich nicht wie was Besseres.«

»Heute zum Beispiel, bei der Versammlung, hättest du dich als was Besseres gefühlt, sagt sie, deshalb hättest du beim ersten Mal auch nicht mit dem Gelöbnis angefangen, als Mutter Lucy dich aufrief.«

»Ich habe es zuerst nicht gehört, als Mutter Lucy mich aufrief.«

»Ich sage ja auch nicht, dass du dir wie was Besseres vorkommst, ich sage nur, dass Chinwe und die anderen Mädchen das denken. Vielleicht solltest du mal versuchen, mit ihr zu reden. Vielleicht solltest du mal mit uns zusammen zum Tor gehen, statt gleich loszurennen. Wieso rennst du denn eigentlich immer gleich los?«

»Ich renne eben gern«, sagte ich und fragte mich, ob das am nächsten Samstag, wenn ich zur Beichte gehen musste, als Lüge zählen würde, zusätzlich zu der Lüge, ich hätte Mutter Lucy zuerst nicht gehört. Kevin stand mit dem Peugeot 505 immer schon vor dem Schultor, wenn die Glocke geläutet hatte. Er hatte noch eine Menge andere Dinge für Papa zu erledigen, und es war mir nicht erlaubt, ihn warten zu lassen, deshalb rannte ich immer als Erste aus der Schule, wenn meine letzte Stunde um war. Ich rannte, als würde ich den 200-Meter-Lauf bei den Schulmeisterschaften absolvieren. Als Kevin Papa einmal erzählt hatte, dass ich ein paar Minuten länger gebraucht hatte, hatte Papa mich auf die linke und die rechte Wange geschlagen, gleichzeitig und so fest, dass die Abdrücke seiner großen Hände in perfekter Symmetrie auf meinem Gesicht zu sehen waren und mir tagelang die Ohren klingelten.

»Warum?«, fragte Ezinne. »Wenn du bleibst und mit den Leuten redest, werden sie vielleicht merken, dass du in Wirklichkeit gar kein Snob bist.«

»Ich renne einfach gern«, sagte ich wieder.

In den Augen der meisten meiner Klassenkameradinnen blieb ich ein Hinterhof-Snob, bis das Halbjahr zu Ende war. Aber das bereitete mir keinen allzu großen Kummer, denn etwas anderes belastete mich viel mehr – die Frage, wie es mir gelingen sollte, dass ich diesmal wieder Klassenbeste wurde. Es war ein Gefühl, als müsste ich jeden Tag in der Schule einen Sack mit Kies auf meinem Kopf balancieren, ohne ihn mit der Hand zurechtrücken zu dürfen. Noch immer verschwammen die Buchstaben in meinen Lehrbüchern zu einem roten Schleier, noch immer sah ich, wie die Seele meines kleinen Brüderchens von schmalen Bändern aus Blut zusammengezurrt wurde. Was die Lehrer in der Stunde sagten, versuchte ich auswendig zu lernen, weil ich wusste, dass ich mir auf meine Lehrbücher keinen Reim machen konnte, wenn ich später darin zu lesen versuchte. Nach jeder Prüfung bildete sich ein zäher Klumpen in meiner Kehle wie schlecht gemachter *fufu*, und dort blieb er, bis wir die Prüfungshefte zurückbekamen.

Die Weihnachtsferien begannen Anfang Dezember. Als mich Kevin am letzten Schultag nach Hause fuhr, schielte ich in den Umschlag mit meinem Zeugnis und sah die Zahlen 1/25, geschrieben in einer so schiefen Handschrift, dass ich genauer hinsehen musste, um sicherzugehen, dass es nicht 7/25 hieß. Als ich in jener Nacht einschlief, hatte ich das Bild von Papa vor Augen, wie sein Gesicht geleuchtet hatte, und im Ohr seine Stimme, mit der er mir sagte, wie stolz er auf mich sei und dass ich das erfüllt hätte, was Gott mit mir vorhatte.

Mit dem Dezember kamen die staubbeladenen Winde des Harmattan. Sie brachten den Duft nach Sahara und Weihnachten, rissen die schlanken, eiförmigen Blätter von den Tempelbäumen und die langen, wie Nadeln aussehenden Blätter von den Keulenbäumen und bedeckten alles mit einer braunen Schicht. Bei uns verbrachte man Weihnachten immer an dem Ort, aus dem man stammte. Schwester Veronica nannte es die alljährliche Völkerwanderung der Igbo. Sie verstehe nicht, sagte sie mit ihrem irischen Akzent, der die Worte über die Zunge rollen ließ, warum so viele Leute des Igbo-Volkes sich riesige Häuser in ihren Heimatorten bauten, um dort im Dezember ein oder zwei Wochen zu verbringen, es für den Rest der Zeit aber zufrieden waren, in beengten Quartieren in der Stadt zu leben. Ich fragte mich oft, warum Schwester Veronica das überhaupt verstehen musste, wenn es das war, was man eben tat, und nichts anderes.

An dem Tag, an dem wir abreisten, blies eine starke Brise und zerrte und drückte so heftig an den Keulenbäumen, dass sie sich bogen und wanden, als verbeugten sie sich vor einem staubigen Gott. Das Rascheln ihrer Blätter und Zweige klang wie das Pfeifen eines Schiedsrichters beim Fußball. In der Auffahrt standen die Autos mit offenen Türen und Kofferräumen und warteten darauf, beladen zu werden. Papa würde den Mercedes fahren, mit Mama auf dem Beifahrersitz und Jaja und mir auf der Rückbank. Kevin saß hinter uns am Steuer des Firmenwagens, zusammen mit Sisi, und Sunday, der Fahrer der Fabrik, der gewöhnlich einsprang, wenn Kevin seinen einwöchigen Jahresurlaub nahm, fuhr den Volvo.

Papa stand bei den Hibiskussträuchern und gab Anweisungen, eine Hand in der Tasche seiner weißen Tunika, die andere zeigte immer wieder von Gepäckstück zu Auto. »Die Koffer kommen in den Mercedes, und dieses Gemüse auch. Die Yamswurzeln in den Peugeot, zusammen mit den Kisten Remy Martin und den Saftkartons. Schaut, ob die Steigen mit *okporoko* auch noch reinpassen. Die Säcke mit Reis und *garri* und Bohnen und die Bananen kommen in den Volvo.«

Es gab eine Menge zu packen, und Adamu kam vom Tor herüber, um Sunday und Kevin zu helfen.

Allein die Yamswurzeln, breite Knollen, so groß wie Hundebabys, füllten den Kofferraum des Peugeot 505 aus, und selbst auf den Beifahrersitz des Volvo kam ein Sack Bohnen, der quer über dem Sitz lag wie ein eingeschlafener Passagier. Kevin und Sunday fuhren als Erste los, und wir folgten ihnen, damit wir auch halten konnten, wenn die Soldaten an den Straßenkontrollen sie stoppten.

Papa begann den Rosenkranz zu beten, bevor wir aus unserer von Toren verschlossenen Straße fuhren. Am Ende des ersten Gesetzes hielt er inne, damit Mama mit den nächsten zehn »Gegrüßet seist du Maria« weitermachen konnte. Jaja sprach das nächste Gesetz vor, dann war ich an der Reihe. Papa ließ sich Zeit mit dem Fahren. Die Schnellstraße bestand aus einer einzigen Spur, und wenn vor uns ein Lastwagen fuhr, blieb er brav hinter ihm und murmelte, dass die Straßen unsicher seien und die Leute in Abuja all das Geld unterschlagen hätten, mit dem die Schnellstraße eigentlich auf zwei Spuren ausgebaut werden sollte. Viele Autos überholten uns und hupten, einige so voll mit Weihnachtsyams und Reissäcken und ganzen Paletten mit Erfrischungsgetränken, dass ihre Kofferräume fast auf die Straße durchhingen.

In Ninth Mile hielt Papa an, um Brot und *okpa* zu kaufen. Fliegende Händler fielen über unseren Wagen her, schoben gekochte Eier, geröstete Cashewnüsse, Mineralwasser, Brot, *okpa* und *agidi* zu jedem Fenster des Autos herein und riefen dabei: »Kauf von mir, oh, ich mache dir einen guten Preis.« Oder: »Sieh mich an, ich bin derjenige, den du suchst.«

Obwohl Papa nur Brot und *okpa* kaufte, das in heiße Bananenblätter gehüllt war, gab er auch jedem anderen Händler einen Zwanzignairaschein, und die »Danke, Sir, Gott schütze Sie«-Rufe hallten noch lange in meinen Ohren wider, als wir weiterfuhren und uns Aba näherten.

Das grüne Schild WILLKOMMEN IN ABA, an dem wir von der Schnellstraße abbogen, war leicht zu übersehen, weil es so klein war. Papa fuhr auf die unbefestigte Straße, und schon bald hörte ich das Knirschen des tiefhängenden Unterbodens unseres Mercedes, der über die holprige, von der Sonne ausgetrocknete Straße schleifte. Die Leute winkten und riefen Papas Titel *»Omelora!«*, als wir vorbeifuhren. Hütten aus Lehm und Stroh standen neben dreistöckigen Häusern, die sich hinter geschwungenen Toren aus Metall duckten. Nackte und halbnackte Kinder spielten mit schlaffen Fußbällen. Unter den Bäumen saßen Männer auf Bänken, tranken Palmwein aus Kuhhörnern und verschmierten Glaskrügen. Als wir endlich vor den breiten schwarzen Toren unseres Landhauses anhielten, war der Wagen mit einer dicken Schicht Staub bedeckt. Drei ältere Männer standen unter dem einzelnen Brotfruchtbaum neben dem Tor und winkten und riefen: »*Nno nu! Nno nu!*

Da seid ihr ja wieder! Wir kommen bald vorbei, um euch willkommen zu heißen!« Unser Pförtner öffnete die Tore.

»Danke, o Herr, für deinen Reisesegen«, sagte Papa und bekreuzigte sich, als wir auf das Gelände fuhren.

»Amen!«, sagten wir.

Noch immer blieb mir beim Anblick unseres Hauses die Luft weg, so schön und majestätisch war es, dieses vierstöckige weiße Haus mit dem Springbrunnen davor, den Kokospalmen rechts und links und den Orangenbäumen, die den Eingangshof zierten. Drei kleine Jungen kamen auf das Gelände gerannt, um Papa zu begrüßen. Sie waren schon die ganze Straße entlang hinter den Autos hergelaufen.

»*Omelora!* Guten Abend, *sah*!«, riefen sie im Chor. Sie trugen nur Shorts, und ihre Bauchnabel standen heraus wie kleine Ballons.

»*Kedu nu?*« Papa gab jedem von ihnen einen Zehnnairaschein aus einer Geldrolle, die er aus seiner Reisetasche nahm. »Schöne Grüße an eure Eltern, und zeigt ihnen dieses Geld, ja?«

»Ja, *sah*! Danke, *sah*!« Laut lachend rannten sie davon.

Kevin und Sunday packten die Lebensmittel aus, während Jaja und ich die Koffer aus dem Mercedes holten. Mama ging mit Sisi zum Hinterhof, um die dreibeinigen Kochstellen aus Gusseisen zu verstauen. Unser eigenes Essen würde auf dem Gasherd in der

Küche gekocht werden, aber die Kochstellen waren für die großen Töpfe, in denen Reis, Eintöpfe und Suppen für Besucher zubereitet wurden. Manche der Töpfe waren so groß, dass man sogar eine ganze Ziege darin unterbringen konnte. Dabei kümmerten sich Mama und Sisi selten selbst um das Kochen: Sie blieben nur in der Nähe und sorgten für mehr Salz, mehr Maggi-Würfel, mehr Kochlöffel, ansonsten aber kamen die Frauen unserer *umunna* herüber und kochten. Sie wollten, dass Mama sich von dem Stress in der Stadt ausruhte, sagten sie. Und jedes Jahr nahmen sie hinterher die ganzen Reste mit nach Hause – die dicken Fleischstücke, den Reis und die Bohnen, die Flaschen mit Erfrischungsgetränken und Maltina und Bier. Wir waren immer darauf eingerichtet, an Weihnachten das ganze Dorf durchzufüttern, das heißt, dass niemand von den Leuten, die zu Besuch kamen, wieder ging, ohne bis zu dem Grad, den Papa »ein befriedigendes Maß« nannte, gegessen und getrunken zu haben. Immerhin lautete Papas Titel *omelora* – der, der etwas für die Gemeinschaft tut. Aber nicht nur Papa empfing Gäste; die Dörfler pilgerten zu jedem Haus, das ein großes Tor davor hatte, und manche hatten sogar Plastikschüsseln mit Deckeln dabei. Es war Weihnachten.

Jaja und ich waren oben in unseren Zimmern, um auszupacken, als Mama zu uns hereinkam und sagte: »Ade Coker ist da, um uns mit seiner Familie schöne

Weihnachten zu wünschen. Sie sind auf dem Weg nach Lagos. Kommt herunter und sagt guten Tag.«

Ade Coker war ein kleiner, rundlicher Mann, der oft lachte. Jedes Mal, wenn ich ihn sah, versuchte ich mir vorzustellen, wie er die Leitartikel für den *Standard* schrieb; versuchte mir vorzustellen, wie er den Soldaten die Stirn bot. Aber es gelang mir nie. Er erinnerte an eine ausgestopfte Puppe, und weil er immer lächelte, sahen die tiefen Grübchen in seinen runden Wangen aus, als wären sie immer da, als hätte sie jemand mit einem Stöckchen hineingebohrt. Selbst seine Brille sah aus wie die einer Puppe: Die Gläser waren dicker als Jalousien, seltsam bläulich eingefärbt und von einem weißen Plastikrahmen umgeben. Als wir hereinkamen, warf er gerade sein Baby in die Luft, sein perfektes rundliches Ebenbild. Seine kleine Tochter stand neben ihm und bat ihn, sie auch einmal in die Luft zu werfen.

»Jaja, Kambili, wie geht es euch?«, fragte er, und bevor wir antworten konnten, lachte er sein glockenhelles Lachen, zeigte auf das Baby und sagte: »Wisst ihr, es heißt, je höher man sie wirft, wenn sie klein sind, desto wahrscheinlicher ist es, dass sie mal fliegen lernen.« Das Baby gluckste, öffnete seinen zahnlosen rosa Mund und griff nach der Brille seines Vaters. Ade Coker legte den Kopf in den Nacken und warf das Baby wieder in die Luft.

Seine Frau Yewande umarmte uns, fragte, wie es

uns gehe, schlug dann Ade Coker scherzhaft auf die Schulter und nahm ihm das Baby ab. Ich sah sie an und erinnerte mich wieder an ihre lauten, erstickten Schreie bei Papa im Wohnzimmer.

»Fahrt ihr gerne hierher aufs Dorf?«, fragte uns Ade Coker.

Wir schauten beide zu Papa. Er saß auf dem Sofa, las eine Weihnachtskarte und lächelte. »Ja«, sagten wir.

»Soso, euch gefällt es also, hierher in den Busch zu kommen, was?« Ade riss in gespieltem Erstaunen die Augen auf. »Habt ihr denn Freunde hier?«

»Nein«, sagten wir.

»Was macht ihr dann bloß in dieser Einöde?«, neckte er.

Jaja und ich lächelten und sagten nichts.

»Sie sind immer so still«, sagte Ade, an Papa gewandt. »So still.«

»Sie sind eben nicht wie diese lauten Kinder, die die Leute heutzutage großziehen, ohne eine richtige Erziehung und ohne Gottesfurcht«, sagte Papa, und ich war mir sicher, dass es Stolz war, was seine Lippen zum Lächeln brachte und seine Augen zum Leuchten.

»Stellt euch doch nur vor, was aus dem *Standard* werden würde, wenn wir alle so still wären!«

Es war ein Witz. Ade Coker lachte, und seine Frau auch. Papa jedoch lachte nicht. Jaja und ich drehten uns um und gingen schweigend wieder nach oben.

Das Rascheln der Kokospalmwedel weckte mich. Außerhalb unserer hohen Tore hörte ich Ziegen meckern und Hähne krähen und die Rufe von Leuten, die sich über die Lehmmauern hinweg begrüßten.

»*Gudu morni.* Bist du endlich wach, hm? Bist du gut aufgestanden?«

»*Gudu morni.* Ist deine Familie auch gut aufgestanden?«

Ich streckte die Hand aus und schob mein Schlafzimmerfenster hoch, um all die Geräusche besser zu hören und die saubere Luft hereinzulassen, die ein klein wenig nach Ziegenkot und überreifen Orangen roch. Jaja klopfte an meine Tür, bevor er eintrat. Unsere Zimmer lagen direkt nebeneinander; zu Hause in Enugu lagen sie weit voneinander entfernt.

»Bist du auf?«, fragte er. »Lass uns zum Beten runtergehen, bevor Papa uns ruft.«

Ich schlang mein Wickeltuch, das ich in der warmen Nacht als leichten Überwurf benutzt hatte, über mein Nachthemd, verknotete es unter der Achsel und folgte Jaja nach unten.

Durch die breiten Gänge wirkte unser Haus wie ein Hotel, ebenso wie durch den unpersönlichen Geruch nach Zimmern, die den größten Teil des Jahres verschlossen sind, nach unbenutzten Bädern und Küchen und Toiletten, nach Räumen, in denen sich nie jemand aufhielt. Wir benutzten nur das Erdgeschoss und den ersten Stock; die anderen zwei Etagen hatten wir zuletzt vor Jahren bewohnt, als Papa zum Dorfobersten ernannt worden war und den Titel des *omelora* erhalten hatte. Die Mitglieder unserer *umunna* hatten ihn lange bedrängt, einen Titel anzunehmen, selbst als er noch Manager bei Leventis gewesen war und noch keine Fabrik gekauft hatte. Reich genug sei er jedenfalls, beharrten sie; außerdem habe noch nie jemand aus unserer *umunna* einen Titel angenommen. Als sich Papa dann schließlich dazu durchgerungen hatte, nach langen Verhandlungen mit dem Gemeindepriester, in denen er darauf bestanden hatte, dass alle heidnischen Anklänge aus der Titelverleihungszeremonie entfernt würden, war es wie ein kleines New-Yam-Fest gewesen. An der ganzen Straße durch Aba hatten Autos gestanden. Im dritten und vierten Stockwerk des Hauses hatte es vor Leuten gewimmelt. Mittlerweile ging ich nur noch hinauf, wenn ich einen weiteren Ausblick haben wollte als auf die Straße direkt vor der Mauer unseres Anwesens.

»Papa hat heute zu einem Treffen des Kirchenrats geladen«, sagte Jaja. »Ich habe gehört, wie er es zu Mama gesagt hat.«

»Um wie viel Uhr ist das Treffen?«

»Vor zwölf.« Und mit den Augen fügte er hinzu: *Dann können wir Zeit zusammen verbringen.*

In Aba hatten Jaja und ich keine Tagespläne. Wir unterhielten uns mehr und saßen weniger alleine in unseren Zimmern, weil Papa meistens damit beschäftigt war, die endlosen Besucherströme zu empfangen, an Kirchenratstreffen um fünf Uhr morgens und Stadtratssitzungen bis Mitternacht teilzunehmen. Oder vielleicht auch deshalb, weil Aba anders war, weil die Leute auf unser Grundstück geschlendert kamen, wann immer sie wollten, oder weil sogar die Luft, die wir atmeten, langsamer durch unsere Lungen strömte als sonst.

Papa und Mama saßen in einem der kleinen Wohnzimmer, die von dem großen Salon im Erdgeschoss abgingen.

»Guten Morgen, Papa. Guten Morgen, Mama«, sagten Jaja und ich.

»Wie geht's euch beiden?«, erkundigte sich Papa.

»Prima«, antworteten wir.

Papas Augen waren klar und leuchtend; offenbar war er schon seit Stunden wach. Er blätterte in seiner Bibel mit den Apokryphen, die in glänzendes schwarzes Leder gebunden war. Mutter sah schläfrig aus. Als sie uns fragte, wie wir geschlafen hätten, rieb sie sich die verkrusteten Augen. Ich hörte Stimmen aus dem großen Wohnzimmer. Bei Morgengrauen waren die ersten Gäste eingetroffen. Als wir uns bekreuzigt und hingekniet hatten, klopfte jemand an die Tür. Ein Mann mittleren Alters in einem fadenscheinigen T-Shirt schaute herein.

»*Omelora!*«, rief der Mann in dem kraftvollen Ton, den Menschen anschlagen, wenn sie jemanden mit seinem Titel ansprechen. »Ich gehe jetzt. Will mal sehen, ob ich in Oye Abagana noch ein paar Sachen für meine Kinder zu Weihnachten kaufen kann.« Er sprach Englisch mit einem so starken Igbo-Akzent, dass selbst die kürzesten Worte noch eine Extraportion Vokale dazubekamen. Papa mochte es, wenn die Leute im Dorf sich darum bemühten, Englisch zu sprechen, wenn er dabei war. Er sagte, es sei ein Zeichen ihrer Vernunft.

»*Ogbunambala!*«, sagte Papa. »Warte auf mich, ich bete gerade mit meiner Familie. Ich möchte dir etwas für die Kinder mitgeben. Und du sollst auch Tee und Brot mit mir teilen.«

»Hei! *Omelora!* Danke, Sir. Ich habe dieses Jahr noch keine Milch getrunken.« Der Mann stand immer noch an der Tür. Vielleicht befürchtete er, wenn er ging, könne sich Papas Versprechen von Tee mit Milch in Luft auflösen.

»*Ogbunambala!* Geh und setz dich und warte auf mich.«

Der Mann zog sich zurück. Papa las aus den Psalmen, bevor er das Vaterunser, das »Gegrüßet seist du Maria«, das »Ehre sei dem Vater« und das Glaubensbekenntnis sprach. Obwohl wir mit lauten Stimmen einfielen, nachdem Papa die ersten Worte allein gesagt hatte, umgab uns die Stille wie eine Hülle, als wollte sie uns beschützen. Erst als er sagte: »Lasst uns nun in unseren eigenen Worten zum Geiste beten, denn es ist der Geist, der an unsere Seite tritt im Einklang mit Gottes Willen«, war es mit der Stille vorbei. Unsere Stimmen klangen laut, fast schrill. Mama begann mit einem Gebet für den Frieden und für die Herrschenden in unserem Land. Jaja betete für die Priester und für die Gläubigen. Ich betete für den Papst. Papa betete zwanzig Minuten lang für unseren Schutz vor gottlosen Menschen und Mächten, für Nigeria und die gottlosen Männer, die es regierten, und darum, dass wir rechtschaffene Menschen blieben. Schließlich betete er für die Bekehrung unseres Papa-Nnukwu, damit Papa-Nnukwu nicht in der Hölle schmorte. Mit der Beschreibung der Hölle hielt sich Papa eine Weile auf, als ob Gott nicht selber wüsste, dass die Flammen dort ewig sind und wüten und toben. Am Ende hoben wir alle die Stimme und sagten: »Amen!«

Papa schloss die Bibel. »Kambili und Jaja, ihr geht heute Nachmittag zum Haus eures Großvaters und begrüßt ihn. Kevin fährt euch hin. Denkt daran, dass ihr kein Essen anrührt und nichts trinkt. Und bleibt wie immer nicht länger als fünfzehn Minuten. Fünfzehn Minuten.«

»Ja, Papa.« Die letzten Jahre hatten wir das immer zu Weihnachten gehört, seit der Zeit, als wir begonnen hatten, Papa-Nnukwu Besuche abzustatten. Papa-Nnukwu hatte eine Versammlung der *umunna* einberufen und sich vor seiner weitläufigen Familie beschwert, dass er seine Enkelkinder nicht kenne und sie ihn nicht. Das hatte Papa-Nnukwu Jaja und mir erzählt; von Papa erfuhren wir solche Dinge nicht. Papa-Nnukwu hatte der *umunna* berichtet, Papa habe angeboten, ihm ein Haus zu bauen, ein Auto zu kaufen und einen Fahrer für ihn anzustellen, wenn er nur seinem Glauben abschwor und das *chi* wegwarf, das in dem strohgedeckten Schrein in seinem Hof stand. Papa-Nnukwu hatte gelacht und gesagt, er wolle einfach nur seine Enkelkinder sehen, wann immer es möglich sei. Sein *chi* würde er nicht wegwerfen; das habe er Papa schon oft genug gesagt. Die Mitglieder unserer *umunna* stellten sich auf Papas Seite, was sie immer taten, aber sie drängten ihn, er möge wenigstens erlauben, dass wir zu Papa-Nnukwu durften, weil jeder Mann, der alt genug sei, Großvater genannt zu werden, es verdient habe, dass seine Enkelkinder ihn besuchten. Papa selbst besuchte Papa-Nnukwu nie, aber er schickte Kevin oder eines der Mitglieder unserer *umunna* mit dünnen Bündeln von Nairascheinen zu ihm, dünneren Bündeln, als Kevin sie von ihm als Weihnachtszulage bekam.

»Eigentlich möchte ich euch nicht in das Haus eines Heiden schicken, aber Gott wird euch beschützen«, sagte Papa. Er legte die Bibel in eine Schublade und zog Jaja und mich an sich, strich sanft über unsere Arme.

»Ja, Papa.«

Er ging in den großen Salon. Jetzt waren mehr

Stimmen zu hören, mehr Leute kamen, um »*Nno nu*« zu sagen und sich darüber zu beklagen, wie hart das Leben war und dass sie es sich dieses Jahr nicht leisten konnten, ihren Kindern zu Weihnachten neue Kleider zu kaufen.

»Du und Jaja könnt oben frühstücken. Ich bringe euch die Sachen hoch. Euer Vater wird mit den Gästen essen«, sagte Mama.

»Komm, ich helfe dir«, bot ich an.

»Nein, *nne*, geh nach oben. Bleib bei deinem Bruder.«

Ich sah Mama hinterher, wie sie mit ihrem leicht schiefen Gang zur Küche humpelte. Ihr geflochtenes Haar war zu einem kunstvollen Netz zusammengefasst und endete in einem golfballgroßen Knoten auf ihrem Rücken, was ein bisschen an die Zipfelmütze vom Weihnachtsmann erinnerte. Sie sah müde aus.

»Papa-Nnukwu wohnt ganz in der Nähe, wir können in fünf Minuten hinlaufen. Kevin braucht uns nicht zu fahren«, sagte Jaja, als wir zusammen nach oben gingen. Er sagte das jedes Jahr, aber jedes Jahr kletterten wir dann doch zu Kevin in den Wagen, damit er uns fuhr und uns überwachen konnte.

Als Kevin am späten Morgen mit uns vom Hof fuhr, drehte ich mich noch einmal um und ließ meine Augen bewundernd über die schimmernden weißen Wände und Säulen unseres Hauses wandern, über den makellosen silbrigen Bogen, den der Wasserstrahl des Springbrunnens machte. Papa-Nnukwu hatte das Haus nie betreten, weil Papa angeordnet hatte, dass Heiden auf seinem Besitz nichts zu suchen hatten. Auch für seinen Vater machte er keine Ausnahme.

»Euer Vater sagt, dass ihr fünfzehn Minuten bleiben dürft«, sagte Kevin, als er das Auto an der Straße parkte, in der Nähe von Papa-Nnukwus Hof, der von einem Reisigzaun umgeben war. Bevor ich ausstieg, fiel mein Blick auf die Narbe an Kevins Hals. Er war vor ein paar Jahren während des Urlaubs in seinem Heimatort in der Gegend des Nigerdeltas von einer Palme gefallen. Die Narbe verlief von der Mitte seines Schädels bis in den Nacken und hatte die Form eines Dolches.

»Das wissen wir«, sagte Jaja.

Jaja öffnete Papa-Nnukwus quietschendes Holztor, das so schmal war, dass Papa nur seitlich durchgepasst hätte, wenn er seinen Vater jemals besucht hätte. Der Hof war winzig, höchstens ein Viertel unseres Hinterhofes in Enugu. Zwei Ziegen und ein paar Hühner liefen herum und knabberten und pickten an ein paar trockenen Grashalmen. Das Haus, das mitten auf dem Gelände stand, war klein, kompakt wie ein Würfel, und es fiel schwer, sich vorzustellen, wie Papa und Tante Ifeoma hier aufgewachsen waren. Es sah genauso aus wie die Häuser, die ich im Kindergarten immer gemalt hatte: ein viereckiges Haus mit einer viereckigen Tür und zwei viereckigen Fenstern rechts und links. Der einzige Unterschied war, dass Papa-Nnukwus Haus eine Veranda hatte, die von rostigen Metallstangen umgeben war. Als Jaja und ich zum ersten Mal zu Besuch gekommen waren, war ich gleich ins Haus gegangen und hatte nach einer Toilette gesucht, und Papa-Nnukwu hatte gelacht und auf das Außenklo gezeigt, ein schrankgroßes Häuschen aus rohen Zementblöcken mit einer Matte aus geflochtenen Palmzweigen als Sichtblende vor dem offenen Eingang. An jenem Tag hatte ich auch ihn einer genauen Prüfung unterzogen, wobei ich wegschaute, wann immer sich unsere Blicke begegneten. Ich suchte nach Anzeichen für ein Anderssein, für Gottlosigkeit. Gefunden hatte ich keine, aber ich war mir sicher, dass sie irgendwo waren. Sie mussten irgendwo sein.

Papa-Nnukwu saß auf einem niedrigen Schemel auf der Veranda, Schüsseln mit Essen standen auf einer Matte aus Raffiabast vor ihm. Er stand auf, als wir näher kamen. Er hatte ein Wickeltuch um seinen Körper geschlungen und im Nacken verknotet, darunter trug er ein einstmals weißes, durch das Alter bräunlich gewordenes Unterhemd, das unter den Achseln vergilbt war.

»*Neke! Neke! Neke!* Kambili und Jaja sind gekommen, um ihren alten Vater zu begrüßen!« Obwohl Papa-Nnukwu vom Alter gebeugt war, konnte man leicht erkennen, wie groß er einmal gewesen war. Er schüttelte Jajas Hand und umarmte mich. Ich drückte mich einen Moment länger zärtlich an ihn und hielt die Luft an, weil ein sehr starker und unangenehmer Geruch nach Maniok an ihm haftete.

»Setzt euch her und esst!«, sagte er und deutete auf die Raffiamatte. In den Emailleschüsseln war flockiger *fufu* und eine wässrige Soße ohne jegliche Einlage aus Fleisch oder Fisch. Es war Sitte, zu fragen, aber Papa-Nnukwu erwartete von uns, dass wir ablehnten – seine Augen blitzten schelmisch.

»Nein, danke, Sir«, sagten wir und setzten uns auf die Holzbank, die neben ihm an der Hauswand stand. Ich lehnte den Kopf an die hölzernen Fensterläden, die von vielen schmalen Luftschlitzen durchzogen waren.

»Ich habe gehört, dass ihr gestern angekommen seid«, sagte er. Seine Unterlippe zitterte ebenso wie seine Stimme, und manchmal verstand ich ihn erst ein oder zwei Momente, nachdem er gesprochen hatte, weil er den alten Dialekt sprach, in dem es noch keine anglisierten Wendungen gab wie in unserem Sprachgebrauch.

»Ja«, sagte Jaja.

»Kambili, du bist schon so erwachsen geworden, eine reife *agbogho*. Bald werden die ersten Verehrer aufkreuzen«, sagte er, um mich zu necken. Sein linkes Auge, das langsam blind wurde, war mit einer Schicht bedeckt, die in Farbe und Beschaffenheit an verwässerte Milch erinnerte. Ich lächelte, als er die

Hand ausstreckte, um meine Schulter zu tätscheln. Die Altersflecken, die sich wie kleine Sprenkel auf seiner Hand verteilten, waren deutlich zu sehen, weil sie viel heller waren als seine übrige Haut, die die Farbe von Erde hatte.

»Papa-Nnukwu, geht es dir gut? Wie geht es deinem Körper?«, fragte Jaja.

Papa-Nnukwu zuckte die Achseln, als wollte er sagen, da gebe es einiges, das im Argen liege, aber er könne es sich nicht aussuchen. »Mir geht es gut, mein Sohn. Wie kann es einem alten Mann anders gehen als gut, bis er sich zu seinen Ahnen begibt?« Er hielt inne, um mit den Fingern ein Bällchen *fufu* zu rollen. Ich beobachtete ihn genau: das Lächeln auf seinem Gesicht, die selbstverständliche Art, wie er den geformten Klumpen hinaus in den Garten warf, wo trockene Kräuterhalme sich in der leichten Brise wiegten, und Ani, den Gott der Erde, bat, mit ihm zu essen. »Meine Beine tun mir oft weh. Eure Tante Ifeoma bringt mir Medizin vorbei, sooft sie das Geld dafür zusammenkratzen kann. Aber ich bin ein alter Mann. Wenn mir die Beine nicht weh tun, dann sind es eben die Hände.«

»Kommen Tante Ifeoma und ihre Kinder dieses Jahr her?«, fragte ich.

Papa-Nnukwu kratzte sich an den störrischen weißen Haarbüscheln, die auf seinem ansonsten kahlen Kopf wuchsen. »Ehye, ich erwarte sie morgen.«

»Letztes Jahr sind sie nicht gekommen«, sagte Jaja.

»Ifeoma konnte es sich nicht leisten.« Papa-Nnukwu schüttelte den Kopf. »Seit der Vater ihrer Kinder gestorben ist, macht sie harte Zeiten durch. Aber dieses Jahr will sie sie endlich hierherbringen. Ihr werdet sie sehen. Es ist nicht in Ordnung, dass ihr sie kaum kennt, eure Cousins. Es ist nicht richtig.«

Jaja und ich sagten nichts. Wir kannten Tante Ifeoma und ihre Kinder nicht sehr gut, weil sie und Papa wegen Papa-Nnukwu gestritten hatten. Das hatte uns Mama erzählt. Tante Ifeoma hatte nicht mehr mit Papa gesprochen, weil er Papa-Nnukwu verboten hatte, sein Haus zu betreten, und es waren einige Jahre vergangen, bis sie endlich wieder miteinander redeten.

»Wenn ich Fleisch in meiner Soße hätte«, sagte Papa-Nnukwu, »würde ich es euch anbieten.«

»Ist schon in Ordnung, Papa-Nnukwu«, sagte Jaja.

Papa-Nnukwu nahm sich Zeit beim Verzehren seiner Mahlzeit. Ich beobachtete, wie der Bissen seine Kehle hinunterwanderte und sich mühsam an dem schlaffen Adamsapfel vorbeidrängte, der sich unter der Haut seines Halses abzeichnete wie eine runzlige Nuss. Neben ihm stand nichts zu trinken, nicht einmal Wasser. »Dieses Kind, das mir zur Hand geht, Chinyelu, wird bald hier sein. Ich werde sie losschicken, damit sie in Ichies Laden Erfrischungsgetränke für euch zwei kauft.«

»Nein, nein, Papa-Nnukwu. Nein, danke, Sir«, sagte Jaja.

»*Ezi okwu?* Ich weiß, euer Vater will nicht, dass ihr hier etwas esst, weil ich mein Essen unseren Ahnen opfere, aber gilt das auch für Limonade? Kaufe ich die nicht im Laden wie jeder andere auch?«

»Papa-Nnukwu, wir haben gerade gegessen, bevor wir hierherkamen«, sagte Jaja. »Wenn wir Durst haben, trinken wir in deinem Haus.«

Papa-Nnukwu lächelte. Seine Zähne waren vergilbt und standen weit auseinander, weil er schon so viele verloren hatte.

»Du hast wohl gesprochen, mein Sohn. Du bist mein Vater, Ogbuefi Olioke, der zurückgekehrt ist. Er sprach mit Weisheit.«

Ich starrte auf das *fufu* auf dem emaillierten Teller, von dem am Rand die blattgrüne Farbe abgeblättert war. Ich stellte mir vor, wie das *fufu*, im rauen Wind des Harmattan zu einer Kruste getrocknet, Papa-Nnukwu in der Kehle kratzte, wenn er schluckte. Jaja stupste mich an. Doch ich wollte noch nicht gehen; ich wollte bleiben, damit ich rasch Wasser holen könnte, wenn das *fufu* in Papa-Nnukwus Hals stecken blieb und ihm die Luft wegnahm. Allerdings wusste ich nicht, wo Wasser war. Jaja stieß mich wieder an, aber ich konnte nicht aufstehen. Die Bank hielt mich zurück, als klebte ich daran fest. Ich beobachtete, wie ein grauer Gockel in den Schrein spazierte, der sich in einer Ecke des Hofes befand und in dem Papa-Nnukwus Ahnengott stand, der Schrein, dem sich Jaja und ich laut Papa niemals nähern durften. Es war ein flacher, offener Schuppen, dessen Dach und Wände aus Lehm bestanden und mit getrockneten Palmwedeln bedeckt waren. Er sah aus wie die Grotte hinter St. Agnes, die Unserer Lieben Frau von Lourdes geweiht war.

»Wir müssen gehen, Papa-Nnukwu«, sagte Jaja schließlich und stand auf.

»Na gut, mein Sohn«, sagte Papa-Nnukwu. Er sagte nicht: Was, jetzt schon? Oder: Hat mein Haus euch vergrault? Er war daran gewöhnt, dass wir, schon ein paar Minuten nachdem wir gekommen waren, wieder aufbrachen. Während er uns zum Auto brachte, auf seinen krummen Stock gestützt, den er aus einem Ast geschnitzt hatte, stieg Kevin aus dem Auto, begrüßte ihn und reichte ihm ein dünnes Bündel Geldnoten.

»Oh! Dankt Eugene in meinem Namen«, sagte Papa-Nnukwu lächelnd. »Sagt vielen Dank.«

Er winkte uns, als wir davonfuhren. Ich winkte zurück und ließ ihn nicht aus den Augen, während er zurück auf seinen Hof schlurfte. Wenn es Papa-Nnukwu etwas ausmachte, dass sein Sohn ihm lumpige, unpersönliche Geldscheine schickte, noch dazu durch einen Chauffeur, zeigte er es nicht. Er hatte es auch letztes Weihnachten nicht gezeigt oder das Weihnachten davor. Er hatte es nie gezeigt. Meinen

Großvater mütterlicherseits hatte Papa ganz anders behandelt, bevor er vor fünf Jahren verstorben war. Jedes Jahr an Weihnachten, wenn wir in Aba angekommen waren, hatte Papa bei Großvater in unserem *ikwu nne*, dem Geburtshaus unserer Mutter, angehalten, bevor wir zu unserem eigenen Hof fuhren. Großvater war sehr hellhäutig gewesen, fast wie ein Albino, und es hieß, die Missionare hätten ihn deshalb besonders gern gehabt. Er sprach bewusst immer Englisch, mit einem starken Igbo-Akzent. Auch Latein konnte er, zitierte oft Artikel aus der Vatikan-Zeitschrift und verbrachte den größten Teil seiner Zeit in St. Paul, wo er erster Katechist gewesen war. Er hatte darauf bestanden, dass wir ihn Großvater nannten, nicht Papa-Nnukwu oder Nna-Ochie. Papa sprach noch oft von ihm, voller Stolz, als wäre Großvater sein eigener Vater gewesen. Er habe die Augen früher geöffnet als viele Menschen unseres Volkes, pflegte Papa zu sagen; und er sei einer der wenigen gewesen, die die Missionare willkommen hießen. Wisst ihr, wie schnell er Englisch gelernt hat? Und als er Dolmetscher wurde, wisst ihr, bei wie vielen er mitgeholfen hat, dass sie sich bekehren ließen? Na, und er selbst hat den größten Teil von Aba bekehrt! Er machte es gleich richtig, so wie die Weißen es tun, nicht so wie unsere Leute jetzt! Papa hatte ein Foto von Großvater in den Insignien des Malteserordens, gerahmt in dunkelbraunes Mahagoni, das bei uns zu Hause in Enugu an der Wand hing. Dabei brauchte ich gar nicht dieses Foto, um mich an ihn zu erinnern. Ich war erst zehn gewesen, als er starb, entsann mich aber noch sehr gut seiner fast grünen Albino-Augen und der Art, wie er in jedem Satz das Wort »Sünder« zu benutzen schien.

»Papa-Nnukwu sieht nicht so gesund aus wie letztes Jahr«, flüsterte ich Jaja zu, als wir wegfuhren. Ich wollte nicht, dass Kevin es hörte.

»Er ist ein alter Mann«, sagte Jaja.

Als wir nach Hause kamen, brachte uns Sisi unser Mittagessen nach oben, Reis und gebratenes Fleisch auf eleganten hellbraunen Tellern, und Jaja und ich aßen allein. Das Treffen des Kirchenrats hatte begonnen, und wir hörten die männlichen Stimmen, die im Streit manchmal lauter wurden, ebenso wie den Singsang der weiblichen Stimmen im Hinterhof. Das waren die Frauen unserer *umunna*, die die Töpfe einölten, damit sie später leichter zu spülen waren, Gewürze in hölzernen Mörsern zerstießen und Feuer unter den dreibeinigen Kochstellen machten.

»Wirst du es beichten?«, fragte ich Jaja, während wir aßen.

»Was?«

»Was du heute gesagt hast. Dass wir in Papa-Nnukwus Haus trinken würden, wenn wir Durst hätten. Du weißt, dass wir in Papa-Nnukwus Haus nicht trinken dürfen.«

»Ich wollte nur etwas sagen, damit er sich besser fühlt.«

»Er nimmt es sowieso ganz gut auf.«

»Er lässt sich nichts anmerken«, sagte Jaja.

In diesem Moment machte Papa die Tür auf und trat ein. Ich hatte nicht gehört, wie er die Treppe heraufkam, und außerdem hatte ich nicht damit gerechnet, dass er heraufkommen würde, weil das Treffen des Kirchenrats immer noch im Gange war.

»Guten Tag, Papa«, sagten Jaja und ich.

»Kevin hat gesagt, ihr wart fünfundzwanzig Minuten bei eurem Großvater. Ist es das, was ich euch gesagt habe?« Papas Stimme war leise.

»Ich habe Zeit verschwendet, es war meine Schuld«, sagte Jaja.

»Was habt ihr dort gemacht? Habt ihr Essen gegessen, das irgendwelchen Götzen geopfert wird? Habt ihr eure christlichen Zungen entweiht?«

Ich saß wie erstarrt da; ich hatte nicht gewusst, dass auch Zungen christlich sein können.

»Nein«, sagte Jaja.

Papa kam auf Jaja zu. Er sprach jetzt nur noch Igbo. Ich rechnete damit, dass er ihm die Ohren langziehen würde, dass er ihn im Takt seiner Worte stoßen und zerren würde, dass er Jaja ins Gesicht schlagen und seine Hand dasselbe Geräusch machen würde, wie wenn in der Schule ein schweres Buch vom Bücherregal fällt. Und dann würde er mich packen und mich mit derselben Beiläufigkeit ins Gesicht schlagen, mit der er nach der Pfeffermühle griff. Doch er sagte nur: »Ich möchte, dass ihr fertig esst und dann in eure Zimmer geht und um Vergebung bittet«, drehte sich um und ging die Treppe wieder hinunter. Die Stille, die er zurückließ, war schwer, aber angenehm, wie eine ausgebeulte, kratzige Strickjacke an einem kühlen Morgen.

»Du hast noch Reis auf deinem Teller«, sagte Jaja schließlich.

Ich nickte und nahm meine Gabel in die Hand. In diesem Moment hörte ich Papas erhobene Stimme direkt unter unserem Fenster und legte das Besteck wieder hin.

»Was macht er in meinem Haus? Was hat Anikwenwa in meinem Haus zu suchen?« Der wütende Unterton in Papas Stimme ließ meine Fingerspitzen ganz kalt werden. Jaja und ich stürzten zum Fenster, und weil wir nichts sehen konnten, liefen wir auf die Veranda hinaus und stellten uns neben die Säulen.

Papa stand im vorderen Hof bei einem Orangenbaum und schrie auf einen runzligen alten Mann ein, der ein zerrissenes weißes Unterhemd und ein Wickeltuch um die Hüfte trug. Ein paar andere Männer standen um Papa herum.

»Was hat Anikwenwa in meinem Haus zu suchen? Was will ein Götzenanbeter in meinem Haus? Verlass sofort dieses Grundstück!«

»Weißt du, dass ich ein alter Mann bin wie dein Vater, *gbo?*«, fragte der alte Mann. Der Finger, mit dem er in der Luft herumfuchtelte, sollte eigentlich auf Papas Gesicht zeigen, reichte ihm aber nur bis zum Brustkorb. »Weißt du, dass ich an der Brust meiner Mutter lag, als dein Vater an der Brust seiner Mutter lag?«

»Verlass sofort meinen Besitz!« Papa zeigte auf das Tor.

Zwei Männer führten Anikwenwa langsam vom Gelände. Er leistete keinen Widerstand; dazu war er auch zu alt. Aber er schaute immer wieder zurück und rief Papa Beschimpfungen zu. »*Ifukwa gi!* Du bist wie eine Fliege, die blind einem Leichnam bis ins Grab folgt!«

Ich sah dem alten humpelnden Mann nach, bis er durch unser Tor verschwand.

Tante Ifeoma kam am nächsten Abend, als die Orangenbäume begannen, ihre langen, wiegenden Schatten über den Springbrunnen vor dem Haus zu werfen. Ihr Lachen war bis in das Wohnzimmer im ersten Stock zu hören, wo ich saß und las. Ich hatte es seit zwei Jahren nicht mehr gehört, aber dieses gackernde, herzliche Lachen hätte ich überall erkannt. Tante Ifeoma war so groß wie Papa und hatte einen wohlproportionierten Körper. Sie ging schnell wie jemand, der genau weiß, wo er hin will und was er dort tun wird. Sie sprach auch so, wie sie ging, als wollte sie in kürzester Zeit so viele Wörter von sich geben wie möglich.

»Willkommen, Tante, *nno*«, sagte ich und stand auf, um sie zu umarmen.

Sie gab mir nicht die übliche kurze Umarmung von der Seite, sondern schloss mich in die Arme und hielt mich ein paar Augenblicke lang ganz fest an ihren weichen Körper gedrückt. Die breiten Revers ihres ausgestellten blauen Kleides dufteten nach Lavendel.

»Kambili, *kedu?*« Ein breites Lächeln legte sich über ihr dunkelhäutiges Gesicht und gab den Blick auf eine große Zahnlücke zwischen ihren vorderen Schneidezähnen frei.

»Mir geht's gut, Tante.«

»Du bist so gewachsen. Schau dich bloß an, schau dich bloß einmal an.« Sie streckte die Hand aus und zog an meiner linken Brust. »Sieh nur, wie schnell die gewachsen sind!«

Ich wandte das Gesicht ab und holte tief Luft, damit ich nicht ins Stottern kam. Mit dieser Art von Späßen wusste ich nicht umzugehen.

»Wo ist Jaja?«

»Er schläft. Er hat Kopfweh.«

»Kopfweh drei Tage vor Weihnachten? Kommt nicht in Frage. Ich werde ihn gleich mal wecken und ihn von diesem Kopfweh kurieren.« Tante Ifeoma lachte. »Wir sind schon vor Mittag hier angekommen; aus Nsukka sind wir früh losgefahren und wären sogar noch früher da gewesen, wenn das Auto nicht seinen Geist aufgegeben hätte, aber es war Gott sei Dank in der Nähe von Ninth Mile und kein Problem, einen Mechaniker zu finden.«

»Gott sei's gedankt«, sagte ich. Nach einer Pause fragte ich: »Wie geht es meinen Cousins und meiner Cousine?« Die Höflichkeit gebot es, danach zu fragen; trotzdem fand ich es komisch, nach den Cousins und der Cousine zu fragen, die ich kaum kannte.

»Sie kommen bald. Sie sind bei deinem Papa-Nnukwu, und er hat gerade angefangen, eine von seinen Geschichten zu erzählen. Du weißt ja, wie er immer gar kein Ende findet.«

»Ach so.« Ich wusste nichts davon, dass Papa-Nnukwu nie ein Ende fand. Ich wusste nicht einmal, dass er Geschichten erzählte.

Mama kam herein. Sie trug ein Tablett, schwer beladen mit Limonaden- und Malzbierflaschen, die auf der Seite lagen. Oben auf den Flaschen stand ein Teller *chin-chin*.

»*Nwunye m*, für wen sind die?«, fragte Tante Ifeoma.

»Für dich und die Kinder«, sagte Mama. »Sagtest du nicht, die Kinder würden bald kommen, *okwia*?«

»Du solltest dir wirklich nicht so viel Mühe machen. Wir haben auf dem Weg *okpa* gekauft und es gerade gegessen.«

»Dann packe ich euch das *chin-chin* ein«, sagte Mama. Sie wandte sich zum Gehen. Sie trug heute ein schickes gelbbedrucktes Wickeltuch und eine passende Bluse mit gelber Spitze an den kurzen Puffärmeln.

»*Nwunye m*«, rief Tante Ifeoma, und Mutter drehte sich um.

Als ich vor Jahren zum ersten Mal gehört hatte, wie Tante Ifeoma Mama *nwunye m* genannt hatte, war ich darüber entsetzt gewesen, dass eine Frau eine andere »mein Eheweib« nannte. Ich hatte Papa danach gefragt, und er sagte, das sei ein Überbleibsel der gottlosen Traditionen und entspringe dem Gedanken, dass es nicht nur der Mann sei, der eine Frau heirate, sondern seine ganze Familie, und später flüsterte mir Mama zu, obwohl wir allein im Zimmer waren: »Ich bin auch ihre Ehefrau, weil ich die Frau deines Vaters bin. Es zeigt, dass sie mich akzeptiert.«

»*Nwunye m*, komm und setz dich einen Augenblick. Du siehst müde aus. Geht es dir gut?«, fragte Tante Ifeoma.

Ein angespanntes Lächeln erschien auf Mamas Gesicht. »Mir geht es gut, sehr gut. Ich war gerade dabei, den Frauen unserer *umunna* beim Kochen zu helfen.«

»Komm und setz dich«, sagte Tante Ifeoma noch einmal. »Setz dich und ruh dich ein bisschen aus. Die Frauen unserer *umunna* können selber nach dem Salz suchen und es auch finden. Schließlich sind sie bloß hier, um sich ihren Teil bei euch zu holen und Fleisch in Bananenblätter zu wickeln und heimlich mit nach Hause zu nehmen, wenn niemand schaut.« Tante Ifeoma lachte.

Mama setzte sich neben mich. »Eugene lässt noch ein paar Stühle bringen, damit man sich draußen hinsetzen kann, vor allem am Weihnachtstag. Es sind schon so viele Leute gekommen.«

»Du weißt ja, dass unsere Leute an Weihnachten nichts anderes zu tun haben, als von Haus zu Haus zu gehen«, sagte Tante Ifeoma. »Aber du kannst nicht den ganzen Tag hier bleiben, um sie zu bedienen. Wir sollten morgen mit den Kindern zum Aro-Fest in Abagana fahren und die *mmuo*, die Maskentänze, anschauen.«

»Eugene erlaubt es nicht, dass die Kinder zu einem heidnischen Fest gehen«, sagte Mama.

»Heidnisches Fest, *kwa*? Jeder fährt doch nach Abagana, um sich die *mmuo* anzusehen.«

»Ich weiß, aber du kennst doch Eugene.«

Tante Ifeoma schüttelte langsam den Kopf. »Ich werde ihm sagen, dass wir hinfahren, damit wir alle ein bisschen zusammen sind, vor allem die Kinder.«

Mama spielte nervös mit ihren Fingern und sagte eine Weile nichts. Dann fragte sie: »Wann wirst du mit den Kindern in die Heimatstadt ihres Vaters fahren?«

»Vielleicht heute, obwohl ich momentan eigentlich nicht die Kraft habe, Ifedioras Familie gegenüberzutreten. Die reden von Jahr zu Jahr mehr Mist. Die Leute in seiner *umunna* haben gesagt, er hätte irgendwo Geld gespart und ich würde es verstecken. Letzte Weihnachten hat eine der Frauen von ihrem Hof sogar gesagt, ich hätte ihn umgebracht. Am liebsten hätte ich ihr das Maul mit Sand gestopft. Zuerst dachte ich, vielleicht wäre es besser, wenn ich sie mir mal vorknöpfen und ihr sagen würde, dass man einen Ehemann, den man liebt, nicht umbringt, und dass man nicht einen Autounfall inszeniert, bei dem ein Wohnwagen das Auto deines Mannes rammt, aber dann dachte ich, wozu die Zeitverschwendung? Die haben alle so viel Hirn wie Perlhühner.« Tante Ifeoma machte ein lautes zischendes Geräusch. »Ich weiß gar nicht, wie lange ich meine Kinder dort noch hinfahren will.«

Mama schnalzte mitfühlend mit der Zunge. »Manchmal reden die Leute eben Unsinn. Aber es ist gut, dass die Kinder dorthin fahren, vor allem die Jungs. Es ist wichtig, dass sie wissen, wo ihr Vater geboren wurde, und die Mitglieder seiner *umunna* kennen.«

»Ehrlich gesagt, weiß ich gar nicht, wie Ifediora aus einer solchen *umunna* stammen konnte.«

Ich beobachtete ihre Münder, während sie sprachen. Mamas ungeschminkte Lippen wirkten blass im Vergleich zu denen von Tante Ifeoma, die mit einem schimmernden bronzefarbenen Lippenstift betont waren.

»In einer *umunna* werden immer Dinge gesagt, die weh tun«, meinte Mama. »Hat unsere eigene *umunna* Eugene nicht gesagt, er solle sich noch eine andere Frau nehmen, weil ein Mann seines Formats nicht bloß zwei Kinder haben dürfte? Wenn ich damals nicht Leute gehabt hätte wie dich, die mir beistanden, dann …«

»Hör auf, sei nicht immer so dankbar. Wenn Eugene das gemacht hätte, wäre er der Verlierer gewesen, nicht du.«

»Das sagst du. Eine Frau mit Kindern und ohne Mann, was ist das?«

»Ich bin auch so eine Frau.«

Mama schüttelte den Kopf. »Du hast es noch mal geschafft, Ifeoma. Du weißt, was ich meine. Wie kann man als Frau so leben?« Mamas Augen waren ganz rund geworden und nahmen mehr Platz in ihrem Gesicht ein als sonst.

»*Nwunye m*, manchmal beginnt das Leben erst, wenn eine Ehe endet.«

»Du und dein Universitätsgerede. Ist es das, was du deinen Studentinnen erzählst?« Mama lächelte.

»Im Ernst, ja. Dabei heiraten die heutzutage immer früher. Was nützt mir ein Universitätsabschluss, fragen sie mich, wenn ich hinterher keine Arbeit finde?«

»Wenigstens kümmert sich jemand um sie, wenn sie heiraten.«

»Ich weiß nicht, wer sich da um wen kümmert. Sechs Mädchen in meinem Erstsemesterseminar sind verheiratet, ihre Ehemänner besuchen sie jedes Wochenende in ihren teuren Autos, ihre Ehemänner kaufen ihnen Stereoanlagen und Lehrbücher und Kühlschränke, und wenn sie dann mit dem Studium fertig sind, gehen die Frauen und ihre Universitätstitel in den Besitz ihrer Männer über. Findest du das gut?«

Mama schüttelte den Kopf. »Wieder Universitätsgerede. Ein Ehemann ist die Krönung des Lebens einer jeden Frau, Ifeoma. Das ist es, was sie wollen.«

»Sie glauben, dass sie das wollen. Aber wie kann ich ihnen das zum Vorwurf machen? Sieh dir doch an, was dieser Militärtyrann mit unserem Land macht.« Tante Ifeoma schloss die Augen, wie es Menschen tun, die sich etwas Unangenehmes in Erinnerung rufen wollen. »In Nsukka haben wir seit drei Monaten kein Benzin mehr. Ich habe letzte Woche eine ganze Nacht vor einer Tankstelle verbracht, um welches zu bekommen. Am Ende gab es dann aber gar keins. Einige Leute mussten ihr Auto an der Tankstelle stehen lassen, weil sie nicht genug Kraftstoff hatten, um nach Hause zu kommen. Wenn du die Moskitos gesehen hättest, die mich in dieser Nacht gestochen haben – ich hatte Stiche, die waren so groß wie Cashewnüsse!«

»Oje.« Mama schüttelte voller Mitgefühl den Kopf. »Wie läuft es denn überhaupt an der Uni?«

»Wir haben gerade wieder einen Streik abgeblasen, obwohl die Dozenten seit zwei Monaten keine Gehälter mehr bekommen haben. Sie sagen uns, die Regierung hätte kein Geld.« Tante Ifeoma gluckste, aber es war kein sehr fröhliches Kichern. »*Ifukwa*, die Leute verlassen das Land. Phillipa hat schon vor zwei Monaten ihre Koffer gepackt. Du erinnerst dich an meine Freundin Phillipa?«

»Ist das die, die vor ein paar Jahren an Weihnachten mit dir gekommen ist? Dunkel und füllig?«

»Ja. Sie unterrichtet jetzt in Amerika. Sie muss sich ein vollgestopftes Büro mit einem Professorenkollegen teilen, aber sie sagt, dort werden die Lehrer wenigstens bezahlt.« Tante Ifeoma hielt inne und zupfte etwas von Mamas Bluse. Ich beobachtete jede ihrer Bewegungen; ich konnte mich einfach nicht an ihr sattsehen. Es war diese Furchtlosigkeit an ihr, die Art, wie sie sprach und wie sie lächelte und ihre breite Zahnlücke zeigte.

»Ich habe meinen alten Kerosinofen ausgemottet«, fuhr sie fort. »Wir kochen mittlerweile nur noch darauf. Das Kerosin riechen wir nicht mal mehr in der Küche. Weißt du, was so eine Gaspatrone kostet? Es ist eine Schande!«

Mama rutschte auf dem Sofa herum. »Warum sagst du das nicht Eugene? In der Fabrik gibt es Gaspatronen …«

Tante Ifeoma lachte und klopfte Mama liebevoll auf die Schulter. »*Nwunye m*, die Dinge stehen nicht zum Besten, aber sterben müssen wir noch nicht. Ich erzähle dir all diese Dinge, weil du es bist. Bei jemand anderem würde ich mir lieber Vaseline in mein hungriges Gesicht schmieren, damit es glänzt.«

In diesem Moment kam Papa herein. Er war auf dem Weg in sein Schlafzimmer. Ich war mir sicher, er wollte noch ein paar Geldbündel holen, um sie Besuchern zu *igba krismas* zu geben und ihnen dann zu sagen: »Es kommt von Gott, nicht von mir«, wenn sie ihre Dankeshymnen anstimmten.

»Eugene!«, rief Tante Ifeoma. »Ich sagte gerade,

Jaja und Kambili sollten morgen etwas mit mir und den Kindern unternehmen.«

Papa brummte und ging weiter auf die Tür zu.

»Eugene!«

Jedes Mal wenn Tante Ifeoma mit Papa sprach, setzte mein Herz einen Schlag aus und klopfte dann schneller weiter. Es war ihr vorlauter Ton; es schien ihr gar nicht bewusst zu sein, dass das Papa war, mit dem sie redete, dass er anders war, etwas Besonderes. Am liebsten hätte ich die Hand ausgestreckt und auf ihren Mund gelegt, damit sie still war, und mir die Finger ein bisschen mit ihrem schimmernden bronzefarbenen Lippenstift verschmiert.

»Wohin willst du denn mit ihnen fahren?«, fragte Papa, schon bei der Tür.

»Einfach ein bisschen in der Gegend rum.«

»Spazieren fahren?«, fragte Papa. Er sprach Englisch, während Tante Ifeoma Igbo sprach.

»Ach komm, Eugene, lass die Kinder doch mitfahren!« Tante Ifeoma klang gereizt; ihre Stimme war etwas lauter geworden. »Feiern wir nicht gerade Weihnachten? Die Kinder haben doch nie Zeit miteinander verbracht. *Imakwa*, Chima, mein Kleiner, kennt noch nicht mal Kambilis Namen.«

Papa schaute mich an und dann Mama, als suchte er in unseren Gesichtern, unter unserer Nase, über unserer Stirn, auf unseren Lippen, nach Buchstaben, die Worte bildeten, die ihm nicht gefielen. »Na gut.

Sie dürfen mit, aber du weißt, dass ich nicht will, dass meine Kinder mit unfrommen Dingen in Berührung kommen. Wenn du an den *mmuo* vorbeifährst, kurbele die Fenster hoch.«

»Ich habe dich gehört, Eugene«, sagte Tante Ifeoma mit übertriebener Förmlichkeit.

»Warum essen wir am Weihnachtstag nicht alle gemeinsam?«, fragte Papa. »Dann können die Kinder auch zusammen sein.«

»Du weißt doch, dass die Kinder und ich Weihnachten bei Papa-Nnukwu verbringen.«

»Was wissen Götzenanbeter denn schon von Weihnachten?«

»Eugene …« Tante Ifeoma holte tief Luft. »Okay, die Kinder und ich kommen am Weihnachtstag.«

Papa war wieder nach unten gegangen, und ich saß auf dem Sofa und sah zu, wie Tante Ifeoma mit Mama redete, als meine Cousins und meine Cousine ankamen. Amaka war eine dünnere, halbwüchsige Version ihrer Mutter. Sie ging und sprach sogar noch schneller und gezielter als ihre Mutter. Nur ihre Augen waren anders; sie hatten nicht die bedingungslose Wärme von Tante Ifeomas Augen. Es waren spöttische Augen, Augen, die viele Fragen stellten und nicht viele Antworten akzeptierten. Obiora war ein Jahr jünger, hatte eine sehr helle Haut und honigfarbene Augen hinter dicken Brillengläsern, und seine Mundwinkel waren zu einem ewigen Lächeln nach oben gezogen. Chimas Haut war so dunkel wie der Boden eines Topfes mit angebranntem Reis, und er war groß für seine sieben Jahre. Das Lachen der Kinder war jedoch gleich: ein raues, gackerndes Lachen, in das sie gerne und voller Begeisterung ausbrachen.

Sie begrüßten Papa, und als er ihnen zu *igba krismas* Geld gab, dankten ihm Amaka und Obiora und hielten stolz die dicken Bündel mit Nairascheinen in der Hand. In ihren Augen stand ein Ausdruck höflicher Überraschung, als wollten sie nicht anmaßend wirken und zeigen, dass sie nicht mit Geld gerechnet hatten.

»Ihr habt hier Satellitenfernsehen, oder?«, fragte mich Amaka. Es war das Erste, was sie sagte, nachdem wir uns begrüßt hatten. Ihr Haar war kurz geschnitten, vorne länger, in einem Bogen nach hinten kürzer werdend und im Nacken ganz ausgedünnt.

»Ja.«

»Können wir CNN gucken?«

Ich zwang mich zu einem nervösen Husten, in der Hoffnung, auf diese Weise nicht ins Stottern zu kommen.

»Vielleicht morgen«, fuhr Amaka fort. »Jetzt fahren wir, glaube ich, zur Familie meines Vaters nach Ukpo.«

»Wir schauen nicht viel fern«, sagte ich.

»Warum?«, fragte Amaka. Es war kaum zu glauben, dass wir gleichaltrig waren, beide fünfzehn Jahre alt. Sie wirkte so viel älter als ich; vielleicht war es aber auch ihre Ähnlichkeit mit Tante Ifeoma oder die direkte Art, mit der sie mir in die Augen schaute. »Vielleicht, weil es euch langweilt? Wenn wir bloß alle Satellitenfernsehen hätten, damit jeder es langweilig finden kann!«

Ich wollte sagen, dass es mir leidtat, dass ich nicht wollte, dass sie uns unsympathisch fand, bloß weil wir kein Satellitenfernsehen schauten. Ich wollte ihr sagen, dass es zwar sowohl auf dem Haus in Enugu als auch hier riesige Satellitenschüsseln gab, wir aber nie vor dem Fernseher saßen. Fernsehzeit war in Papas Tagesplänen für uns nicht vorgesehen.

Aber Amaka hatte sich schon ihrer Mutter zugewandt, die immer noch mit Mama auf dem Sofa saß und plauderte. »Mom, wenn wir noch nach Ukpo wollen, müssen wir bald los, damit wir zurück sind, bevor Papa-Nnukwu einschläft.«

Tante Ifeoma stand auf. »Ja, *nne*, wir sollten fahren.«

Sie hielt Chima an der Hand, als sie nach unten gingen. Amaka sagte etwas, zeigte auf unser Treppengeländer mit seinen schweren, handgeschnitzten Verzierungen, und Obiora lachte. Sie drehte sich nicht um, um mir auf Wiedersehen zu sagen, die Jungen aber taten es, und Tante Ifeoma winkte mir zu und rief: »Wir sehen dich und Jaja morgen.«

Am nächsten Tag kam Tante Ifeoma in den Hof gefahren, als wir gerade mit dem Frühstück fertig waren. Als sie im ersten Stock in das Esszimmer hereinplatzte, sah ich sie plötzlich inmitten unserer stolzen Vorfahren, die meilenweit gingen, um in selbstgetöpferten Lehmkrügen Wasser zu holen, Frauen, die ihren Babys die Brust gaben, bis sie sprechen und gehen konnten, und mit Macheten kämpften, die an sonnengewärmten Steinen geschärft wurden. Ifeoma füllte mit ihrer Anwesenheit einen ganzen Raum. »Seid ihr fertig, Kambili und Jaja?«, fragte sie. »*Nwunye m*, willst du nicht mitkommen?«

Mama schüttelte den Kopf. »Du weißt doch, dass Eugene es lieber hat, wenn ich hierbleibe.«

»Kambili, ich glaube, in Hosen hättest du es bequemer«, sagte Tante Ifeoma, als wir zum Auto gingen.

»Ist schon in Ordnung, Tante«, sagte ich. Ich fragte mich, warum ich ihr nicht sagte, dass alle meine Röcke weit unter dem Knie endeten und dass ich gar keine Hosen besaß, weil es für eine Frau Sünde war, Hosen zu tragen.

Ifeomas Peugeot 504 Kombi war weiß und an den Stoßstangen zu einem unschönen Braun verrostet. Amaka saß vorne, Obiora und Chima teilten sich den Rücksitz. Jaja und ich kletterten auf die Plätze in der mittleren Reihe. Mama sah uns hinterher, bis der Wagen nicht mehr in Sicht war. Ich wusste es, weil ich ihre Blicke, ihre Anwesenheit spürte. Der Wagen klapperte, als wären ein paar Schrauben locker, die bei jeder Erhebung und jedem Loch in der holprigen Straße protestierten. Anstelle des Gebläses einer Klimaanlage klafften mehrere viereckige Löcher im Armaturenbrett, und die Fenster mussten zu bleiben. Staub flog mir in den Mund, in Augen und Nase.

»Wir holen noch Papa-Nnukwu ab, er kommt auch mit«, sagte Tante Ifeoma.

Mein Magen machte einen Satz, und ich schaute zu Jaja. Unsere Augen trafen sich. Was würden wir Papa sagen? Jaja schaute weg; er hatte keine Antwort.

Noch bevor Tante Ifeoma vor dem mit Lehm und Stroh umzäunten Hof den Motor ausgemacht hatte, öffnete Amaka die Vordertür und sprang heraus. »Ich hole Papa-Nnukwu!«

Die Jungen kletterten aus dem Auto und folgten Amaka durch das kleine Holztor.

»Wollt ihr nicht aussteigen?«, fragte Tante Ifeoma, an Jaja und mich gewandt.

Ich schaute weg; Jaja saß so still da wie ich.

»Ihr wollt nicht den Hof eures Papa-Nnukwu betreten? Aber seid ihr nicht vor zwei Tagen hier gewesen, um ihn zu besuchen?« Tante Ifeoma riss die Augen weit auf, als sie uns ansah.

»Wir dürfen hier nicht mehr herkommen, nachdem wir ihn besucht haben«, sagte Jaja.

»Was ist denn das für ein Blödsinn, hm?« Tante Ifeoma hielt inne, weil ihr wohl einfiel, dass das nicht unsere Regeln waren. »Sagt mir, warum glaubt ihr, dass euer Vater nicht will, dass ihr herkommt?«

»Ich weiß es nicht«, sagte Jaja.

Ich presste meine Zunge gegen den Gaumen, um sie wieder beweglich zu machen, und schmeckte den körnigen Staub darauf. »Weil Papa-Nnukwu ein Heide ist.« Papa wäre stolz darauf gewesen, dass ich das gesagt hatte.

»Euer Papa-Nnukwu ist kein Heide, Kambili, er ist Traditionalist«, sagte Tante Ifeoma.

Ich starrte sie an. Heide, Traditionalist, was machte das für einen Unterschied? Er war kein Katholik, das war alles; er gehörte nicht dem Glauben an. Er war einer von den Menschen, für deren Bekehrung wir beteten, damit sie nicht im ewigen Höllenfeuer schmoren mussten.

Wir saßen stumm da, bis das Tor aufging und Amaka herauskam. Sie ging so dicht neben Papa-Nnukwu, dass sie ihn stützen konnte, wenn er Hilfe brauchte. Die Jungen kamen hinter ihnen. Papa-Nnukwu trug ein weites, bedrucktes Hemd und ein Paar knielange Shorts. Wenn wir ihn besuchten, hatte ich ihn noch nie in etwas anderem gesehen als den abgewetzten Wickeltüchern, die er sich um den Körper schlang.

»Ich habe ihm diese Shorts mitgebracht«, sagte Tante Ifeoma und lachte. »Schaut euch nur an, wie jugendlich er aussieht, kaum zu glauben, dass er schon achtzig ist.«

Amaka half Papa-Nnukwu, der sich auf dem Beifahrersitz niederließ, und nahm bei uns in der Mittelreihe Platz.

»Papa-Nnukwu, guten Tag, Sir«, sagten Jaja und ich.

»Kambili, Jaja, sehe ich euch wieder, bevor ihr in die Stadt zurückfahrt? *Ehye*, das ist ein Zeichen dafür, dass ich bald meinen Ahnen begegnen werde.«

»*Nna anyi*, bist du es nicht langsam leid, uns deinen Tod vorauszusagen?«, meinte Tante Ifeoma und machte den Motor an. »Erzähl uns doch mal was Neues!« Sie nannte ihn *nna anyi*, unser Vater. Ich fragte mich, ob Papa ihn früher auch so genannt hatte und wie Papa ihn heute ansprechen würde, wenn sie miteinander redeten.

»Er redet gern darüber, dass er bald stirbt«, sagte Amaka amüsiert auf Englisch. »Er glaubt, das bringt uns dazu, was für ihn zu tun.«

»Von wegen bald sterben. Er wird noch da sein, wenn wir alle so alt sind wie er«, sagte Obiora in ebenso amüsiertem Englisch.

»Was sagen diese Kinder, *gbo*, Ifeoma?«, fragte Papa-Nnukwu. »Verschwören sie sich, um sich mein Gold und meine vielen Ländereien aufzuteilen? Wollen sie nicht warten, bis ich nicht mehr da bin?«

»Wenn du Gold und Ländereien hättest, hätten wir dich schon vor Jahren umgebracht«, sagte Tante Ifeoma.

Meine Cousins und meine Cousine lachten, und Amaka schaute Jaja und mich an. Vermutlich fragte sie sich, warum wir nicht auch lachten. Ich wollte lächeln, aber in diesem Moment fuhren wir gerade an unserem Haus vorbei, und beim Anblick der hohen schwarzen Tore und der weißen Mauern wurden meine Lippen ganz taub.

»Das ist es, was unsere Leute zum *Chukwu* sagen, zu unserem höchsten Gott«, meinte Papa-Nnukwu. »Gib mir Reichtum und ein Kind, aber wenn ich mich für eins davon entscheiden muss, dann gib mir ein Kind, denn wenn mein Kind wächst, so wächst auch mein Reichtum.« Papa-Nnukwu hielt inne und drehte sich nach unserem Haus um. »*Nekenem*, schaut mich an. Meinem Sohn gehört dieses Haus, in das alle Bewohner von Aba hineinpassen würden, und doch habe ich oft nichts, was ich auf meinen Teller legen könnte. Ich hätte es nicht zulassen sollen, dass er diesen Missionaren gefolgt ist.«

»*Nna anyi*«, sagte Tante Ifeoma. »Es waren nicht die Missionare. Bin ich nicht auch auf die Missionsschule gegangen?«

»Aber du bist eine Frau. Du zählst nicht.«

»Was? Ich zähle also nicht? Hat Eugene dich jemals nach deinem schmerzenden Bein gefragt? Wenn ich nicht zähle, dann werde ich aufhören zu fragen, ob du am Morgen gut aufgestanden bist.«

Papa-Nnukwu kicherte. »Dann wird mein Geist dich verfolgen, wenn ich zu meinen Ahnen eingehe.«

»Eugene wird er zuerst verfolgen.«

»Ich mache nur Spaß, *nwa m*. Wo wäre ich heute, wenn mir mein *chi* nicht eine Tochter geschenkt hätte?« Papa-Nnukwu hielt inne. »Mein Geist wird für dich ein gutes Wort einlegen, damit *Chukwu* dir einen guten Mann schickt, der sich um dich und die Kinder kümmert.«

»Lass deinen Geist *Chukwu* lieber bitten, ob er meine Beförderung beschleunigen kann«, sagte Tante Ifeoma.

Papa-Nnukwu gab eine Weile keine Antwort, und ich fragte mich, ob die Mischung aus flotter Musik aus dem Autoradio, dem Klappern der losen Schrauben und dem Dunst des Harmattan ihn vielleicht in den Schlaf gewiegt hatte.

»Ich sage immer noch, dass es die Missionare waren, die meinen Sohn auf den falschen Weg geführt haben«, sagte er so plötzlich, dass ich aufschreckte.

»Das haben wir schon oft genug gehört. Sag uns mal was anderes«, sagte Tante Ifeoma. Aber Papa-Nnukwu redete weiter, als hätte er sie nicht gehört.

»Ich erinnere mich noch an den Allerersten, der nach Aba kam, der, den sie Pada John nannten. Sein Gesicht war rot wie Palmöl; man sagt, unsere Art Sonne scheine nicht im Land des weißen Mannes. Er hatte einen Gehilfen aus Nimo namens Jude. Jeden

Nachmittag versammelten sie die Kinder in der Mission unter dem *ukwa*-Baum und unterrichteten sie in ihrer Religion. Ich habe mich ihnen nicht angeschlossen, *kpa*, aber manchmal bin ich hingegangen und habe ihnen zugeschaut. Eines Tages sage ich zu ihnen: Was ist das für ein Gott, den ihr anbetet? Sie sagten, er sei wie *Chukwu*, und dass er im Himmel sei. Da habe ich sie gefragt, wer dann dieser Mensch ist, der umgebracht wurde und an diesen Holzlatten vor der Mission hängt? Da sagten sie, das sei sein Sohn, aber der Sohn und der Vater seien gleich. In dem Moment ist mir klargeworden, dass die Weißen verrückt sind. Der Vater und der Sohn sind gleich? *Tufia!* Kapiert ihr denn nicht? Das ist der Grund, warum Eugene mich missachten darf, weil er denkt, wir sind gleich.«

Meine Cousine und die Jungen kicherten. Auch Tante Ifeoma lachte, wurde dann aber wieder ernst und sagte zu Papa-Nnukwu: »Jetzt ist es genug, mach den Mund zu und ruh dich aus. Wir sind bald da, und du brauchst deine ganze Energie, um den Kindern von den *mmuo* zu erzählen.«

»Papa-Nnukwu, sitzt du bequem?«, fragte Amaka und beugte sich zum Beifahrersitz nach vorne. »Möchtest du, dass ich deinen Sitz verstelle, damit du mehr Platz hast?«

»Nein, ich sitze gut. Ich bin jetzt ein alter Mann und nicht mehr so groß. In der Blüte meiner Jahre hätte ich nicht in dieses Auto gepasst. Damals konnte ich *icheku* vom Baum pflücken, wenn ich nur die Hand ausstreckte; klettern musste ich nie.«

»Natürlich«, sagte Tante Ifeoma und lachte. »Und konntest du nicht sogar den Himmel berühren, wenn du die Hand ausstrecktest?«

Sie lachte so fröhlich, so oft. Und das taten sie alle, sogar der kleine Chima.

Als wir nach Ezi Icheke kamen, standen die Autos an der Straße fast Stoßstange an Stoßstange. Die Menschenmenge, die sich um die Autos drängte, war so dicht, dass es kaum Platz zwischen den Menschen gab und sie sich miteinander vermischten, Wickeltücher mit T-Shirts, Hosen mit Röcken, Kleider mit Hemden. Schließlich fand Tante Ifeoma eine Parklücke und quetschte den Kombi hinein. Die *mmuo* hatten mit ihrer Parade begonnen, und oft wartete eine lange Schlange von Autos, bis ein *mmuo* vorbeigegangen war, damit sie weiterfahren konnten. Fliegende Händler standen an jeder Ecke, mit *akara* und *suya* in Glaskästen und gebräunten Hühnerschenkeln, mit Tabletts voll geschälten Orangen und badewannengroßen Kühlboxen randvoll mit Walls-Bananeneis. Es war wie ein kraftvolles Gemälde, das zum Leben erweckt worden war. Noch nie hatte ich die Maskentänzer gesehen, hatte noch nie in einem Kombi am Straßenrand gesessen, inmitten von Tausenden von Leuten, die auch gekommen waren, um sie zu sehen. Papa hatte uns einmal, vor einigen Jahren, an den Zuschauermengen vorbeigefahren und dabei irgendetwas über unwissende Menschen gemurmelt, die an dem Ritual heidnischer Maskeraden teilnähmen. Er sagte, die Geschichten um die *mmuo*, wonach sie Geister seien, die aus Ameisenlöchern krochen, Stühle zum Laufen brachten und Körbe zu Behältern machten, aus denen das Wasser nicht herauslief, seien nichts anderes als abergläubischer Mumpitz. *Abergläubischer Mumpitz.* So wie Papa es gesagt hatte, klang es gefährlich.

»Schaut euch das an«, sagte Papa-Nnukwu. »Das ist ein weiblicher Geist, und die weiblichen *mmuo* sind harmlos. Sie halten heim Festival immer Abstand zu den großen.« Der *mmuo*, auf den er zeigte, war klein; sein holzgeschnitztes Gesicht hatte eckige, hübsche Züge und rot gefärbte Lippen.

Er blieb oft stehen, um zu tanzen, und machte dabei so heftige schlängelnde Bewegungen, dass die Kette aus künstlichen Perlen um seine Taille wellenförmig in alle Richtungen schwang. Die Menschen in der Nähe feuerten ihn lauthals an, und manche von ihnen warfen dem Geist Geld zu. Kleine Jungen – das Gefolge der *mmuo*, das auf metallenen *ogene* und hölzernen *ichaka* Musik machte – hoben die zerknitterten Nairascheine auf. Wir waren fast daran vorbei, als Papa-Nnukwu rief: »Schaut weg! Frauen dürfen das nicht ansehen!«

Der *mmuo*, den unser Großvater meinte, war auf

dem Weg die Straße hinunter und wurde von ein paar älteren Männern begleitet, die eine schrille Glocke läuteten. Seine Maske war ein täuschend echter, grinsender Totenschädel mit tiefen Augenhöhlen. Eine zappelnde Schildkröte war an seiner Stirn befestigt. Eine Schlange und drei tote Hühner hingen an seinem mit Gras bedeckten Körper und baumelten bei jedem Schritt des *mmuo* hin und her. Die Menge an der Straße wich ängstlich und hastig vor ihm zurück. Ein paar Frauen drehten sich um und flüchteten auf nahe gelegene Gehöfte.

Tante Ifeoma schaute amüsiert drein, aber sie wandte das Gesicht ab. »Schaut nicht hin, Mädchen. Haltet euren Großvater bei Laune!«, sagte sie auf Englisch. Amaka hatte schon weggeschaut, und auch ich wandte den Kopf ab, zu der Menschenmenge, die sich um das Auto drängte. Es war Sünde, sich den Gesetzen einer heidnischen Maskerade zu unterwerfen. Aber zumindest hatte ich einen kurzen Blick darauf geworfen, was im engeren Sinne vielleicht doch nicht bedeutete, dass ich mich den Gesetzen gebeugt hatte.

»Das ist unser *agwonatumbe*«, sagte Papa-Nnukwu stolz, nachdem der *mmuo* vorbeigegangen war. »Er ist hierzulande der machtvollste *mmuo*, und all die Nachbarortschaften fürchten Aba seinetwegen. Letztes Jahr beim Aro-Fest hob der *agwonatumbe* nur einen Stab, und alle anderen *mmuo* nahmen die

Beine in die Hand und rannten weg! Sie haben nicht mal abgewartet, was geschah!«

»Schaut!« Obiora zeigte auf einen anderen *mmuo*, der die Straße hinunterging. Er sah aus wie ein schwebendes, flaches weißes Tuch und war größer als der riesige Avocadobaum in unserem Garten in Enugu. Papa-Nnukwu grunzte, als der *mmuo* vorbeiging. Er war ein unheimlicher Anblick, und in diesem Moment dachte ich an laufende Stühle, daran, wie ihre vier Beine aneinanderschlugen, an Wasser, das nicht aus einem Korb herausfloss, und an menschliche Gestalten, die aus Ameisenlöchern herauskrabbelten.

»Wie machen sie das bloß, Papa-Nnukwu? Wie kommen die Leute da bloß rein?«, fragte Jaja.

»Scht! Das sind *mmuo*, Geister! Sprich nicht wie ein Weib!«, gab Papa-Nnukwu barsch zurück und schaute Jaja finster an.

Tante Ifeoma lachte und sagte auf Englisch: »Jaja, man soll nicht sagen, dass da drinnen Menschen stecken. Wusstest du das nicht?«

»Nein«, sagte Jaja.

Ich schaute Jaja an und fragte mich, ob sein verdunkelter Blick damit zu tun hatte, dass er sich schämte. Plötzlich wünschte ich mir für ihn, er hätte die *ima mmuo* mitgemacht, die Initiation in die Geisterwelt. Ich wusste nur sehr wenig darüber; Frauen sollten überhaupt nichts davon wissen, da diese Zeremonie der erste Schritt zum Übergang in das Mannesalter war. Jaja hatte mir jedoch einmal erzählt, er habe gehört, dass Jungen gepeitscht würden und in Anwesenheit einer spottenden Menge baden müssten. Papa hatte nur ein einziges Mal über *ima mmuo* gesprochen, und da hatte er gesagt, die Christen, die ihre Söhne an der Zeremonie teilnehmen ließen, seien verwirrt und würden im Höllenfeuer enden.

Bald darauf verließen wir Ezi Icheke. Als Erstes setzte Tante Ifeoma einen schläfrig aussehenden Papa-Nnukwu ab; sein heiles Auge war halb geschlossen, während das erblindende offen stand; der Film auf dem Augapfel sah dicker aus als sonst, wie Kondensmilch. Als Tante Ifeoma vor unserem Grundstück anhielt, fragte sie ihre Kinder, ob sie noch mit hineinkommen wollten, um sich das Haus anzusehen, aber Amaka sagte in einer so lauten Stimme nein, als wollte sie ihre Brüder dazu bringen, dasselbe zu sagen. Tante Ifeoma brachte uns hinein, winkte Papa zu, der mitten in einem Treffen war, und umarmte Jaja und mich auf ihre herzliche Art, bevor sie ging.

In jener Nacht träumte ich, dass ich lachte, aber es klang nicht wie mein eigenes Lachen, obwohl ich mir nicht sicher war, wie mein eigenes Lachen überhaupt klang. Es war ein gackerndes, kehliges, begeistertes Lachen – genau wie das von Tante Ifeoma.

Papa fuhr uns zur Weihnachtsmesse in St. Paul. Als wir auf das weitläufige Kirchengelände einbogen, wollten Tante Ifeoma und ihre Kinder gerade in ihren Kombi steigen. Sie warteten, bis Papa den Mercedes anhielt, und kamen dann herüber, um uns zu begrüßen. Tante Ifeoma sagte, sie seien in der Frühmesse gewesen und würden uns dann zur Mittagszeit treffen. Sie sah größer und sogar noch furchtloser aus und hatte ein rosarotes Wickeltuch und Schuhe mit hohen Absätzen an. Amaka trug denselben hellroten Lippenstift wie ihre Mutter; damit sahen ihre Zähne noch weißer aus, als sie lächelte und sagte: »Frohe Weihnachten!«

Obwohl ich versuchte, mich auf die Messe zu konzentrieren, ging mir Amakas Lippenstift nicht aus dem Sinn; immer wieder fragte ich mich, wie es wohl war, sich Farbe auf die Lippen zu streichen. Es war umso schwieriger, in Gedanken bei der Messe zu sein, weil der Priester, der nur Igbo sprach, während der Predigt nicht über das Evangelium redete. Stattdessen sprach er über Zink und Zement. »Glaubt ihr denn, ich hätte das Geld für den Zink in die eigene Tasche gesteckt, *okwia*?«, rief er gestikulierend und zeigte vorwurfsvoll auf die Gemeinde. »Wie viele von euch haben überhaupt für diese Kirche gespendet, *gbo*? Wie können wir das Haus bauen, wenn ihr nichts spendet? Glaubt ihr, Zink und Zement kosten nur zehn *kobo*?«

Papa wünschte sich, der Priester hätte über etwas anderes gesprochen, über die Geburt in der Krippe, über die Hirten und den Stern von Bethlehem; das sah ich an der Art, wie Papa sein Messbuch ganz fest in der Hand hielt und wie er in der Kirchenbank unruhig hin und her rutschte. Wir saßen in der ersten Reihe. Eine Platzanweiserin, die ein Bildnis der Gesegneten Jungfrau Maria auf ihrem weißen Baumwollkleid trug, war rasch zu uns getreten und hatte Papa in lautem, drängendem Flüsterton mitgeteilt, dass die vordere Reihe für wichtige Leute reserviert sei; Häuptling Umeadi, der einzige Mann in Aba, dessen Haus größer war als unseres, saß zu unserer Linken, und seine Königliche Hoheit, der *igwe*, zu unserer Rechten. Während des Friedensgrußes beugte sich der *igwe* herüber, um Papas Hand zu schütteln, und er sagte: »*Nno nu*, ich komme später vorbei, dann können wir uns ordentlich begrüßen.«

Nach der Messe begleiteten wir Papa zu einer Benefizveranstaltung in der Mehrzweckhalle neben dem Kirchengebäude. Es ging um das neue Haus des Priesters. Eine Platzanweiserin, die einen Schal fest um ihre Stirn gebunden hatte, verteilte Informationsblättchen mit dem Bild des alten Hauses des Priesters, auf dem unsichere Pfeile auf die Stellen zeigten, wo das Dach leckte oder wo Termiten die Türrahmen aufgefressen hatten. Papa schrieb einen Scheck und reichte ihn der Platzanweiserin, sagte aber, er wolle keine Rede halten. Als der Zeremonienmeister die Summe verkündete, stand der Priester auf und begann zu tanzen, schwenkte seinen Hintern hierhin und dorthin, und die Gemeinde erhob sich von ihren Plätzen und jubelte so laut, dass es klang wie Donnergrollen am Ende der Regenzeit.

»Lasst uns gehen«, sagte Papa, als der Zeremonienmeister endlich Anstalten machte, eine weitere Spende zu verkünden. Auf dem Weg aus der Halle ging er uns voraus, lächelnd und den vielen Händen zuwinkend, die versuchten, sein weißes langes Hemd zu berühren, als könnte allein diese Berührung sie von einer Krankheit heilen.

Als wir nach Hause kamen, waren bereits alle Couchen und Sofas im Wohnzimmer besetzt; einige Leute hockten sogar auf den Beistelltischchen. Alle Frauen und Männer erhoben sich, als Papa hereinkam, und riefen rhythmisch: »*Omelora!*« Papa machte die Runde, schüttelte Hände, umarmte und sagte: »Frohe Weihnachten!« und »Gott segne dich!« Jemand hatte die Tür, die zum Hinterhof führte, offen gelassen, und der blaugraue Rauch von den Feuerstellen, der schwer im Wohnzimmer hing, ließ die Gesichtszüge der Gäste verschwimmen. Ich konnte die Stimmen der Frauen unserer *umunna* hören, die im Hof schnatterten, während sie Suppe und Eintopf aus den riesigen Töpfen auf dem Feuer in kleine Schalen füllten, die unter den Leuten verteilt werden sollten.

»Kommt mit und begrüßt die Frauen der *umunna*!«, sagte Mama zu Jaja und mir.

Wir folgten ihr hinaus in den Hof. Die Frauen klatschten und johlten, als Jaja und ich *»Nno nu«* sagten. Willkommen.

Sie sahen alle gleich aus in ihren schlecht sitzenden Blusen, ihren ausgewaschenen Wickeltüchern und den Schals, die sie sich um die Köpfe gebunden hatten. Alle trugen dasselbe breite Lächeln zur Schau, dieselben mit Kreide geweißten Zähne, dieselbe sonnenvertrocknete Haut, die die Farbe und Beschaffenheit von Erdnussschalen hatte.

»*Nekene*, seht euch den Jungen an, der die Reichtümer seines Vaters erben wird!«, sagte eine Frau und johlte noch lauter. Dabei formte sie ihren Mund zu einem schmalen Tunnel.

»Wenn wir nicht dasselbe Blut in unseren Adern hätten, würde ich dir meine Tochter verkaufen«, sagte eine andere zu Jaja. Sie hockte am Feuer und legte Brennholz unter die dreibeinige Feuerstelle. Die anderen lachten.

»Das Mädchen ist eine reife *agbogho*! Schon bald

wird ein starker junger Mann uns Palmwein bringen!«, sagte eine andere. Ihr schmutziges Wickeltuch war nicht richtig verknotet, und ein Ende schleifte über den Boden, als sie, ein Tablett voll gebratener Rindfleischstücke auf der Schulter, vorbeiging.

»Geht hoch und zieht euch um«, sagte Mama, die Jaja und mich um die Schultern gefasst hatte. »Eure Tante und die Kinder werden bald hier sein.«

Im oberen Stock hatte Sisi acht Gedecke auf den Esstisch gelegt, große, karamellfarbene Teller mit passenden Stoffservietten, die akkurat gebügelt und in steife Dreiecke gefaltet waren. Tante Ifeoma und ihre Kinder trafen ein, als ich noch dabei war, meine Kirchenkleider auszuziehen. Ich hörte ihr lautes Lachen, das eine Weile im Haus widerhallte. Erst als ich ins Wohnzimmer kam, merkte ich, dass es das Lachen meiner Cousins und meiner Cousine war, das dem ihrer Mutter sehr ähnlich war. Mama saß auf der Couch neben Tante Ifeoma, die immer noch das rosafarbene, dicht mit Münzen bestickte Wickeltuch aus der Kirche trug. Jaja sprach in der Nähe der Etagere mit Amaka und Obiora. Als ich zu ihnen hinüberging, versuchte ich mein Atmen unter Kontrolle zu bringen, damit ich nicht stotterte.

»Das ist eine Stereoanlage, oder? Warum spielt ihr keine Musik? Oder langweilt euch die Stereoanlage auch?«, fragte Amaka und ließ ihre sanften Augen blitzschnell von Jaja zu mir wandern.

»Ja, es ist eine Stereoanlage«, sagte Jaja. Er sagte nicht, dass wir sie nie benutzten, dass wir nicht einmal daran dachten und dass das Einzige, was wir hörten, die Nachrichten auf Papas Radio waren, während der Familienzeit. Amaka ging hinüber und zog die Schublade mit den Langspielplatten heraus. Obiora folgte ihr.

»Kein Wunder, dass ihr nichts auf eurer Stereoanlage spielt, das ist alles dermaßen öde!«, sagte sie.

»So schlimm ist es auch wieder nicht«, sagte Obiora und blätterte durch die Schallplatten. Er hatte die Angewohnheit, seine dicke Brille immer hoch auf den Nasenrücken zu schieben. Schließlich legte er eine Platte auf, einen irischen Kirchenchor, der »Herbei, o ihr Gläubigen« sang. Obiora schien von dem Plattenspieler fasziniert zu sein und blieb bei dem Gerät stehen, während die Platte spielte, als könnte er nur durch genaues Zusehen die Geheimnisse seines chromblitzenden Inneren entschlüsseln.

Chima kam ins Zimmer. »Das Klo hier ist so toll, Mommy«, sagte er. »Da gibt's ganz große Spiegel und Cremes in Glasflaschen.«

»Ich hoffe, du hast nichts kaputtgemacht«, sagte Tante Ifeoma.

»Nein, habe ich nicht«, sagte Chima. »Können wir den Fernseher einschalten?«

»Nein«, sagte Tante Ifeoma. »Euer Onkel Eugene kommt bald hoch, und dann essen wir zu Mittag.«

Sisi kam herein, eingehüllt in den Duft nach Essen und Gewürzen, um Mama zu sagen, der *igwe* sei eingetroffen und dass Papa wünsche, wir sollten alle herunterkommen und ihn begrüßen. Mama stand auf, brachte ihr Wickeltuch in Ordnung und wartete dann auf Tante Ifeoma, die vorausgehen sollte.

»Ich dachte, der *igwe* soll in seinem Palast bleiben und selber Gäste empfangen. Ich wusste nicht, dass er andere Leute zu Hause besucht«, sagte Amaka, als wir die Treppe hinuntergingen. »Ich vermute, es ist deshalb, weil dein Vater ein bedeutender Mann ist.«

Ich wünschte, sie hätte »Onkel Eugene« anstelle von »dein Vater« gesagt. Sie würdigte mich keines Blickes, als sie sprach. Wenn ich sie anschaute, kam ich mir vor wie jemand, der hilflos dabei zusieht, wie ihm kostbarer flachsgelber Sand durch die Finger rinnt.

Der Palast des *igwe* war nur wenige Minuten von unserem Haus entfernt. Vor ein paar Jahren hatten wir ihn einmal besucht. Allerdings hatten wir das nie wieder getan, weil Papa sagte, der *igwe* sei zwar bekehrt worden, lasse es aber immer noch zu, dass seine heidnischen Verwandten in seinem Palast Opferzeremonien veranstalteten. Mama hatte ihn auf die traditionelle Weise begrüßt, die von Frauen erwartet wurde: Sie verbeugte sich tief und bot ihm ihren Rücken dar, damit er ihn mit seinem Fächer, der aus dem weichen, strohfarbenen Schweif eines Tieres gemacht war, berühren konnte. Als wir an diesem

Abend nach Hause gekommen waren, hatte Papa zu Mama gesagt, ihr Verhalten sei Sünde gewesen. Vor einem anderen menschlichen Wesen verbeuge man sich nicht, und es sei eine gottlose Tradition, sich vor einem *igwe* zu verbeugen. Als wir dann ein paar Tage später den Bischof in Awka besucht hatten, war ich folglich nicht niedergekniet, um seinen Ring zu küssen. Ich wollte Papa stolz machen. Hinterher im Auto hatte Papa mich am Ohr gezogen und sagte, ich hätte wohl nicht die Fähigkeit, zu unterscheiden: Der Bischof sei ein Mann Gottes, der *igwe* jedoch nur ein traditioneller Herrscher.

»Guten Tag, Sir, *nno*«, sagte ich zu dem *igwe*, als wir unten ankamen. Die Härchen, die aus seiner breiten Nase lugten, zitterten, als er mir zulächelte und sagte: »Unsere Tochter, *kedu*?«

Eines der kleineren Wohnzimmer war für ihn, seine Frau und vier Assistenten geräumt worden, von denen ihm einer mit einem vergoldeten Fächer Luft zuwedelte, obwohl die Klimaanlage an war. Ein anderer fächelte seine Gemahlin, eine Frau mit gelblicher Haut, die über und über mit Schmuck behängt war, Ketten mit goldenen Anhängern, Perlen und Korallen. Der Schal, den sie um ihren Kopf gewunden hatte, öffnete sich vorne wie ein Bananenblatt und ragte so hoch auf ihrem Kopf auf, dass ich mir vorstellen konnte, jemand, der in der Kirche hinter ihr saß, müsste aufstehen, um den Altar sehen zu können.

Ich beobachtete, wie Tante Ifeoma auf ein Knie sank und in der erhobenen Stimme, mit der man respektvoll grüßt, »*Igwe!*«, sagte und wie er mit dem Fächer ihren Rücken tätschelte. Die goldenen Münzen, mit denen seine Tunika bestickt war, glitzerten im nachmittäglichen Sonnenlicht. Amaka verbeugte sich tief vor ihm. Mama, Jaja und Obiora schüttelten ihm die Hand, indem sie sie respektvoll mit ihren beiden Händen umschlossen. Ich stand ein wenig länger an der Tür, damit Papa auch sah, dass ich mich vor dem *igwe* nicht verbeugte.

Wieder oben im ersten Stock, begaben sich Mama und Tante Ifeoma in Mamas Zimmer. Chima und Obiora streckten sich auf dem Teppich aus und spielten mit den *whot*-Karten, die Obiora in seinen Hosentaschen entdeckt hatte. Amaka wollte ein Buch sehen, von dem Jaja ihr erzählt hatte, und sie gingen in Jajas Zimmer. Ich saß auf dem Sofa und schaute meinen Cousins beim Kartenspielen zu. Ich verstand weder die Regeln des Spiels noch den Grund dafür, dass manchmal einer von ihnen lauthals »Esel!« schrie und in Gelächter ausbrach. Der Plattenspieler war ausgegangen. Ich stand auf und ging auf den Flur. Vor Mamas Schlafzimmer blieb ich stehen. Eigentlich wollte ich hineingehen und mich zu Mama und Tante Ifeoma setzen, aber stattdessen stand ich ganz still da und lauschte. Mama flüsterte; ich konnte sie kaum verstehen, als sie sagte: »Überall in der Fabrik liegen volle Gaspatronen herum.« Offenbar versuchte sie, Tante Ifeoma dazu zu überreden, dass sie Papa darum bat.

Auch Tante Ifeoma flüsterte, aber ich hörte sie gut. Selbst ihr Flüstern war so wie sie selbst – groß, sprühend, furchtlos, laut, überdimensional. »Hast du vergessen, dass Eugene mir angeboten hat, mir ein Auto zu kaufen, sogar noch bevor Ifediora starb? Aber zuerst sollten wir dem Malteserorden beitreten. Er wollte, dass ich Amaka auf eine Klosterschule schicke. Er wollte sogar, dass ich aufhöre, Make-up zu tragen! Ja, ich will ein neues Auto, *nwunye m*, und ich will auch meinen Gaskocher wieder benutzen können, und ich will eine neue Gefriertruhe, und ich will Geld, damit ich nicht noch einmal die Säume von Chimas Hosen auftrennen muss, wenn er herauswächst. Aber ich werde nicht meinen Bruder bitten, sich vornüberzubeugen, damit ich ihm in den Arsch kriechen kann, um all diese Sachen zu kriegen.«

»Ifeoma, wenn du …« Mamas leise Stimme war nicht mehr zu hören.

»Weißt du, warum Eugene nicht mit Ifediora zurechtgekommen ist?« Das war wieder Tante Ifeomas Flüstern, nur heftiger, lauter. »Weil Ifediora ihm ins Gesicht gesagt hat, was er dachte. Ifediora hatte keine Angst, die Wahrheit zu sagen. Aber du weißt ja, wie Eugene die Wahrheiten bekämpft, die ihm nicht gefallen. Unser Vater stirbt, hörst du mich? Er stirbt. Er ist ein alter Mann, und wie viel Zeit bleibt ihm noch, *gbo*? Und trotzdem will ihn Eugene nicht in seinem Haus haben, will ihm noch nicht einmal guten Tag sagen. *O joka!* Eugene hat schon lange damit aufgehört, Gottes Werk auf Erden zu tun. Gott ist groß genug, sein Werk selber zu verrichten. Wenn Gott unseren Vater richten will, weil er sich dazu entschlossen hat, dem Weg unserer Ahnen zu folgen, dann soll Gott das tun, nicht Eugene.«

Ich hörte das Wort *umunna*. Tante Ifeoma lachte ihr kehliges Lachen, bevor sie antwortete. »Du weißt, dass die Mitglieder unserer *umunna*, eigentlich jeder in Aba, Eugene nur das sagen werden, was er hören will. Und sind unsere Leute nicht vernünftig, wenn sie das tun? Zwickt man etwa den Finger der Hand, die einen füttert?«

Ich hatte nicht gehört, dass Amaka aus Jajas Zimmer gekommen und hinter mich getreten war, vielleicht weil der Flur so riesig war. Sie stand so nahe, dass ihr Atem meinen Nacken streifte, als sie sagte: »Was machst du da?«

Ich zuckte zusammen. »Nichts.«

Sie sah mich sonderbar an, direkt ins Gesicht. »Dein Vater ist zum Mittagessen hochgekommen«, sagte sie schließlich.

Papa sah zu, wie wir alle an dem Tisch Platz nahmen, und begann dann das Dankgebet zu sprechen. Es dauerte ein wenig länger als sonst, mehr als zwanzig Minuten, und als er schließlich sagte: »Durch Christus, unseren Herrn«, rief Tante Ifeoma so laut »Amen!«, dass man sie unter allen Stimmen heraushören konnte.

»Wolltest du, dass der Reis kalt wird, Eugene?«, murmelte sie. Papa faltete seelenruhig seine Serviette auseinander, als hätte er sie nicht gehört.

Die Geräusche von Gabeln, die auf Teller trafen, und von Vorlegelöffeln, die über Platten kratzten, erfüllten den Raum. Sisi hatte die Vorhänge zugezogen und den Kronleuchter eingeschaltet, obwohl es erst Nachmittag war. In dem gelben Licht schienen Obioras Augen einen anderen Ton anzunehmen, ein tiefes Gold, wie das von besonders süßem Honig. Die Klimaanlage lief, aber mir war heiß.

Amaka häufte sich fast alles auf einmal auf den Teller – Jollof-Reis, *fufu* und zwei verschiedene Soßen, gebratenes Huhn und Rindfleisch, Salat und Creme –, wie jemand, der lange Zeit nichts mehr zu essen bekommen würde. Salatstreifen hingen von ihrem Teller auf die Tischdecke.

»Esst ihr Reis immer mit Messer und Gabel und mit Servietten dazu?«, fragte sie und sah mich von der Seite an.

Ich nickte und hielt die Augen auf meinen Jollof-Reis gerichtet. Ich wünschte, Amaka hätte leiser gesprochen. An eine solche Unterhaltung bei Tisch war ich nicht gewöhnt.

»Eugene, du musst die Kinder einmal zu Besuch zu uns nach Nsukka kommen lassen«, sagte Tante Ifeoma. »Wir haben zwar kein hochherrschaftliches Haus, aber wenigstens könnten sie ihre nächsten Verwandten besser kennenlernen.«

»Die Kinder sind nicht gerne von zu Hause weg«, sagte Papa.

»Ja, weil sie nie von zu Hause weg waren. Ich bin mir sicher, dass sie Nsukka gerne sehen würden. Jaja und Kambili, was sagt ihr?«

Ich murmelte etwas in meinen Teller und fing an zu husten, als wären richtige, vernünftige Wörter aus meinem Mund gekommen, wenn ich nicht gehustet hätte.

»Wenn Papa sagt, dass es in Ordnung ist«, antwortete Jaja. Papa lächelte Jaja zu, und ich wünschte, ich hätte Jajas Antwort gegeben.

»Vielleicht das nächste Mal, wenn sie wieder Ferien haben«, sagte Papa entschlossen. Offenbar erwartete er von Tante Ifeoma, dass sie es dabei bewenden lassen würde.

»Eugene, *biko*, lass doch die Kinder eine Woche mit zu uns kommen. Vor Ende Januar fängt die Schule nicht an. Dein Fahrer könnte sie nach Nsukka bringen.«

»*Ngwanu*, wir werden sehen«, sagte Papa. Zum ersten Mal sprach er Igbo. Er blickte so finster, als wären seine Augenbrauen zusammengewachsen.

»Ifeoma sagt, sie hätten gerade einen Streik abgeblasen«, sagte Mama.

»Stehen die Dinge denn etwas besser in Nsukka?«, fragte Papa, nun wieder auf Englisch. »Die Universität ist doch heutzutage nur noch ein Abklatsch früherer, glorreicher Tage.«

Tante Ifeoma kniff die Augen zusammen. »Hast du jemals das Telefon in die Hand genommen und mir diese Frage gestellt, hm, Eugene? Oder werden dir die Hände abfallen, bevor du ein Telefon in die Hand nimmst und deine Schwester anrufst, *gbo*?« Ihre Worte auf Igbo hatten einen neckischen Klang, aber bei dem stählernen Ton, in dem sie es sagte, hatte ich plötzlich einen Kloß im Hals.

»Ich habe dich angerufen, Ifeoma.«

»Wie lange ist das her? Ich frage dich – wie lange ist das her?« Tante Ifeoma legte ihre Gabel hin. Einen angespannten Moment lang saß sie still da, so still wie Papa, so still, wie wir alle waren. Schließlich räusperte sich Mama und fragte Papa, ob die Flasche mit Saft leer sei.

»Ja«, sagte Papa. »Bitte dieses Mädchen, noch Saft zu bringen.«

Mama stand auf, um Sisi zu rufen. Die länglichen Flaschen, die Sisi brachte, sahen aus, als enthielten sie eine exquisite Flüssigkeit; sie hatten die zarten Rundungen einer schlanken, wohlgeformten Frau. Papa schenkte jedem ein und brachte einen Toast aus. »Auf den Geist der Weihnacht und zum Ruhme Gottes.«

Wir wiederholten den Trinkspruch im Chor. Obiora hob die Stimme am Schluss, und es klang wie eine Frage: »Zum Ruhme Gottes?«

»Und auf uns und den Geist der Familie«, fügte Tante Ifeoma hinzu, bevor sie trank.

»Wird der in deiner Fabrik hergestellt, Onkel Eugene?«, fragte Amaka und kniff die Augen zusammen, um zu lesen, was auf der Flasche stand.

»Ja«, antwortete Papa.

»Er ist ein bisschen zu süß. Er wäre leckerer, wenn ihr etwas weniger Zucker reintun würdet.« Amakas Ton war so höflich und normal wie bei jeder Unterhaltung mit einer älteren Person. Ich war nicht sicher, ob Papa nickte oder ob nur sein Kopf beim Kauen wackelte. Wieder war da dieser Kloß in meinem Hals, und ich hatte das Gefühl, meinen Reis nicht hinunterschlucken zu können. Als ich nach meinem Glas griff, stieß ich es versehentlich um, und der blutrote Saft ergoss sich über das Tischtuch aus weißer Spitze. Mama legte hastig eine Serviette über den Fleck, und als sie die rotbefleckte Serviette hochhielt, dachte ich wieder an ihr Blut auf der Treppe.

»Hast du schon von Aokpe gehört, Onkel Eugene?«, fragte Amaka. »Es ist ein kleines Dorf in Benue. Die Heilige Jungfrau erscheint dort.«

Ich fragte mich, wie Amaka das machte, dass sie

einfach den Mund aufmachte und die Wörter herausfließen ließ.

Papa war eine Weile mit Kauen und Schlucken beschäftigt, bevor er erwiderte: »Ja, ich habe davon gehört.«

»Ich möchte mit den Kindern eine Pilgerfahrt dorthin unternehmen«, sagte Tante Ifeoma. »Vielleicht können Kambili und Jaja mitkommen.«

Amaka blickte überrascht auf. Sie wollte etwas sagen, hielt dann aber inne.

»Nun, die Kirche hat die Echtheit der Erscheinungen noch nicht bestätigt«, sagte Papa und blickte nachdenklich auf seinen Teller.

»Du weißt, dass wir alle längst tot sein werden, bevor die Kirche offiziell von Aokpe spricht«, sagte Tante Ifeoma. »Selbst wenn die Kirche sagt, dass es nicht echt ist – es geht doch um den Grund der Pilgerfahrt. Und wir tun es aus unserem Glauben heraus.«

Papa wirkte unerwartet angetan von dem, was Tante Ifeoma gesagt hatte. Er nickte langsam. »Wann wollt ihr fahren?«

»Irgendwann im Januar, bevor die Kinder wieder in die Schule müssen.«

»Na gut. Wenn wir zurück in Enugu sind, rufe ich dich an, und dann machen wir etwas aus. Jaja und Kambili können ein oder zwei Tage mitfahren.«

»Eine Woche, Eugene, sie werden eine Woche bleiben. Ich habe in meinem Haus keine Ungeheuer, die

Kindern den Kopf abreißen!« Tante Ifeoma lachte, und auch ihre Kinder fielen in dieses kehlige Lachen mit ein. Ihre Zähne blitzten wie das Innere eines geknackten Palmkerns. Nur Amaka lachte nicht.

Der nächste Tag war ein Sonntag. Uns kam er nicht wie ein Sonntag vor, vielleicht weil wir erst am Weihnachtstag in der Kirche gewesen waren. Mama kam in mein Zimmer, rüttelte mich sanft, umarmte mich, und ich roch ihr nach Minze duftendes Deodorant.

»Hast du gut geschlafen? Wir gehen heute in eine frühere Messe, weil dein Vater direkt danach eine Besprechung hat. *Kunie*, geh ins Badezimmer, es ist schon nach sieben.«

Ich gähnte und setzte mich auf. Auf meinem Bett war ein roter Fleck, so groß wie ein aufgeschlagenes Notizbuch.

»Deine Periode«, sagte Mama. »Hast du Binden dabei?«

»Ja.«

Unter der Dusche ließ ich nur schnell etwas Wasser über meinen Körper laufen, damit ich mich nicht verspätete. Ich suchte mir ein blau-weißes Kleid heraus und band mir einen blauen Schal um den Kopf, verknotete ihn zweimal in meinem Nacken und schob dann die Enden meiner Zöpfchen darunter. Einmal hatte Papa mich stolz umarmt und mich auf die Stirn geküsst, weil Pater Benedict ihm gesagt hatte, mein

Haar sei in der Messe immer so ordentlich bedeckt, ich sei nicht wie die anderen jungen Mädchen, die in der Kirche immer etwas von ihrem Haar hervorblitzen ließen, als wüssten sie nicht, dass es gottlos ist, in der Kirche sein Haar zu zeigen.

Jaja und Mama waren bereits angezogen und warteten in dem Wohnzimmer im ersten Stock, als ich herauskam. Krämpfe durchzuckten meinen Körper. Ich stellte mir jemanden mit einem scharfen Gebiss vor, der seine Zähne immer wieder in die Wände meines Unterleibes schlug und dann losließ. »Hast du Panadol, Mama?«

»Krämpfe, *abia*?«

»Ja. Mein Magen ist auch so leer.«

Mama schaute auf die Wanduhr, ein Geschenk von einer Wohltätigkeitsveranstaltung, bei der Papa gespendet hatte, oval geformt und reich verziert mit seinem Namen in goldenen Lettern. Es war 7 Uhr 37. Das Fastengebot der Eucharistie besagte, dass die Gläubigen eine Stunde vor der Messe keine feste Nahrung mehr zu sich nehmen dürfen. Wir brachen niemals das Fastengebot der Eucharistie; obwohl der Frühstückstisch bereits mit Teetassen und Müslischalen gedeckt war, würden wir nicht essen, bevor wir nach Hause kamen.

»Iss schnell ein paar Cornflakes«, sagte Mama, fast flüsternd. »Du musst etwas im Magen haben, bevor du Panadol einnimmst.«

Jaja schüttete die Getreideflocken aus dem Karton, der auf dem Tisch stand, in die Schüssel, löffelte Milchpulver und Zucker darüber und fügte Wasser hinzu. Die Glasschüssel war durchsichtig, und ich konnte die kalkigen Klumpen auf ihrem Boden sehen, wo sich das Milchpulver noch nicht ganz mit dem Wasser vermischt hatte.

»Papa hat Besuch, wir werden ihn hören, wenn er heraufkommt«, sagte Jaja.

Ich begann, im Stehen die Getreideflocken herunterzuschlingen. Mama gab mir die Panadol-Tabletten; sie waren noch in Silberfolie eingeschweißt, die zerknitterte, als ich sie aufriss. Jaja hatte mir nicht viele Cornflakes in die Schüssel geschüttet, und ich war fast mit dem Essen fertig, als Papa hereinkam.

Papas weißes, perfekt maßgeschneidertes Hemd konnte die Fleischmasse seines Bauches nur schlecht kaschieren. Während er die Glasschüssel mit Cornflakes in meiner Hand anstarrte, blickte ich auf die paar aufgeweichten Flocken hinab, die noch in der klumpigen Milch schwammen, und fragte mich, wie er so lautlos die Treppe heraufgekommen war.

»Was machst du da, Kambili?«

Ich schluckte schwer. »Ich … ich …«

»Du isst zehn Minuten vor der Messe? Zehn Minuten vor der Messe?«

»Sie hat ihre Periode bekommen und hat Krämpfe –«, sagte Mama.

Jaja fiel ihr ins Wort. »Ich habe ihr gesagt, sie soll Cornflakes essen, bevor sie Panadol nimmt, Papa. Ich habe sie ihr gegeben.«

»Hat denn der Teufel euch allen befohlen, sein Werk für ihn zu verrichten?« Die Worte auf Igbo brachen aus Papa heraus. »Hat sich der Teufel schon ein Zelt in meinem Haus errichtet?« Er wandte sich Mama zu. »Und du sitzt hier und schaust zu, wie sie das Fastengebot der Eucharistie bricht, *maka nnidi*?«

Langsam öffnete er seinen Gürtel. Es war ein schwerer Gürtel aus mehrschichtigem braunen Leder, mit einer nüchternen, lederbezogenen Schnalle. Er landete zuerst auf Jaja, quer über seiner Schulter. Dann traf er Mamas Oberarm, der mit dem bauschigen, münzenbesetzten Ärmel ihrer Kirchenbluse bedeckt war, und sie hob die Hände. Ich stellte die Glasschale ab, als der Gürtel meinen Rücken traf. Manchmal sah ich den Fulani-Nomaden zu, wenn sie in ihren weißen Jellabas, die im Wind gegen ihre Beine schlugen, unter lautem Schnalzen ihre Kühe die Straßen von Enugu entlangtrieben, und jeder Hieb ihrer Gerten war schnell und präzise. Papa war wie ein Fulani-Nomade – obwohl er nicht den hageren, großen Körperwuchs dieses Volksstammes hatte –, als er seinen Gürtel auf Mama, Jaja und mich heruntersausen ließ und dabei murmelte, der Teufel würde nicht obsiegen. Wir bewegten uns kaum mehr als zwei Schritte von dem Ledergürtel weg, der durch die Luft pfiff.

Dann hielt der Gürtel inne, und Papa blickte auf den Lederriemen in seiner Hand. Sein Gesicht sank in sich zusammen; seine Augenlider fielen herab. »Warum geht ihr der Sünde entgegen?«, fragte er. »Warum gefällt sie euch, die Sünde?«

Mama nahm ihm den Gürtel ab und legte ihn auf den Tisch.

Papa drückte Jaja und mich an sich. »Hat der Gürtel euch verletzt? Ist eure Haut aufgeplatzt?«, fragte er und blickte prüfend in unsere Gesichter. Ich spürte einen pochenden Schmerz an meinem Rücken, aber ich sagte nein, ich sei nicht verletzt. Es war die Art, wie Papa den Kopf schüttelte, als er davon sprach, dass uns die Sünde gefalle; so als drücke etwas Schweres ihn nieder, eine Last, die er nicht abschütteln konnte.

Wir gingen zu der späteren Messe. Zuerst jedoch zogen wir uns um, auch Papa, und wuschen uns die Gesichter.

Direkt nach Neujahr reisten wir aus Aba ab. Die Frauen der *umunna* nahmen das übriggebliebene Essen mit, selbst den gekochten Reis und die Bohnen, von denen meine Mutter sagte, sie seien verdorben, und fielen auf den blanken Erdboden im Hinterhof auf die Knie, um Papa und Mama zu danken. Der Mann am Tor winkte mit beiden Händen über dem Kopf, als wir davonfuhren. Sein Name sei Haruna, hatte er Jaja und mir ein paar Tage zuvor gesagt und in seinem schweren Hausa-Akzent, der P und F miteinander verwechselte, hinzugefügt, dass unser Fafa der beste Mensch sei, den er je kennengelernt habe, der beste Chep, den er je gehabt habe. Ob wir wüssten, dass unser Fafa das Schulgeld für seine Kinder bezahle? Ob wir wüssten, dass unser Fafa seiner Frau geholfen hatte, den Botenjob im Büro der Stadtverwaltung zu bekommen? Und dass wir großes Glück hätten, einen solchen Fafa zu haben.

Papa begann mit dem Rosenkranz, als wir auf die Schnellstraße hinausfuhren. Wir waren noch keine halbe Stunde unterwegs, als wir in eine Verkehrskontrolle gerieten; alles staute sich, und eine ganze Reihe von Polizisten, viel mehr als üblich, winkte mit ihren Gewehren und leitete den Verkehr um. Die Autos, die in den Unfall verwickelt waren, sahen wir erst, als wir mitten im Stau standen. Ein Auto hatte an der Verkehrskontrolle angehalten, ein anderes war ihm voll hinten draufgefahren. Das zweite Auto war so zerknautscht, dass es nur noch halb so groß war wie ein normaler Wagen. Ein blutüberströmter Leichnam, ein Mann in Bluejeans, lag am Straßenrand.

»Seine Seele ruhe in Frieden«, sagte Papa und bekreuzigte sich.

»Schaut weg«, sagte Mama, an uns gerichtet.

Doch Jaja und ich schauten den Toten bereits an. Papa sprach über die Polizisten, dass sie die Straßenblockaden immer in bewaldeten Gebieten aufbauten, selbst wenn das für die Autofahrer gefährlich war, weil sie dann die Büsche benutzen konnten, um das Geld zu verstecken, das sie den Reisenden abknöpften. Doch ich hörte Papa gar nicht richtig zu. Ich dachte an den Mann in den Bluejeans, den toten Mann. Ich fragte mich, wo er wohl hingefahren war und was er dort gewollt hatte.

Zwei Tage später rief Papa Tante Ifeoma an. Vielleicht hätte er sie nicht angerufen, wenn wir an dem Tag nicht zur Beichte gegangen wären. Und vielleicht wären wir dann nie nach Nsukka gefahren, und alles wäre geblieben, wie es war.

Es war Epiphanias, ein strenger Fastentag, weshalb Papa nicht zur Arbeit ging. Wir gingen zur Morgenmesse, und obwohl wir Pater Benedict an Fastentagen normalerweise nicht besuchten, fuhren wir danach zu seinem Haus. Papa wollte, dass Pater Benedict uns die Beichte abnahm. In Aba waren wir nicht gegangen, weil Papa seine Beichte nicht auf Igbo ablegen wollte, und außerdem, sagte Papa, sei der Gemeindepriester in Aba nicht spirituell genug. Das sei das Problem mit unserem Volk, sagte Papa zu uns: dass wir die falschen Prioritäten setzten. Wir kümmerten uns viel zu sehr um riesige Kirchengebäude und machtvolle Statuen. Die Weißen würden das nie tun.

In Pater Benedicts Haus saßen Mama, Jaja und

ich im Wohnzimmer, lasen in den Zeitungen und Zeitschriften, die auf dem niedrigen, sargähnlichen Tisch ausgebreitet waren, als könnte man sie kaufen, während Papa im angrenzenden Arbeitszimmer mit Pater Benedict sprach. Dann kam Papa heraus und sagte uns, wir sollten uns auf die Beichte vorbereiten; er würde als Erster gehen. Obwohl Papa die Tür fest hinter sich schloss, hörten wir seine Stimme; die Worte schwollen zu einem endlosen Dröhnen an wie bei einem Auto, das auf Hochtouren läuft. Mama ging als Nächste, und die Tür blieb einen Spalt offen, aber ich konnte sie nicht hören. Jaja war am schnellsten fertig. Als er herauskam und sich dabei noch schnell bekreuzigte, als hätte er es eilig gehabt, das Zimmer zu verlassen, fragte ich ihn mit einem stummen Blick, ob er sich an die Lüge gegenüber Papa-Nnukwu erinnert hatte, und er nickte. Ich ging in das Zimmer, das gerade groß genug war, dass ein Schreibtisch und zwei Stühle darin Platz hatten, und drückte gegen die Tür, um sicherzugehen, dass sie richtig zu war.

»Segnen Sie mich, Vater, denn ich habe gesündigt«, sagte ich und nahm ganz vorne auf der Kante des Stuhles Platz. Ich sehnte mich nach einem Beichtstuhl, nach der Sicherheit dieses hölzernes Kastens und des grünen Vorhangs, der Priester und Beichtenden voneinander trennt. Ich wünschte, ich könnte niederknien und mein Gesicht hinter einem der Aktenordner auf Pater Benedicts Schreibtisch verstecken. Bei einer Beichte von Angesicht zu Angesicht dachte ich immer, der Jüngste Tag sei bereits gekommen, und fühlte mich überrumpelt.

»Ja, Kambili«, sagte Pater Benedict. Er saß aufrecht auf seinem Stuhl und nestelte an der purpurroten Stola, die über seinen Schultern lag.

»Seit meiner letzten Beichte sind drei Wochen vergangen«, sagte ich. Ich starrte konzentriert auf die Wand, auf einen Punkt direkt unter dem gerahmten Bild des Papstes, auf das eine Unterschrift gekritzelt war. »Hier sind meine Sünden. Ich habe zweimal gelogen. Einmal habe ich das eucharistische Fastengebot gebrochen. Dreimal habe ich während des Rosenkranzes an andere Dinge gedacht. Für alles, was ich gesagt habe, und für alles, was ich vergessen habe zu sagen, bitte ich um Vergebung aus Ihren Händen und aus den Händen Gottes.«

Pater Benedict rutschte auf seinem Stuhl zur Seite. »Dann fahre fort. Du weißt, es ist eine Sünde gegen den Heiligen Geist, wenn man in der Beichte absichtlich etwas verschweigt.«

»Ja, Vater.«

»Dann fahre fort.«

Ich hob den Blick von der Wand und schaute ihn an. Seine Augen hatten dasselbe Grün wie die Haut einer Schlange, die ich einmal in der Nähe der Hibiskussträucher durch den Garten hatte gleiten sehen.

Der Gärtner hatte gesagt, es sei eine harmlose Gartenschlange.

»Kambili, du musst alle deine Sünden beichten.«

»Ja, Vater, das habe ich.«

»Es ist falsch, etwas vor dem Herrn zu verbergen. Ich werde dir einen Moment Zeit zum Nachdenken geben.«

Ich nickte und schaute wieder auf die Wand. Hatte ich etwas getan, von dem Pater Benedict wusste und ich nicht? Hatte Papa ihm etwas gesagt?

»Ich habe mehr als fünfzehn Minuten im Haus meines Großvaters verbracht«, sagte ich schließlich. »Mein Großvater ist Heide.«

»Hast du von einheimischen Speisen gegessen, die den Götzen geopfert werden?«

»Nein, Vater.«

»Hast du an heidnischen Ritualen teilgenommen?«

»Nein, Vater.« Ich hielt inne. »Aber wir haben die *mmuo* angesehen. Einen Maskentanz.«

»Hat es dir gefallen?«

Ich schaute zu dem Foto an der Wand hoch und fragte mich, ob der Papst es wirklich selbst unterschrieben hatte. »Ja, Vater.«

»Du weißt, dass es nicht richtig ist, wenn man an heidnischen Ritualen Freude hat, weil es das erste Gebot bricht. Heidnische Rituale entstehen aus Unwissen und Aberglauben, und sie sind die Pforte zur Hölle. Hast du das jetzt begriffen?«

»Ja, Vater.«

»Sag zur Buße zehn Vaterunser, sechs ›Gegrüßet seist du Maria‹ und einmal das Glaubensbekenntnis. Und du musst dich ernsthaft darum bemühen, jeden zu bekehren, der Freude an heidnischen Gebräuchen hat.«

»Ja, Vater.«

»Nun gut, dann sprich dein Reuegebet.«

Während ich mein Reuegebet sprach, murmelte Pater Benedict den Segen und machte das Zeichen des Kreuzes.

Papa und Mama saßen immer noch mit gebeugten Köpfen auf dem Sofa, als ich herauskam. Ich setzte mich neben Jaja, senkte den Kopf und tat Buße.

Als wir nach Hause fuhren, sprach Papa laut über die Ave-Marias hinweg. »Ich bin jetzt ohne Makel, wir sind alle ohne Makel. Wenn Gott uns in diesem Moment zu sich ruft, kommen wir direkt in den Himmel. Direkt in den Himmel. Die Reinigung im Fegefeuer brauchen wir nicht.« Er lächelte, seine Augen strahlten, seine Hand trommelte sanft auf das Lenkrad. Und er lächelte immer noch, als wir nach Hause kamen und er Tante Ifeoma anrief, bevor er seinen Tee trank.

»Ich habe mit Pater Benedict darüber gesprochen, und er sagt, die Kinder können an der Pilgerfahrt nach Aokpe teilnehmen, aber du musst ihnen klarmachen, dass das, was dort passiert, nicht durch die Kirche anerkannt ist.« Eine Pause. »Mein Fahrer Kevin bringt sie.« Eine Pause. »Morgen ist zu früh. Übermorgen.« Eine lange Pause. »Na gut dann. Gott segne dich und die Kinder. Leb wohl.«

Papa legte den Hörer hin und drehte sich zu uns um. »Ihr fahrt morgen, also geht hoch und packt eure Sachen. Packt für fünf Tage.«

»Ja, Papa«, sagten Jaja und ich gleichzeitig.

»Vielleicht, *anam asi*«, sagte Mama, »sollten sie Ifeomas Haus nicht mit leeren Händen besuchen.«

Papa starrte sie an, als überraschte es ihn, dass sie das Wort ergriff. »Natürlich packen wir etwas zum Essen ins Auto, Yams und Reis«, sagte er.

»Ifeoma erwähnte, dass in Nsukka die Gaspatronen rar sind.«

»Gaspatronen?«

»Ja, Gas zum Kochen. Sie sagt, sie nimmt wieder ihren alten Kerosinofen. Erinnerst du dich an die Geschichte von dem gepanschten Kerosin, das Öfen zur Explosion brachte und Menschen tötete? Ich dachte, vielleicht könntest du ihr ein oder zwei Gaspatronen aus der Fabrik schicken.«

»Habt Ifeoma und du euch das ausgedacht?«

»*Kpa*, ich mache nur einen Vorschlag. Die Entscheidung liegt bei dir.«

Papa blickte eine Weile forschend in Mamas Gesicht. »Okay«, sagte er. Er wandte sich wieder an Jaja und mich. »Geht jetzt hoch und packt eure Sachen.

Ihr könnt zwanzig Minuten von eurer Lernzeit nehmen.«

Langsam gingen wir die Treppe hoch. Ich fragte mich, ob Jajas Bauch ganz tief unten auch so rumorte wie meiner. Es war das erste Mal in unserem Leben, dass wir außerhalb des Hauses und ohne Papa übernachten würden.

»Möchtest du denn nach Nsukka fahren?«, fragte ich, als wir auf dem Treppenabsatz ankamen.

»Ja«, sagte er, und seine Augen sagten, dass er wusste, es ging mir genauso. Wie eng mir die Kehle wurde bei dem Gedanken an fünf Tage ohne Papas Stimme, ohne seine Schritte auf der Treppe, dafür fand ich keine Worte in unserer Augensprache.

Am nächsten Morgen brachte Kevin zwei volle Gaspatronen aus Papas Fabrik und legte sie neben Säcke mit Reis und Bohnen, ein paar Yamswurzeln, Bananenbüschel und Ananas in den Kofferraum des Volvo. Jaja und ich standen bei den Hibiskussträuchern und warteten. Der Gärtner schnipselte an der Bougainvillea herum und kappte die Blüten, die frech aus der begradigten Oberseite herauslugten. Er hatte unter den Tempelbäumen geharkt, und tote Blätter sowie rosa Blüten lagen in kleinen Häuflein auf dem Boden und warteten darauf, mit der Schubkarre weggefahren zu werden.

»Hier sind eure Tagespläne für die Woche, die ihr

in Nsukka seid«, sagte Papa. Das Stück Papier, das er mir in die Hand drückte, sah genauso aus wie der Stundenplan über meinem Schreibtisch im ersten Stock, nur dass er mit Füller jeden Tag zwei Stunden »Zeit mit euren Cousins und eurer Cousine« eingetragen hatte.

»Der einzige andere Tag, an dem ihr von diesem Tagesplan entschuldigt seid, ist, wenn ihr mit eurer Tante nach Aokpe fahrt«, sagte Papa. Als er Jaja und dann mich umarmte, zitterten seine Hände. »Ich war nie mehr als einen Tag ohne euch zwei.«

Ich wusste nicht, was ich sagen sollte, aber Jaja nickte und sagte: »In einer Woche sehen wir uns wieder.«

»Kevin, fahren Sie vorsichtig. Haben Sie gehört?«, fragte Papa, als wir in das Auto einstiegen.

»Ja, Sir.«

»Gehen Sie auf dem Rückweg in Ninth Mile tanken, und vergessen Sie nicht, mir die Quittung zu bringen.«

»Ja, Sir.«

Papa wollte, dass wir noch einmal ausstiegen. Er umarmte uns ein letztes Mal, strich uns zärtlich über den Nacken und bat uns, die fünfzehn Gesetze des Rosenkranzes nicht zu vergessen, die wir während der Fahrt komplett aufsagen sollten. Auch Mama umarmte uns noch einmal, bevor wir wieder ins Auto stiegen.

»Papa winkt immer noch«, sagte Jaja, als Kevin in die Auffahrt einbog. Er blickte in den Spiegel über seinem Kopf.

»Er weint«, sagte ich.

»Der Gärtner winkt auch«, sagte Jaja, und ich fragte mich, ob er mich wirklich nicht gehört hatte. Ich zog den Rosenkranz aus meiner Tasche, küsste das Kruzifix und begann zu beten.

Während der Fahrt schaute ich aus dem Fenster und zählte die ausgebrannten Autowracks am Straßenrand, von denen einige offenbar schon so lange da lagen, dass sie mit rötlichem Rost bedeckt waren. Ich fragte mich, was wohl für Leute darin gesessen hatten, wie sie sich kurz vor dem Unfall gefühlt hatten, vor dem Splittern des Glases, dem Verbiegen des Metalls, dem Auflodern der Flammen. Für die Glorreichen Geheimnisse der Muttergottes hatte ich nur wenig Sinn, und ich wusste, Jaja ging es ebenso, weil er immer wieder seinen Einsatz verpasste, wenn beim Rosenkranz ein neues Gesetz kam. Wir waren etwa vierzig Minuten unterwegs, als ich am Straßenrand ein Schild sah, auf dem UNIVERSITÄT VON NIGERIA stand und darunter NSUKKA. Ich fragte Kevin, ob wir schon bald da seien.

»Nein«, sagte er. »Ein bisschen dauert es noch.«

In der Nähe der Stadt Opi – zumindest stand OPI auf den Schildern an der staubbedeckten Kirche und der Schule – kamen wir zu einer Verkehrskontrolle. Alte Autoreifen und mit Nägeln gespickte Holzscheite lagen über die Straße verteilt und ließen nur einen schmalen Streifen Platz zum Durchfahren. Ein Polizist winkte uns heran, als wir näher kamen. Kevin stöhnte. Während er das Tempo drosselte, griff er in das Handschuhfach, zog einen Zehnnairaschein heraus und hielt ihn durchs Fenster dem Polizisten hin. Der Polizist salutierte zum Spaß, lächelte und winkte uns durch. Wäre Papa im Auto gewesen, hätte Kevin das nicht getan. Wenn Polizisten oder Soldaten Papa anhielten, nahm er sich immer ewig Zeit beim Zeigen seiner Fahrzeugpapiere und ließ sie in aller Ruhe das Auto durchsuchen – alles nur, damit sie ihn ohne Schmiergeld passieren ließen. Wir können nicht zu Mittätern werden bei etwas, das wir bekämpfen, sagte Papa oft zu uns.

»Jetzt kommen wir nach Nsukka«, sagte Kevin ein paar Minuten später. Wir fuhren am Markt vorbei. Menschentrauben drängten sich um die kleinen Läden mit ihrem spärlichen Warenangebot, so dass sie auf den schmalen Streifen Straße zu kippen drohten, der bereits verstopft war mit zweireihig geparkten Autos, fliegenden Händlern mit Tabletts auf dem Kopf, Motorradfahrern, kleinen Jungen, die Schubkarren voll Yamswurzeln schoben, Frauen mit Körben und Bettlern, die von ihren Matten aufblickten und winkten. Kevin fuhr jetzt langsam; immer wieder tauchten urplötzlich Schlaglöcher mitten auf der Straße auf, und er folgte den Ausweichmanövern des

Autos vor ihm. Als wir an einen Punkt direkt hinter dem Markt kamen, an dem die Straße schmaler wurde, weil die Befestigung seitlich abbröckelte, hielt er einen Moment an, um andere Autos vorbeizulassen.

»Wir sind an der Universität«, sagte er schließlich.

Ein breiter eiserner Torbogen mit der Aufschrift UNIVERSITÄT VON NIGERIA NSUKKA in schwarzen, ausgestanzten Buchstaben spannte sich über die Straße. Die Tore unter dem Bogen standen weit offen und wurden von Sicherheitskräften in dunkelbraunen Uniformen und passenden Baretten bewacht. Kevin hielt an und kurbelte das Fenster herunter.

»Guten Tag. Wie kommen wir bitte zur Marguerite Cartwright Avenue?«

Der Sicherheitsbeamte, der uns am nächsten stand und dessen Gesichtshaut so zerknittert war wie ein ungebügeltes Kleid, grüßte freundlich, bevor er Kevin erklärte, die Marguerite Cartwright Avenue sei ganz nah; wir müssten nur geradeaus fahren, dann an der ersten Kreuzung links und sofort wieder links. Kevin dankte ihm, und wir fuhren weiter. Neben der Straße erstreckte sich eine große, spinatfarbene Rasenfläche. Ich schaute mir die Statue in der Mitte des Rasens an, einen schwarzen Löwen, der sich auf den Hinterbeinen aufrichtete, den Schweif nach oben gebogen und die Brust vorgewölbt. Jaja betrachtete die Statue auch, was ich erst merkte, als er die Worte vorlas, die in den Sockel eingraviert waren: »Um dem Menschen seine

Würde wiederzugeben.« Und als könnte ich mir das nicht denken, fügte er hinzu: »Das ist das Motto der Universität.«

Die Marguerite Cartwright Avenue war von hohen Gamaribäumen gesäumt. Ich stellte mir vor, wie sich die Bäume während eines Gewitters in der Regenzeit im Wind bogen, sich an den Baumkronen berührten und die Straße zu einem dunklen Tunnel machten. Auf zweistöckige Häuser mit kiesbestreuten Einfahrten und VORSICHT BISSIGER HUND-Schildern im Vorgarten folgten Bungalows, deren Zufahrt so lang wie zwei Autos war, und dann Mietshäuser, die statt der Auffahrten breite freie Flächen vor der Tür hatten. Kevin fuhr langsam und murmelte Tante Ifeomas Hausnummer vor sich hin, als könnte er das Haus mit Hilfe dieser Beschwörung schneller finden. Es war der vierte Häuserblock, an dem wir vorbeikamen, ein hohes, freundliches Gebäude mit abblätterndem blauen Putz und Fernsehantennen auf den Veranden. Drei Wohnungen befanden sich auf jeder Seite, und die von Tante Ifeoma lag im Erdgeschoss links. Davor leuchtete eine kreisrunde bunte Fläche – ein Garten –, der mit Stacheldraht umzäunt war. Rosen, Hibiskus, Lilien, Ixora und Wundersträucher verschlangen sich zu einem kunstvollen Muster wie ein handgemalter Kranz. Tante Ifeoma kam direkt über die Veranda aus der Wohnung. Sie trug ein Paar Shorts und wischte sich die Hände an der Vorderseite ihres T-Shirts ab. Die Haut an ihren Knien war sehr dunkel.

»Jaja! Kambili!« Sie konnte es kaum abwarten, bis wir ausgestiegen waren, um uns zu begrüßen, legte die Arme um uns beide und drückte uns.

»Guten Tag, *mah*«, sagte Kevin, bevor er um das Auto herumging und den Kofferraum öffnete.

»Na, so was!«, sagte Tante Ifeoma. »Glaubt Eugene denn, wir seien am Verhungern? Sogar einen ganzen Sack Reis?«

Kevin lächelte. »*Oga* sagte, es sei ein Gruß an Sie, *mah.*«

»Ui!«, rief die Tante und schaute in den Kofferraum. »Gaspatronen? Ach, *nwunye m* hätte sich nicht so viel Mühe machen sollen.« Tante Ifeoma führte einen kleinen Freudentanz auf, machte mit den Armen rudernde Bewegungen und stampfte kräftig mit den Beinen.

Kevin stand daneben und rieb sich die Hände vor Vergnügen, als hätte er ihr selbst diese große Überraschung bereitet. Er hievte eine Gaspatrone aus dem Kofferraum, und Jaja half ihm, sie in die Wohnung zu tragen.

»Die Kinder werden bald zurück sein. Sie sind bei Pater Amadi, um ihm zum Geburtstag zu gratulieren. Er ist ein Freund von uns und gehört zu unserer Kaplanei. Ich war gerade beim Kochen. Stellt euch vor, ich habe sogar ein Huhn für euch zwei geschlachtet!«

Tante Ifeoma lachte und zog mich an sich. Sie roch nach Muskatnuss.

»Wo stellen wir die hin, *mah*?«, fragte Kevin.

»Lassen Sie diese Sachen einfach auf der Veranda. Amaka und Obiora räumen sie nachher auf.«

Tante Ifeoma hielt mich immer noch im Arm, als wir ins Wohnzimmer gingen. Mir fiel als Erstes die Decke auf, wie niedrig sie war. Fast hatte ich das Gefühl, ich könnte sie berühren, wenn ich die Hand ausstreckte; es war ganz anders als bei uns zu Hause, wo die hohen Decken unsere Räume luftig und still machten. Die beißenden Dämpfe von Kerosin mischten sich mit den Aromen von Curry und Muskat aus der Küche.

»Lasst mich nur schnell nachschauen, ob mein Jollof-Reis anbrennt!« Tante Ifeoma stürzte in die Küche.

Ich setzte mich auf das braune Sofa. Die Kissensäume waren ausgefranst und lösten sich langsam auf. Es war das einzige Sofa in dem Wohnzimmer; mehrere Rohrsessel mit weichen braunen Kissen standen daneben. Auch das Tischchen in der Mitte war aus Rohr; darauf stand eine orientalische Vase mit Bildern von Tänzerinnen in Kimonos. Drei langstielige Rosen, die so grellrot waren, dass ich mich fragte, ob sie aus Plastik waren, ragten daraus hervor.

»*Nne*, benimm dich nicht wie ein Gast. Komm herein, komm herein«, sagte Tante Ifeoma, die aus der Küche kam.

Ich folgte ihr einen kurzen Flur entlang, der mit überladenen Buchregalen vollgestellt war. Das graue Holz sah so aus, als würde es zusammenbrechen, wenn man nur ein einziges weiteres Buch hineinstellte. Die Bücher selber machten einen sehr sauberen Eindruck; entweder wurden sie oft gelesen oder oft abgestaubt.

»Das ist mein Zimmer. Ich schlafe hier mit Chima«, sagte Tante Ifeoma und machte die erste Tür auf. An der Wand neben der Tür stapelten sich Kartons und Säcke mit Reis. Auf einem Tablett standen riesige Dosen mit Milchpulver und Bournvita, neben einem Schreibtisch mit Leselampe Flaschen mit Medizin und Bücher. In einer anderen Ecke lagen mehrere Koffer übereinander. Tante Ifeoma ging in ein anderes Zimmer voraus, in dem zwei Betten an einer Wand standen. Sie waren zusammengeschoben, um Platz zu schaffen. Auch zwei Kommoden, ein Spiegel sowie ein Schreibtisch mit Stuhl standen in dem Zimmer. Ich fragte mich, wo Jaja und ich schlafen würden, und als hätte Tante Ifeoma meine Gedanken gelesen, sagte sie: »Du und Amaka schlaft hier, *nne*. Obiora schläft im Wohnzimmer, und Jaja leistet ihm Gesellschaft.«

Ich hörte, wie Kevin und Jaja in die Wohnung kamen.

»Wir haben die Sachen alle in die Wohnung gebracht, *mah*. Ich fahre dann jetzt«, sagte Kevin. Er sprach aus dem Wohnzimmer, aber die Wohnung war so klein, dass er nicht lauter reden musste.

»Sagen Sie Eugene, dass ich ihm danke. Sagen Sie ihm, dass es uns gutgeht. Und fahren Sie vorsichtig.«

»Ja, *mah.*«

Ich sah, wie Kevin die Wohnung verließ, und plötzlich wurde mir ganz eng um die Brust. Am liebsten wäre ich ihm hinterhergelaufen und hätte gerufen, er solle auf mich warten, hätte meine Tasche geholt und wäre wieder ins Auto gestiegen.

»*Nne*, Jaja, kommt zu mir in die Küche, bis die anderen zurückkommen.« Tante Ifeoma klang so beiläufig, als wäre es völlig normal, dass wir bei ihr zu Besuch waren, und als hätten wir das schon oft getan. Jaja ging in die Küche voraus und setzte sich auf einen niedrigen Holzschemel. Ich blieb an der Tür stehen, weil in der Küche so wenig Platz war und ich ihr nicht im Weg sein wollte, als sie den Reis abgoss, in den Kochtopf mit Fleisch schaute und Tomaten mit einem Mörser zerquetschte. Die hellblauen Kacheln an der Wand waren stumpf und splitterten an den Ecken, aber sie sahen ebenso sauber geschrubbt aus wie die Töpfe, deren Deckel nicht richtig passten, so dass eine Seite schief in den Topf hing. Der Kerosinofen stand auf einem Holztisch beim Fenster. Von dem Rauch des Brennstoffs waren die Wände neben dem Fenster und die fadenscheinigen Vorhänge schwarzgrau. Tante Ifeoma schnatterte munter drauflos, während sie den Reis zurück auf den Herd stellte und zwei rote Zwiebeln schnitt, und der Strom ihrer Sätze wurde nur durch ihr gackerndes Lachen unterbrochen. Sie schien gleichzeitig zu lachen und zu weinen, denn immer wieder hob sie den Arm, um mit dem Handrücken Zwiebeltränen wegzuwischen.

Ihre Kinder kamen ein paar Minuten später. Sie sahen irgendwie anders aus, vielleicht weil ich sie zum ersten Mal bei sich zu Hause sah und nicht in Aba, wo sie nur zu Besuch waren. Obiora lachte, als er mich sah.

»Jaja und Kambili sind da!«, piepste Chima.

Wir alle fielen uns zur Begrüßung um den Hals, eine schnelle Umarmung. Amaka ließ ihren Körper nur einen kurzen Moment lang den meinen berühren, bevor sie einen Schritt zurücktrat. Sie trug Lippenstift, einen anderen Ton, der mehr rot als braun war, und ihr Kleid schmiegte sich wie angegossen um ihren schlanken Körper.

»Wie war die Fahrt hier herunter?«, fragte sie und schaute Jaja an.

»Prima«, sagte Jaja. »Ich dachte, es würde viel länger dauern.«

»Ach, Enugu ist gar nicht so weit von hier«, sagte Amaka.

»Wir haben immer noch nicht die Erfrischungsgetränke gekauft, Mom«, sagte Obiora.

»Habe ich euch nicht gesagt, ihr sollt sie kaufen,

bevor ihr zum Pater geht, *gbo*?« Tante Ifeoma ließ die Zwiebelringe in die Pfanne mit heißem Öl gleiten und trat einen Schritt zurück.

»Ich hol sie jetzt. Jaja, kommst du mit? Wir gehen nur zu einem Kiosk um die Ecke.«

»Vergesst nicht, die leeren Flaschen mitzunehmen«, sagte Tante Ifeoma.

Ich schaute Jaja hinterher, der mit Obiora wegging. Ich konnte sein Gesicht nicht sehen und hätte nicht zu sagen vermocht, ob er ebenso verblüfft war wie ich.

»Ich ziehe mich schnell um, Mom, dann brate ich die Bananen«, sagte Amaka und drehte sich um.

»*Nne*, geh mit deiner Cousine«, sagte Tante Ifeoma zu mir.

Einen ängstlichen Schritt nach dem anderen, folgte ich Amaka in ihr Zimmer. Die Zementböden waren rau und fühlten sich unter den Füßen nicht so glatt an wie die Marmorböden bei uns zu Hause. Amaka nahm ihre Ohrringe ab, legte sie auf die Kommode und schaute sich in dem körpergroßen Spiegel an. Ich setzte mich auf die Bettkante, sah ihr zu und fragte mich, ob sie überhaupt gemerkt hatte, dass ich ihr gefolgt war.

»Ich bin mir sicher, du findest Nsukka im Vergleich zu Enugu unzivilisiert«, sagte sie, ohne die Augen vom Spiegel abzuwenden. »Ich habe Mom gesagt, sie soll euch nicht so bedrängen hierherzukommen.«

»Ich … wir … wollten gerne kommen.«

Amaka lächelte in den Spiegel, ein dünnes, herablassendes Lächeln, das zu sagen schien, ich bräuchte mir gar nicht erst die Mühe zu machen, sie anzulügen. »In Nsukka gibt es keine Plätze, an denen was los ist, falls dir das nicht klar ist. Nsukka hat kein Genesis und auch kein Nike Lake.«

»Was?«

»Genesis und Nike Lake, die Plätze, wo in Enugu was los ist. Da gehst du doch bestimmt ständig hin, oder?«

»Nein.«

Amaka warf mir einen seltsamen Blick zu. »Aber ab und zu gehst du schon, oder?«

»Ich … ja.« Ich war noch nie in dem Restaurant Genesis und nur einmal im Hotel Nike Lake gewesen, als Papas Geschäftspartner dort seinen Hochzeitsempfang gegeben hatte. Wir waren nur so lange geblieben, dass sich Papa mit dem Paar fotografieren lassen und ihnen dann ein Geschenk überreichen konnte.

Amaka nahm einen Kamm und fuhr sich damit durch ihr kurzes Haar. Dann wandte sie sich zu mir um und sagte: »Warum senkst du die Stimme?«

»Was?«

»Du senkst die Stimme, wenn du sprichst. Statt zu reden, flüsterst du.«

»Oh«, sagte ich. Ich hielt die Augen fest auf den

Schreibtisch gerichtet, auf dem alles Mögliche herumlag – Bücher, ein zerbrochener Spiegel, Filzstifte.

Amaka legte den Kamm weg und zog ihr Kleid über den Kopf. In ihrem weißen Spitzen-BH und ihrem hellblauen Slip sah sie aus wie eine Hausa-Ziege: braun, langgliedrig und mager. Rasch wandte ich den Blick ab. Ich hatte noch nie zugesehen, wie sich jemand auszog; es war Sünde, die Nacktheit von jemand anderem zu betrachten.

»Ich bin mir sicher, der ist mit der Stereoanlage in deinem Zimmer in Enugu nicht zu vergleichen«, sagte Amaka. Sie zeigte auf den kleinen Kassettenrecorder am Fuß der Kommode. Am liebsten hätte ich ihr gesagt, dass ich in meinem Zimmer zu Hause überhaupt keine Musikanlage hatte, aber ich war mir nicht sicher, ob sie das so gern gehört hätte, ebenso wenig wie sie es gern gehört hätte, dass ich eine hatte.

Sie schaltete das Kassettendeck an und nickte rhythmisch zu den Trommelklängen. »Ich höre meistens einheimische Musik. Diese Musiker haben kulturelles Bewusstsein, und sie haben wirklich etwas zu sagen. Fela und Osadebe und Onyeka sind meine Lieblingssänger. Oh, ich bin mir sicher, du weißt gar nicht, wer das ist, weil du mehr auf amerikanischen Pop stehst wie andere Teenager.« Sie sagte das Wort »Teenager«, als wäre sie selbst keiner, als wären Teenager eine Sorte Mensch, die keine kulturell bewusste Musik hörten und deshalb eine Stufe unter ihr stünden. Und »kulturelles Bewusstsein« sagte sie auf die stolze Art, in der Menschen einen Ausdruck benutzen, den sie noch nicht lange kennen.

Ich saß immer noch auf der Bettkante, die Hände zwischen den Knien, und hätte Amaka am liebsten gesagt, dass ich weder einen Kassettenrecorder besaß noch irgendwelche Popsänger auseinanderhalten konnte.

»Hast du das gemalt?«, fragte ich sie stattdessen. Das in Wasserfarben gemalte Bild einer Frau mit einem Kind ähnelte sehr einem Ölgemälde von der Muttergottes mit dem Kind, das in Papas Schlafzimmer hing, nur dass Frau und Kind auf Amakas Bild schwarz waren.

»Ja, manchmal male ich.«

»Es ist schön.« Ich wünschte, ich hätte gewusst, dass meine Cousine realistische Bilder in Wasserfarben malte. Ich wünschte, sie hätte mich nicht so angeschaut wie ein sonderbares Labortier, das man analysieren und katalogisieren muss.

»Was treibt ihr Mädchen denn noch da drüben?«, rief Tante Ifeoma aus der Küche.

Ich folgte Amaka zurück in die Küche und sah ihr zu, wie sie die Kochbananen in Stücke schnitt und sie briet. Kurz darauf kam Jaja mit den Jungs zurück, die Flaschen mit Erfrischungsgetränken in einer schwarzen Plastiktüte. Tante Ifeoma bat Obiora, den Tisch zu decken. »Heute behandeln wir Jaja und Kambili wie unsere Gäste, aber ab morgen gehören sie zur Familie und beteiligen sich an der Arbeit«, sagte sie.

Der Esstisch war aus einem Holz gezimmert, das bei trockenem Wetter Risse bekommt. Die oberste Schicht löste sich, wie bei einem Insekt, das sich häutet, und braune Streifen standen wie kleine Locken von der Oberfläche ab. Die Stühle passten nicht zusammen. Vier waren aus einfachem Holz, ähnlich denen in meinem Klassenzimmer, die beiden anderen waren schwarz und gepolstert. Jaja und ich setzten uns nebeneinander. Tante Ifeoma sprach das Tischgebet, und nachdem wir alle »Amen« gesagt hatten, wartete ich mit geschlossenen Augen.

»*Nne*, wir sind mit dem Beten fertig. Wir lesen bei Tisch keine ganze Messe wie euer Vater«, sagte Tante Ifeoma mit einem amüsierten Glucksen.

Ich öffnete die Augen und sah gerade noch, dass Amaka mich beobachtete.

»Ich hoffe, Kambili und Jaja kommen jetzt jeden Tag, damit es immer so gutes Essen gibt. Hühnchen und Limonade!« Obiora schob seine Brille auf der Nase hoch, während er sprach.

»Mommy! Ich möchte ein Hühnerbein«, sagte Chima.

»Ich habe den Eindruck, die tun jetzt weniger Cola in die Flaschen«, sagte Amaka und hielt ihre Colaflasche leicht gekippt, um sie genauer zu betrachten.

Ich schaute auf den Jollof-Reis, die gebratenen

Bananen und einen halben Hühnerschenkel auf meinem Teller und versuchte mich zu konzentrieren, damit ich das Essen herunterbekam. Auch die Teller passten nicht zusammen. Chima und Obiora aßen von Plastiktellern, während der Rest von uns einfache Glasteller vor sich hatte, auf denen weder elegante Blümchen noch silberne Linien zu sehen waren. Gelächter schwebte über meinem Kopf. Jeder redete einfach drauflos, oft ohne eine Antwort zu erwarten oder sie zu erhalten. Bei uns zu Hause sprachen wir immer nur zu einem bestimmten Zweck, besonders bei Tisch, aber hier schienen einfach alle nur zu reden, reden, reden.

»Mom, *biko*, gib mir doch bitte den Hals, ja?«, bat Amaka.

»Hast du mir nicht schon letztes Mal den Hals abgeschwatzt, *gbo*?«, fragte Tante Ifeoma, und dann nahm sie den Hühnerhals von ihrem eigenen Teller und legte ihn hinüber auf den von Amaka.

»Wann haben wir überhaupt das letzte Mal Huhn gegessen?«, fragte Obiora.

»Hör auf, zu kauen wie eine Ziege, Obiora!«, sagte Tante Ifeoma.

»Ziegen kauen unterschiedlich, je nachdem, ob sie wiederkäuen oder ob sie essen, Mom. Welche Art des Kauens meinst du, Mom?«

Ich schaute auf, um Obiora kauen zu sehen.

»Kambili, stimmt etwas mit dem Essen nicht?«,

fragte Tante Ifeoma. Ich erschrak. Es war mir so vorgekommen, als wäre ich gar nicht da, als würde ich ihn nur beobachten, diesen Tisch, an dem jeder sagen konnte, was er wollte, zu jedem und zu jeder Zeit, einen Tisch, an dem die Luft zum Atmen so frei war, wie man es sich nur wünschen konnte.

»Der Reis schmeckt mir, Tante, danke.«

»Wenn dir der Reis schmeckt, dann iss ihn auch«, sagte Tante Ifeoma.

»Vielleicht ist er nicht so gut wie der schicke Reis, den sie bei sich zu Hause isst«, sagte Amaka.

»Amaka, lass deine Cousine in Ruhe«, sagte Tante Ifeoma.

Ich sagte nichts mehr, bis das Mittagessen zu Ende war, aber ich hörte jedes Wort, das gesprochen wurde, folgte jedem gackernden Lachen und jedem Geplänkel. Die meiste Zeit über redeten die Kinder, und Tante Ifeoma lehnte sich zurück und schaute ihnen, langsam essend, zu. Sie sah aus wie ein Fußballtrainer, der an seinem Team gute Arbeit geleistet hat und damit zufrieden ist, am Spielfeldrand zu stehen und zuzuschauen.

Nach dem Mittagessen fragte ich Amaka, wo ich mich erleichtern könne, obwohl ich wusste, dass die Toilette gegenüber vom Schlafzimmer lag. Sie schien durch meine Frage verärgert, deutete vage in Richtung Gang und fragte: »Wo soll es denn sonst sein?«

Das Kämmerchen war so schmal, dass ich beide

Wände berühren konnte, wenn ich die Arme ausstreckte. Es gab keine weichen Teppiche, keinen Plüschbezug für den Klositz und die Brille wie bei uns zu Hause. Ein leerer Plastikeimer stand neben der Toilette. Nachdem ich gepinkelt hatte, wollte ich spülen, aber der Wasserkasten war leer; der Hebel bewegte sich schlaff nach oben und unten. Ein paar Minuten stand ich in dem schmalen Raum, dann ging ich hinaus und suchte nach Tante Ifeoma. Sie war in der Küche und schrubbte die Seiten des Kerosinofens mit einem seifigen Schwamm.

»Mit meinen neuen Gaspatronen werde ich sehr knickerig sein«, sagte Tante Ifeoma und lächelte, als sie mich sah. »Ich werde sie nur für besondere Mahlzeiten nehmen, damit sie länger halten. Den Kerosinofen hier packe ich deshalb nicht einfach weg.«

Ich stand stumm vor ihr, weil das, was ich sagen wollte, so weit weg war von Gaspatronen und Kerosinöfen. Obioras Lachen tönte von der Veranda.

»Tante, es ist kein Wasser da, um die Toilette zu spülen.«

»Hast du gepinkelt?«

»Ja.«

»Bei uns läuft das Wasser nur morgens, *o di egwu*. Wir spülen deshalb nicht, wenn wir pinkeln, nur, wenn es wirklich etwas herunterzuspülen gibt. Manchmal, wenn das Wasser ein paar Tage nicht läuft, machen wir einfach den Deckel zu, bis alle weg sind, und spülen dann mit einem Eimer. Das spart Wasser.« Tante Ifeoma lächelte bedauernd.

»Ach so«, sagte ich.

Amaka war hereingekommen, während Tante Ifeoma sprach. Ich sah, wie sie zum Kühlschrank ging. »Ich bin mir sicher, dass ihr zu Hause jede Stunde einmal spült, damit das Wasser frisch bleibt, aber wir hier machen das nicht«, sagte sie.

»Amaka, *o gini*? Dieser Ton gefällt mir nicht!«, sagte Tante Ifeoma.

»Entschuldigung«, murmelte Amaka und goss kaltes Wasser aus einer Plastikflasche in ein Glas.

Ich stellte mich vor die Wand, die von Kerosinrauch geschwärzt war, und wünschte, ich könnte einfach darin untertauchen und verschwinden. Ich wollte mich bei Amaka entschuldigen, war mir aber nicht sicher, wofür.

»Morgen zeigen wir Kambili und Jaja den Campus«, sagte Tante Ifeoma und klang dabei so normal, dass ich mich fragte, ob ich mir ihre erhobene Stimme vorher nur eingebildet hatte.

In diesem Moment klingelte das Telefon, laut und schnarrend, ganz anders als unseres zu Hause, das nur ein leises Surren von sich gab. Tante Ifeoma lief zu ihrem Schlafzimmer, um den Hörer abzunehmen. »Kambili! Jaja!«, rief sie einen Moment später. Ich wusste, es war Papa. Ich wartete darauf, dass Jaja von der Veranda hereinkam, damit wir zusammen zum

Telefon gehen konnten. An der Tür zum Schlafzimmer blieb Jaja zurück und machte mir ein Zeichen, ich solle zuerst sprechen.

»Hallo, Papa. Guten Abend«, sagte ich und fragte mich, ob er wohl merkte, dass wir nach einem viel zu kurzen Gebet gegessen hatten.

»Wie geht es dir?«

»Prima, Papa.«

»Das Haus ist leer ohne euch.«

»Oh.«

»Braucht ihr etwas?«

»Nein, Papa.«

»Ruft gleich an, wenn ihr etwas braucht, und ich schicke euch Kevin. Ich rufe jeden Tag an. Vergesst nicht, zu lernen und zu beten.«

»Ja, Papa.«

Als Mama ans Telefon kam, klang ihre Stimme lauter als ihr übliches Flüstern, aber vielleicht lag das nur an der Verbindung. Sie erzählte mir, Sisi habe vergessen, dass wir weg seien, und Mittagessen für vier Personen gekocht.

Als Jaja und ich uns an diesem Abend zum Essen hinsetzten, dachte ich an Papa und Mama, die jetzt ganz allein an dem breiten Esstisch saßen. Bei uns gab es die Reste von dem Reis mit Huhn. Wir tranken Wasser, weil von der Limonade nichts mehr übrig war. Ich dachte an die immer vollen Kästen mit Fanta und Cola und Sprite bei uns zu Hause in der Vorratskammer und kippte rasch mein Wasser herunter, als könnte ich den Gedanken damit wegwaschen. Ich wusste, wenn Amaka Gedanken lesen könnte, würde ihr nicht gefallen, was ich dachte. Beim Abendessen wurde weniger geredet und gelacht, weil der Fernseher an war und meine Cousins ihre Teller nahmen und damit ins Wohnzimmer gingen. Die beiden Älteren ließen Sofa und Sessel links liegen und setzten sich auf den Boden, während es sich Chima auf dem Sofa gemütlich machte und den Teller auf seinem Schoß balancierte. Tante Ifeoma fragte Jaja und mich, ob wir nicht auch ins Wohnzimmer gehen wollten, damit wir besser sehen konnten. Ich wartete, bis Jaja sagte, uns mache es nichts aus, am Esstisch zu sitzen, und nickte.

Tante Ifeoma blieb mit uns am Tisch sitzen und schaute oft zum Fernseher, während sie aß.

»Ich begreife einfach nicht, warum sie unser Fernsehprogramm mit irgendwelchen zweitrangigen mexikanischen Shows vollstopfen und völlig außer Acht lassen, dass unsere Leute hier auch was können«, murmelte sie.

»Mom, halt jetzt bitte keine Vorträge«, sagte Amaka.

»Es ist billiger, Seifenopern aus Mexiko zu importieren«, sagte Obiora, dessen Blick immer noch am Fernseher klebte.

Tante Ifeoma stand auf. »Jaja und Kambili, gewöhnlich beten wir jeden Abend den Rosenkranz, bevor wir zu Bett gehen. Natürlich könnt ihr hinterher noch aufbleiben und fernsehen oder sonst was machen, so lange ihr wollt.«

Jaja rutschte auf seinem Stuhl hin und her und zog dann seinen Tagesplan aus der Tasche. »Tante, auf Papas Tagesplan steht, dass wir abends lernen sollen; wir haben unsere Bücher mitgebracht.«

Tante Ifeoma schaute auf das Blatt Papier in Jajas Hand. Dann fing sie so heftig an zu lachen, dass ihr großgewachsener Körper bebte und sich krümmte wie ein Keulenbaum an einem windigen Tag. »Eugene hat euch einen Stundenplan mitgegeben, nach dem ihr euch richten sollt, solange ihr hier seid? *Nekwanu anya*, was soll das bedeuten?« Tante Ifeoma lachte immer noch, dann streckte sie die Hand aus und bat um den Stundenplan. Als sie nach meinem fragte, zog ich ihn, fein säuberlich gefaltet, aus der Rocktasche.

»Ich hebe sie für euch auf, bis ihr fahrt.«

»Tante …«, fing Jaja an.

»Wenn ihr es Eugene nicht erzählt, wie soll er dann wissen, dass ihr eure Pläne nicht befolgt habt, *gbo*? Ihr habt Ferien und seid hier in meinem Haus, also befolgt ihr auch meine Regeln.«

Ich sah Tante Ifeoma hinterher, wie sie mit unseren Stundenplänen in ihr Zimmer ging. Mein Mund war trocken, die Zunge klebte mir am Gaumen.

»Habt ihr zu Hause auch einen Plan, den ihr jeden Tag befolgen müsst?«, fragte Amaka. Sie lag ausgestreckt auf dem Boden, den Kopf auf einem Kissen von einem der Sessel.

»Ja«, sagte Jaja.

»Interessant. Reiche Leute wissen also nicht, was sie den ganzen Tag machen sollen, und brauchen dafür einen Stundenplan.«

»Amaka!«, rief Obiora.

Tante Ifeoma kam zurück, in der Hand einen riesigen Rosenkranz aus blauen Perlen und ein metallenes Kruzifix. Obiora stellte den Fernseher ab, in dem gerade der Nachspann der Soap lief. Obiora und Amaka holten ihre Rosenkränze aus ihrem Zimmer, während Jaja und ich unsere aus den Taschen zogen. Wir knieten uns neben die Rohrsessel, und Tante Ifeoma fing mit dem ersten Gesetz an. Nachdem wir das letzte »Gegrüßet seist du Maria« gesagt hatten, fuhr mein Kopf erschrocken hoch, als ich die laute, melodiöse Stimme hörte. Amaka sang!

»Ka m bunie afa gi enu …«

Tante Ifeoma und Obiora fielen in den Gesang ein, ihre Stimmen vermischten sich. Jaja und ich sahen uns an. Seine Augen waren feucht, voller Andeutungen. Nein!, sagte ich ihm mit einem festen Zwinkern. Es war nicht richtig. Man fing nicht mitten im Rosenkranz zu singen an. Ich sang nicht mit, und Jaja auch nicht. Am Ende jedes Gesetzes stimmte Amaka wieder ihren Gesang an; es waren erbauliche Lieder auf Igbo, in die Tante Ifeoma mit vibrierender Stimme einfiel, wie eine Opernsängerin, die die Worte tief aus ihrem Bauch herauskommen lässt.

Nach dem Rosenkranz fragte Tante Ifeoma, ob wir welche von den Liedern kannten.

»Wir singen zu Hause nicht«, antwortete Jaja.

»Wir schon«, sagte Tante Ifeoma, und ich fragte mich, ob es Ärger war, der sie die Augenbrauen zusammenziehen ließ.

Nachdem Tante Ifeoma gute Nacht gesagt und sich in ihr Schlafzimmer zurückgezogen hatte, schaltete Obiora den Fernseher wieder an. Ich saß neben Jaja auf dem Sofa und betrachtete die Bilder auf der Mattscheibe, konnte aber die olivhäutigen Figuren nicht auseinanderhalten. Ich hatte das Gefühl, als sei es nur mein Schatten, der bei Tante Ifeoma und ihrer Familie zu Besuch war, während mein wirkliches Ich in seinem Zimmer in Enugu saß und lernte, über sich an der Wand den Stundenplan. Abrupt stand ich auf und ging in das Schlafzimmer, um mich fürs Bett fertig zu machen. Auch ohne Stundenplan wusste ich, welche Zeit Papa für das Schlafengehen eingetragen hatte. Während ich einschlief, fragte ich mich, wann Amaka wohl hereinkam, und ob sie die Lippen zu einem verächtlichen Grinsen verziehen würde, wenn sie mich da liegen und schlafen sah.

Ich träumte, dass Amaka mich in eine Toilettenschüssel voller grünbrauner Klumpen drückte. Zuerst kam mein Kopf, dann wurde die Schüssel plötzlich größer, und mein ganzer Körper passte hinein, und Amaka rief: »Spülen, spülen, spülen!«, während ich versuchte, mich loszumachen. Ich kämpfte immer noch, als ich aufwachte. Amaka war aus dem Bett gerollt und verknotete ihr Wickeltuch über ihrem Nachthemd.

»Wir holen Wasser am Wasserhahn«, sagte sie. Zwar hatte sie mich nicht aufgefordert mitzukommen, aber ich stand auf, band mein Tuch um und folgte ihr.

Jaja und Obiora standen schon an dem Wasserhahn in dem kleinen Hinterhof; alte Autoreifen, Fahrradschrott und zerbrochene Kisten türmten sich in einer Ecke. Obiora stellte die Behälter unter den Hahn und richtete die Öffnungen nach dem rauschenden Wasser aus. Jaja bot sich an, den ersten gefüllten Behälter zurück in die Küche zu bringen, aber Obiora sagte, er solle sich nicht darum kümmern, und trug ihn selbst hinein. Während Amaka den nächsten nahm, stellte Jaja einen kleineren Behälter unter den Hahn und machte ihn voll. Er habe im Wohnzimmer geschlafen, sagte er, auf einer Matratze, die Obiora hinter der Wohnzimmertür hervorgeholt, ausgerollt und mit einem Tuch abgedeckt hatte. Ich hörte ihm zu und wunderte mich über die

Veränderung in seiner Stimme und darüber, dass das Braun seiner Augen viel heller geworden war. Ich bot mich an, den nächsten Kanister zu tragen, aber Amaka lachte und sagte, ich hätte weiche Knochen und könne ihn gar nicht tragen.

Als wir fertig waren, sprachen wir im Wohnzimmer das Morgengebet, eine Reihe von kurzen Gebeten, die von Liedern unterbrochen waren. Tante Ifeoma betete für die Universität, für die Dozenten und die Verwaltung, für Nigeria, und schließlich bat sie um Frieden und um Lachen für den heutigen Tag. Als wir das Zeichen des Kreuzes machten, blickte ich auf und versuchte in Jajas Gesicht zu erkennen, ob auch er sich darüber wunderte, dass Tante Ifeoma und ihre Familie ausgerechnet um *Lachen* beteten.

Wir gingen abwechselnd zum Baden in das schmale Badezimmer. Jedem stand ein halber Eimer Wasser zur Verfügung, das vorher mit einer Heizspirale erhitzt wurde. Die blitzsaubere Wanne hatte ein dreieckiges Loch an einem Ende, und das Wasser stöhnte beim Ablaufen wie ein Mann, der Schmerzen hat. Ich rieb mich mit meinem eigenen Schwamm und der mitgebrachten Seife ab – Mama hatte meine Toilettenartikel sorgfältig gepackt –, doch obwohl ich das Wasser mit einer flachen Tasse immer wieder aus der Wanne schöpfte und langsam über meinen Körper goss, fühlte sich meine Haut noch glitschig an, als ich auf das alte Handtuch trat, das auf dem Boden ausgebreitet war.

Tante Ifeoma stand am Esstisch, als ich herauskam, und löste ein paar Löffel Milchpulver in einem Krug mit kaltem Wasser auf. »Wenn ich die Kinder das selber anrühren lasse, reicht die Milch nicht mal für eine Woche«, sagte sie und brachte die Dose mit Carnation-Milchpulver dann in ihrem Zimmer in Sicherheit. Ich hoffte, Amaka würde mich nicht fragen, ob meine Mutter das auch so machte, weil ich wieder ins Stottern geraten würde, wenn ich zugeben musste, dass wir zu Hause so viel von der sahnigen Peak-Milch nahmen, wie wir wollten.

Zum Frühstück gab es *okpa*, das Obiora offenbar schnell irgendwo in der Nähe gekauft hatte. Ich hatte *okpa* noch nie zu einer Mahlzeit gegessen, nur als Snack, wenn wir manchmal die in Dampf gegarten Bohnen-und-Palmöl-Küchlein auf der Fahrt nach Aba kauften. Ich sah, wie Amaka und Tante Ifeoma die feuchten, gelben Kuchen aufschnitten, und machte es ihnen nach. Tante Ifeoma bat uns, uns zu beeilen. Sie wollte Jaja und mir das Universitätsgelände zeigen und rechtzeitig zum Kochen zurück sein. Zum Abendessen hatte sie Pater Amadi eingeladen.

»Bist du sicher, dass genug Benzin im Auto ist, Mom?«, fragte Obiora.

»Zumindest genug, um auf dem Unigelände herumzufahren. Ich hoffe wirklich, dass es nächste Woche wieder Benzin gibt, sonst muss ich zu Fuß zur Uni gehen, wenn der Unterricht wieder anfängt.«

»Oder ein *okada* nehmen«, sagte Amaka lachend.

»Bei diesen Preisen muss ich das sowieso bald machen.«

»Was ist denn ein *okada*?«, fragte Jaja. Ich sah ihn überrascht an. Ich hätte nie damit gerechnet, dass er diese Frage oder überhaupt eine Frage stellen würde.

»Das sind Motorräder«, sagte Obiora. »Sie sind mittlerweile beliebter als Taxis.«

Als wir zum Auto gingen, blieb Tante Ifeoma stehen und zupfte ein paar braune Blätter im Garten ab. Der Harmattan würde ihre Pflanzen noch umbringen, murmelte sie.

Amaka und Obiora brummten und sagten: »Fang jetzt nicht vom Garten an, Mom, bitte.«

»Das ist ein Hibiskus, oder, Tante?«, fragte Jaja und blickte auf die Pflanze gleich bei dem Stacheldrahtzaun. »Ich wusste gar nicht, dass es violetten Hibiskus gibt.«

Tante Ifeoma lachte und berührte eine Blüte, deren violetter Ton so dunkel war, dass er fast ins Bläuliche ging. »So reagiert jeder beim ersten Mal. Meine Freundin Phillipa ist Dozentin für Botanik. Sie hat eine Menge herumexperimentiert, als sie noch hier war. Schaut, das ist weiße Ixora, aber sie blüht nicht so schön wie die rote Sorte.«

Jaja trat neben Tante Ifeoma, während wir dastanden und die Pflanzen betrachteten.

»*O maka*, die sind wunderschön«, sagte Jaja. Er strich mit einem Finger über ein Blütenblatt.

Tante Ifeoma hörte nicht auf zu lachen, während sie weitersprach. »Ja, das stimmt. Ich habe meinen Garten einzäunen müssen, weil die Nachbarskinder immer kamen und die selteneren Blüten abpflückten. Mittlerweile lasse ich nur noch die Altarmädchen von unserer Kirche oder der protestantischen hier rein.«

»Mom, *o zugo*. Gehen wir«, sagte Amaka. Doch Tante Ifeoma ließ sich nicht drängen und zeigte Jaja noch ein paar besondere Pflanzen, bevor wir in den Kombi stiegen und losfuhren. Die Straße, auf die sie einbog, führte steil bergab, und sie schaltete den Motor aus und ließ den Wagen rollen. Die lockeren Schrauben klapperten. »Spart Benzin«, erklärte sie und wandte sich kurz zu Jaja und mir um.

Die Häuser, an denen wir vorüberfuhren, waren von Hecken aus Sonnenblumen umgeben, und die handflächengroßen Blüten leuchteten in dem grünen Blattwerk wie große gelbe Tupfen auf einem Kleid. Da die Hecken ziemlich viele große Löcher hatten, konnte man in die Hinterhöfe der Häuser schauen – auf Wassertanks aus Metall, die auf unverputzten Zementblöcken ruhten, auf Schaukeln aus alten Autoreifen, die von Guavenbäumen herunterbaumelten, auf vollgehängte Wäscheleinen zwischen den Bäumen.

Am Ende der Straße ließ Tante Ifeoma den Motor kommen, weil die Straße wieder gerade verlief.

»Das ist die Grundschule der Universität«, sagte sie. »Chima geht hierher. Sie war mal viel besser in Schuss, aber schaut euch bloß an, wie viele von den Jalousien an den Fenstern jetzt fehlen und wie dreckig die Häuser hier sind.«

Auf dem großen Schulhof, der von einer gestutzten Hecke aus Keulenbäumen umzäunt war, standen wie wahllos hingeworfen mehrere längliche Gebäude. Tante Ifeoma zeigte auf ein Gebäude direkt neben der Schule, das Institut für Afrikanische Studien, wo sich ihr Büro befand und sie den größten Teil ihres Unterrichts abhielt. Das Gebäude war alt; man sah es an der Farbe und an den Fenstern, die durch den Staub so vieler Harmattans verkrustet waren, dass sie nie wieder sauber werden würden. Tante Ifeoma umrundete eine Verkehrsinsel, die mit rosa blühendem Jungfernkraut bepflanzt und von Ziegelsteinen umgrenzt war, die jemand abwechselnd schwarz und weiß bemalt hatte. Neben der Straße erstreckte sich ein Feld wie ein großes grünes Bettlaken, getüpfelt mit Mangobäumen, deren spärliche Blätter verzweifelt darum kämpften, in dem trockenen, heißen Wind ihre Farbe zu behalten.

»Das ist das Feld, auf dem wir immer unsere Basare abhalten«, sagte Tante Ifeoma. »Und da drüben stehen die Wohnheime für die Studentinnen. Das da ist Mary Slessor Hall. Das Heim da drüben heißt Okpara Hall, und das ist Bello Hall, das berühmteste Wohnheim. Amaka hat geschworen, dass sie dort einmal wohnen wird, wenn sie auf der Universität ist und ihren Aktivistenzirkel leitet.«

Amaka lachte, widersprach Tante Ifeoma jedoch nicht. »Vielleicht wohnt ihr dann ja beide da, Kambili.«

Ich nickte steif, obwohl mich Tante Ifeoma gar nicht sehen konnte. Ich hatte noch nie über die Universität nachgedacht, darüber, wohin ich gehen oder was ich studieren würde. Wenn es an der Zeit war, würde Papa diese Entscheidung treffen.

Tante Ifeoma hupte und winkte zwei glatzköpfigen Männern in bunten Hemden zu, die an der Ecke standen, um die sie bog. Wieder schaltete sie den Motor ab und ließ den Wagen im Leerlauf die Straße herunterholpern. Gamari- und Neembäume standen in dichten Reihen auf beiden Seiten. Der scharfe, medizinische Geruch der Neemblätter strömte ins Auto, und Amaka atmete tief ein und sagte, man kuriere mit der Pflanze Malaria. Mittlerweile befanden wir uns in einer Wohngegend und fuhren an Bungalows auf großen Grundstücken mit Rosenbüschen, vertrockneten Rasenflächen und Obstbäumen vorbei. Allmählich wurde der glatte Teerbelag auf der Straße brüchig, die gepflegten Hecken wurden immer seltener und die Häuser flach und so schmal, dass man mit ausgestreckten Armen von einer Tür zur nächsten reichte. Hecken wurden hier nicht mehr gehegt und gepflegt, auch der Anspruch, sich vom Nachbarn abzugrenzen oder eine Privatsphäre zu schaffen, schien keine Rolle mehr zu spielen; ein flaches Gebäude reihte sich an das nächste, dazwischen standen wahllos ein paar verkümmerte Sträucher und Cashewbäume. In den Häusern wohnte der jüngere Teil der Belegschaft, Sekretärinnen und Fahrer, erklärte Tante Ifeoma, und Amaka fügte hinzu: »Wenn sie das Glück haben, eins zu kriegen.«

Wir waren gerade an den Gebäuden vorbei, als Tante Ifeoma nach rechts zeigte und sagte: »Das ist Odim Hill. Von der Spitze hat man eine atemberaubende Aussicht, weil man von oben wunderbar sehen kann, wie Gott die Hügel und Täler angelegt hat, *ezi okwu.*«

Als sie wendete und denselben Weg zurückfuhr, auf dem wir gekommen waren, ließ ich meine Gedanken schweifen und stellte mir vor, wie Gott mit seinen breiten weißen Händen die Hügel von Nsukka angelegt hatte, Händen mit hellen Möndchen unter dem Nagel wie bei Pater Benedict. Wir fuhren an den kräftigen Bäumen rund um die Fakultät für Ingenieurwesen vorbei und an den Wohnheimen für Studentinnen mit ihren Feldern voller Mangobäume. Als wir in die Nähe unserer Straße kamen, bog Tante Ifeoma nicht ab, sondern fuhr in die entgegengesetzte

Richtung weiter. Sie wollte uns die andere Seite der Marguerite Cartwright Avenue zeigen, wo die älteren Professoren wohnten. Kiesbestreute Wege führten zu den zweistöckigen Häusern.

»Ich habe gehört, als sie damals die Häuser gebaut haben, hätten einige der weißen Professoren – und damals waren alle Professoren weiß – sich Schornsteine und offene Kamine gewünscht«, sagte Tante Ifeoma mit demselben nachsichtigen Lachen, in dem Mama über Leute sprach, die zu Medizinmännern gingen. Dann zeigte sie auf die Villa des Vizerektors, auf die hohen Mauern, die sie umgaben, und erzählte, sie hätte gepflegte Hecken aus Kirschbäumen und Ixora gehabt, bis aufmüpfige Studenten bei Unruhen über die Hecken gesprungen seien und auf dem Gelände ein Auto in Brand gesteckt hätten.

»Worum ging es bei den Unruhen?«, wollte Jaja wissen.

»Um Licht und Wasser«, sagte Obiora und schaute ihn an.

»Es gab einen Monat lang kein Licht und kein Wasser«, fügte Tante Ifeoma hinzu. »Die Studenten sagten, sie könnten so nicht studieren, und verlangten, dass die Examen verschoben würden, aber das wurde abgelehnt.«

»Die Mauern sind scheußlich«, sagte Amaka auf Englisch, und ich fragte mich, was sie wohl von den Mauern um unser Grundstück halten würde, wenn sie uns je besuchte. Die Mauern des Vizerektors waren gar nicht so hoch; ich konnte das große Gebäude erkennen, das sich hinter einem Baldachin von Bäumen mit gelblich grünen Blättern versteckte. »Mauern zu errichten ist sowieso nur eine Lösung an der Oberfläche«, fuhr sie fort. »Wenn ich Vizerektor wäre, würden die Studenten keinen Aufstand machen. Sie würden Wasser und Licht haben.«

»Wenn irgendein hohes Tier in Abuja sich die Kohle unter den Nagel reißt, soll dann der Vizerektor in Nsukka den Goldesel spielen?«, fragt Obiora. Ich sah ihn von der Seite an und stellte mir mich selbst vor, wie ich mit vierzehn gewesen war und wie ich jetzt war.

»Ich hätte momentan nichts dagegen, wenn jemand für mich den Goldesel spielen würde«, sagte Tante Ifeoma und lachte wieder wie der stolze Trainer am Spielfeldrand. »Jetzt fahren wir in die Stadt und gucken, ob es irgendwo auf dem Markt *ube* zu einem halbwegs anständigen Preis gibt. Ich weiß, Pater Amadi mag *ube*, und wir haben zu Hause noch Mais, der dazu passt.«

»Wird das Benzin reichen, Mom?«, fragte Obiora.

»*Amarom*, wir können es versuchen.«

Tante Ifeoma ließ den Wagen die Straße hinunterrollen, die zum Haupteingang der Universität führte. Jaja drehte sich nach der Statue mit dem stolz aufgerichteten Löwen um, und seine Lippen bewegten sich lautlos. *Um dem Menschen seine Würde wiederzugeben.* Auch Obiora las die Inschrift. Er lachte höhnisch auf und fragte: »Aber wann hat der Mensch seine Würde verloren?«

Vor dem Tor startete Tante Ifeoma den Wagen wieder. Als er nur ruckelte, ohne zu zünden, murmelte sie: »Heilige Muttergottes, bitte nicht jetzt«, und versuchte es noch einmal. Das Auto jaulte nur kurz auf. Jemand hupte hinter uns, und ich drehte mich um und schaute zu der Frau in dem gelben Peugeot 504. Sie stieg aus und kam auf uns zu; der Hosenrock, den sie trug, flatterte um ihre Fesseln, die plump waren wie Süßkartoffeln.

»Mein Auto ist gestern in der Nähe des Eastern Shop liegengeblieben.« Die Frau stand an Tante Ifeomas Fenster; sie trug eine ungebändigte krisselige Dauerwelle, die vom Wind zerzaust wurde. »Mein Sohn hat heute Morgen einen Liter vom Auto meines Mannes abgepumpt, damit ich wenigstens bis zum Markt komme. *O di egwu.* Ich hoffe, es gibt bald wieder Benzin.«

»Warten wir's ab, Schwester. Wie geht's der Familie?«, fragte Tante Ifeoma.

»Uns geht's gut, danke. Viel Glück!«

»Los, schieben wir«, schlug Obiora vor und öffnete bereits die Wagentür.

»Warte.« Tante Ifeoma drehte noch einmal den Zündschlüssel, und der Motor erwachte mit einem

Ruck zum Leben. Mit quietschenden Reifen fuhr sie los, als wollte sie dem Auto erst gar keine Chance geben, noch einmal stehenzubleiben.

Wir hielten neben einer *ube*-Händlerin am Straßenrand, die ihre bläulichen Früchte in kleinen Pyramiden auf einem Emailletablett feilbot. Tante Ifeoma gab Amaka ein paar zerknitterte Scheine aus ihrer Börse. Amaka verhandelte eine Weile mit der Gemüsefrau, dann lachte sie und zeigte auf die Stapel, die sie wollte. Ich fragte mich, wie es sich wohl anfühlte, so etwas zu tun.

Zurück in der Wohnung, leistete ich Tante Ifeoma und Amaka in der Küche Gesellschaft, während Jaja mit Obiora loszog, um mit den Kindern aus den Wohnungen über uns Fußball zu spielen. Tante Ifeoma nahm eine der riesigen Yamswurzeln, die wir von zu Hause mitgebracht hatten, und Amaka breitete Zeitungen auf dem Boden aus, um die Knolle darauf zu putzen und aufzuschneiden; das war leichter, als sie hochzuheben und auf die Arbeitsfläche zu legen. Als Amaka die Yamsscheiben in eine Plastikschüssel legte, bot ich mich an, ihr beim Schälen zu helfen, und sie reichte mir wortlos ein Messer.

»Pater Amadi wird dir gefallen, Kambili«, sagte Tante Ifeoma. »Er ist neu hier als Kaplan, auf dem Campus aber bei allen schon sehr beliebt. Ständig wird er von irgendjemand zum Essen eingeladen.«

»Ich glaube, mit unserer Familie fühlt er sich besonders verbunden«, sagte Amaka.

Tante Ifeoma lachte. »Amaka hat ihn unter ihre Fittiche genommen.«

»Du verschwendest Gemüse, Kambili«, sagte Amaka barsch. »Mensch, schält ihr so bei euch zu Hause Yams?«

Ich sprang auf und ließ das Messer fallen. Es landete nur einen Zentimeter neben meinem Fuß. »Entschuldigung«, sagte ich, war mir aber nicht sicher, ob ich damit das Messer meinte, das mir heruntergefallen war, oder die Tatsache, dass ich offenbar zu viel von dem cremigweißen Fleisch der Yamswurzel an den braunen Schalen ließ.

Tante Ifeoma beobachtete uns. »Amaka, *ngwa*, zeig Kambili, wie man sie schält.«

Amaka schaute ihre Mutter mit finsterer Miene an, als könnte sie nicht glauben, dass es jemanden gab, dem man beibringen musste, wie man Yams ordentlich zerteilte. Sie hob das Messer auf und fing an, eine Scheibe zu schälen, wobei sie darauf achtete, dass nur die braune Schale abging. Ich sah die präzisen Bewegungen ihrer Hand und die immer länger werdende Schale und wünschte, ich hätte mich entschuldigen können, wünschte, ich hätte gewusst, wie man es richtig macht. Sie war so geschickt, dass die Schale kein einziges Mal abriss, sondern sich zu einer endlosen, sich windenden, mit Erde behafteten Spirale kräuselte.

»Vielleicht sollte ich das ja in deinen Tagesplan schreiben, wie man Yams schält«, murmelte Amaka.

»Amaka!«, rief Tante Ifeoma. »Kambili, bitte hol mir mal etwas Wasser aus dem Kanister draußen.«

Dankbar für die Gelegenheit, der Küche und Amakas bösem Gesicht den Rücken kehren zu können, nahm ich den Eimer. Amaka sprach nicht viel für den Rest des Nachmittags, bis Pater Amadi kam, eingehüllt in eine Wolke erdiges Eau de Cologne. Chima sprang an ihm hoch und klammerte sich an ihm fest. Obiora schüttelte ihm die Hand. Tante Ifeoma und Amaka umarmten ihn kurz, und dann stellte Tante Ifeoma Jaja und mich vor.

»Guten Abend«, sagte ich und fügte hinzu: »Pater.« Mir kam es fast wie ein Frevel vor, diesen jungenhaften Mann – der ein aufgeknöpftes T-Shirt und Jeans trug, die so ausgewaschen waren, dass man nicht mehr sagen konnte, ob sie einmal schwarz oder dunkelblau gewesen waren – mit diesem ehrwürdigen Titel anzusprechen.

»Kambili und Jaja«, sagte er, als hätten wir uns schon einmal getroffen. »Wie gefällt euch euer erster Besuch in Nsukka?«

»Sie finden es grauenvoll«, sagte Amaka, und ich wünschte mir auf der Stelle, sie hätte es nicht gesagt.

»Nsukka hat durchaus seine Reize«, sagte Pater Amadi lächelnd. Er hatte die Stimme eines Sängers, eine Stimme, die denselben Effekt auf meine Ohren hatte wie das Pears-Babyöl, das mir Mama manchmal ins Haar massierte, auf meine Kopfhaut. Beim Abendessen verstand ich nicht alles von seinen mit Englisch durchwirkten Igbo-Sätzen, weil meine Ohren mehr dem Klang seiner Worte folgten als ihrem Inhalt. Er nickte, während er seine Yams und das grüne Gemüse kaute, und sprach erst wieder, wenn er heruntergeschluckt und etwas Wasser getrunken hatte. Bei Tante Ifeoma fühlte er sich zu Hause; er wusste sogar, aus welchem Stuhl ein Nagel hervorragte, an dem man hängen bleiben und sich einen Faden ziehen konnte. »Ich dachte, ich hätte diesen Nagel längst reingeschlagen«, sagte er und sprach dann mit Obiora über Fußball, mit Amaka über den Journalisten, den die Regierung gerade hatte verhaften lassen, über die katholische Frauenorganisation mit Tante Ifeoma und über das Videospiel der Nachbarskinder mit Chima.

Meine Cousins schnatterten wie eh und je, aber sie warteten, bis Pater Amadi zuerst etwas sagte, und stürzten sich dann darauf. Ich musste an die gemästeten Hähnchen denken, die Papa manchmal für unsere Opferprozession kaufte, damit wir sie zusätzlich zu dem Kommunionswein, den Yamswurzeln und manchmal den Ziegen an den Altar bringen konnten. Wir ließen sie bis Sonntagmorgen in unserem Hof herumpicken, und die Hühner rannten immer wie verrückt und voller Begeisterung zu Sisi, wenn sie ihnen Brotstückchen zuwarf. Genau wie sie waren auch Tante Ifeomas Kinder bei jedem Wort von Pater Amadi zur Stelle.

Pater Amadi bezog Jaja und mich in die Unterhaltung mit ein und stellte uns Fragen. Ich wusste, dass sie uns beiden galten, weil er immer den Plural »ihr«, *unu*, benutzte, anstelle des Singulars *gi*, doch ich hielt mich trotzdem im Hintergrund und war dankbar, wenn Jaja antwortete. Pater Amadi fragte, wo wir zur Schule gingen, welche Fächer wir mochten, ob wir irgendwelchen Sport machten. Als er fragte, in welche Kirche wir in Enugu gingen, sagte Jaja es ihm.

»St. Agnes? Ich habe dort einmal einen Gottesdienst gehalten«, sagte Pater Amadi.

Jetzt erinnerte ich mich wieder an ihn, an den jungen Gastpriester, der mitten in der Predigt zu singen angefangen hatte und für den wir laut Papa beten mussten, weil Leute wie er der Kirche nur Scherereien machten. Es hatte in all den Monaten noch mehr Gastpriester gegeben, aber ich wusste, dass er es war. Ich wusste es einfach. Und ich erinnerte mich an das Lied, das er gesungen hatte.

»Wirklich?«, fragte Tante Ifeoma. »Mein Bruder Eugene finanziert diese Kirche praktisch im Alleingang. Hübsche Kirche.«

»*Chelukwa.* Moment mal. Ihr Bruder ist Eugene Achike? Der Verleger des *Standard*?«

»Ja. Eugene ist mein älterer Bruder. Ich dachte, ich

hätte das einmal erwähnt.« Obwohl Tante Ifeoma lächelte, sah sie nicht fröhlich aus.

»*Ezi okwu?* Das wusste ich nicht.« Pater Amadi schüttelte den Kopf. »Ich habe gehört, er habe großen Anteil an den redaktionellen Entscheidungen. Der *Standard* ist die einzige Zeitung, die sich heutzutage traut, die Wahrheit zu sagen.«

»Ja«, sagte Tante Ifeoma. »Und er hat einen brillanten Chefredakteur namens Ade Coker, obwohl ich mich frage, wie lange es noch dauert, bis sie ihn endgültig einlochen. Selbst mit Eugenes Geld kann man nicht alles kaufen.«

»Irgendwo habe ich gelesen, dass *Amnesty World* Ihrem Bruder einen Preis verleihen will«, sagte Pater Amadi. Er nickte langsam, voller Bewunderung, und plötzlich wurde mir vor Stolz ganz warm ums Herz. Es war mein innigster Wunsch, mit Papa in Verbindung gebracht zu werden, und ich hätte gern etwas gesagt, um diesem gutaussehenden Kaplan in Erinnerung zu rufen, dass Papa nicht nur Tante Ifeomas Bruder oder der Verleger des *Standard* war, sondern auch mein Vater. Ich wünschte mir, etwas von dem Glanz in Pater Amadis Augen würde auf mich abfärben, an mir haften bleiben.

»Einen Preis?«, fragte Amaka aufgeregt. »Mom, wir sollten wenigstens ab und zu den *Standard* kaufen, damit wir wissen, was vorgeht.«

»Oder wir könnten unseren Stolz herunterschlucken und um kostenlose Exemplare bitten«, sagte Obiora.

»Ich wusste nicht einmal von dem Preis«, sagte Tante Ifeoma. »Nicht dass Eugene mir überhaupt etwas davon sagen würde, *igasikwa*. Wir können ja nicht einmal ein Gespräch miteinander führen. Schließlich musste ich sogar die Pilgerfahrt nach Aokpe ins Feld führen, damit er die Kinder zu uns zu Besuch kommen lässt.«

»Sie planen also, nach Aokpe zu fahren?«, fragte Pater Amadi.

»Ich hatte es eigentlich gar nicht vor. Aber jetzt geht es wohl nicht anders, und ich muss den Zeitpunkt der nächsten Erscheinung herausfinden.«

»Die Leute denken sich diese ganzen Erscheinungen doch bloß aus. Hat es nicht geheißen, Unsere Liebe Frau sei letztens im Bishop-Shanahan-Krankenhaus erschienen? Und dass sie dann in Transekulu gesehen wurde?«, fragte Obiora.

»Aokpe ist anders. Es sieht ganz so aus wie in Lourdes«, sagte Amaka. »Außerdem ist es höchste Zeit, dass Unsere Liebe Frau nach Afrika kommt. Habt ihr euch nie gefragt, warum sie eigentlich immer nur in Europa erscheint? Immerhin stammt sie aus dem Nahen Osten.«

»Was ist sie jetzt, eine politische Jungfrau?«, fragte Obiora, und ich schaute ihn wieder verblüfft an. Er war eine kühne männliche Version dessen, was ich mit vierzehn niemals hätte sein können und was ich immer noch nicht war.

Pater Amadi lachte. »Aber sie ist in Ägypten erschienen, Amaka. Wenigstens sind die Leute dort zusammengelaufen, so wie sie jetzt in Aokpe zusammenlaufen. *O bugodi*, wie Wanderheuschrecken.«

»Sie klingen nicht so, als würden Sie daran glauben, Pater.« Amaka betrachtete ihn.

»Ich glaube nicht, dass wir nach Aokpe oder sonstwohin pilgern müssen, um sie zu finden. Sie ist hier, hier in uns drin, und führt uns zu ihrem Sohn.« Er sagte es so leichthin, als wäre sein Mund ein Musikinstrument, das einen Ton von sich gibt, sobald man es berührt oder öffnet.

»Aber was ist mit dem ungläubigen Thomas in uns, Pater? Dem Teil, der sehen muss, um zu glauben?«, fragte Amaka. Sie trug wieder diesen Ausdruck im Gesicht, bei dem ich mich immer fragte, ob sie es ernst meinte oder nicht.

Pater Amadi gab keine Antwort; stattdessen zog er eine Grimasse, und Amaka lachte. Die Lücke zwischen ihren Schneidezähnen war breiter und eckiger als die von Tante Ifeoma, als hätte jemand die Zähne mit einem metallischen Gegenstand auseinandergedrückt.

Nach dem Essen zogen wir uns alle in das Wohnzimmer zurück, und Tante Ifeoma bat Obiora, den Fernseher auszuschalten, damit wir gemeinsam beten konnten, solange Pater Amadi da war. Chima war schon auf dem Sofa eingeschlafen, und Obiora lehnte sich während des ganzen Rosenkranzes an ihn. Pater Amadi machte den Anfang mit dem ersten Gesetz und stimmte am Ende ein Lied auf Igbo an. Während sie sangen, öffnete ich die Augen und starrte auf die Wand, auf das Familienfoto von Chimas Taufe. Direkt daneben hing eine unscharfe Reproduktion der Pietà. Der hölzerne Rahmen hatte Risse an den Ecken. Ich presste die Lippen aufeinander und biss mir auf die Unterlippe, damit mein Mund nicht in den Gesang einfiel, damit er mich nicht verriet.

Wir packten unsere Rosenkränze weg, saßen im Wohnzimmer, aßen Mais und *ube* und schauten *Newsline* im Fernsehen. Als ich einmal aufblickte, sah ich, dass Pater Amadis Augen auf mir ruhten, und plötzlich konnte ich das *ube*-Fleisch nicht mehr vom Kern lutschen. Ich konnte meine Zunge nicht bewegen, konnte nicht schlucken, sosehr war ich mir dieser Augen bewusst, die auf mir ruhten, war mir der Tatsache bewusst, dass sie mich anschauten, mich beobachteten. »Ich habe dich heute nicht ein einziges Mal lachen oder lächeln sehen, Kambili«, sagte er schließlich.

Ich blickte auf meinen Mais hinab. Ich hätte gern gesagt, es tue mir leid, dass ich nicht lächelte oder lachte, aber die Worte wollten nicht kommen, und eine Weile konnten meine Ohren auch nichts hören.

»Sie ist schüchtern«, sagte Tante Ifeoma.

Ich murmelte etwas, von dem ich wusste, dass es unverständlich war, stand auf und ging ins Schlafzimmer, darauf bedacht, dass die Tür zum Flur geschlossen war. Pater Amadis melodische Stimme klang mir noch im Ohr, bis ich einschlief.

In Tante Ifeomas Haus wurde immer gelacht, und ganz egal, woher das Lachen kam, es hallte von allen Wänden wider, in allen Räumen. Diskussionen kamen schnell auf und verebbten ebenso rasch wieder. Stets waren die Gebete am Morgen und Abend mit Liedern aufgepeppt, Lobliedern auf Igbo, bei denen auch das Händeklatschen nicht fehlen durfte. Zu den Mahlzeiten gab es nur wenig Fleisch, oft lediglich ein Stück für jeden, das zwei Finger breit und einen halben Finger lang war. Die Wohnung funkelte immer vor Sauberkeit – Amaka schrubbte die Böden mit einem harten Besen, Obiora wischte auf, Chima schüttelte die Kissen auf den Sesseln auf. Im Geschirrspülen wechselten wir uns ab. Auch mich und Jaja nahm Tante Ifeoma in den Geschirrspül-Turnus auf, und nachdem ich die mit *garri* verkrusteten Teller vom Mittagessen abgewaschen hatte, nahm Amaka sie von dem Tablett, auf das ich sie zum Abtropfen gelegt hatte, und weichte sie noch einmal in Wasser ein.

»Wascht ihr so euer Geschirr zu Hause?«, fragte

sie. »Oder gehört Geschirrspülen nicht zu deinem schicken Stundenplan?«

Ich stand da, schaute sie an und wünschte, Tante Ifeoma wäre da gewesen, um meine Partei zu ergreifen. Amaka starrte mich noch einen Moment lang finster an und ging dann aus dem Zimmer. Sie sprach nicht mehr, bis an diesem Nachmittag ihre Freundinnen zu Besuch kamen. Tante Ifeoma und Jaja waren im Garten, und die Jungen spielten vor dem Haus Fußball. »Kambili, das sind meine Freundinnen aus der Schule«, sagte Amaka beiläufig.

Die beiden Mädchen sagten hallo, und ich lächelte. Ihr Haar war so kurz geschnitten wie das von Amaka, sie trugen glänzenden Lippenstift und so enge Hosen, dass ich mich fragte, ob sie wohl anders liefen, wenn sie etwas Bequemeres trugen. Ich beobachtete sie, wie sie sich prüfend im Spiegel betrachteten oder über einer amerikanischen Zeitschrift brüteten, auf deren Titelblatt eine braunhäutige Schönheit mit honigfarbenem Haar prangte, und hörte zu, wie sie über einen Mathelehrer sprachen, der die Antworten auf seine eigenen Prüfungsfragen nicht wusste, über ein Mädchen, das zum Abendunterricht einen Minirock trug, obwohl es Beine hatte wie Yamswurzeln, und über einen Jungen, der nett sei. »Nett, *sha*, nicht attraktiv«, betonte eine von ihnen. Sie trug einen Hängeohrring in einem Ohr und einen glänzenden Stecker aus falschem Gold im anderen.

»Sind das alles deine eigenen Haare?«, fragte die andere, und ich merkte nicht, dass sie mich meinte, bis Amaka rief: »Kambili!«

Ich hätte dem Mädchen gern gesagt, dass das in der Tat alles meine eigenen Haare waren, ohne künstliche Zöpfe, aber die Worte wollten mir nicht einfallen. Ich wusste, dass sie immer noch über meine Haare redeten und darüber, wie lang und dick sie aussahen. Ich wollte mit ihnen reden und mit ihnen lachen, wollte vor Vergnügen auf und ab hüpfen, so wie sie es taten, wenn sie lachten, aber meine Lippen klebten aufeinander. Weil ich nicht anfangen wollte zu stottern, fing ich an zu husten und rannte hinaus auf die Toilette.

Als ich an diesem Abend in der Küche den Tisch für das Abendessen deckte, hörte ich Amaka im Garten draußen sagen: »Bist du sicher, dass die normal sind, Mom? Kambili hat sich benommen wie ein *atulu*, als heute meine Freundinnen gekommen sind.« Amaka hatte ihre Stimme weder erhoben noch gesenkt, und was sie sagte, war klar und deutlich zu hören.

»Amaka, von mir aus kannst du denken, was du willst, aber du musst deine Cousine mit Respekt behandeln. Hast du das verstanden?«, erwiderte Tante Ifeoma auf Englisch. Sie klang sehr bestimmt.

»Ich habe nur eine Frage gestellt.«

»Deine Cousine mit Respekt zu behandeln heißt nicht, sie als Schaf zu bezeichnen.«

»Sie benimmt sich komisch. Sogar Jaja ist sonderbar. Bei denen stimmt was nicht.«

Meine Hand zitterte, während ich versuchte, eine Holzfaser glattzustreichen, die sich aus einem Riss in der Tischplatte nach oben ringelte. Kleine ingwerfarbene Ameisen marschierten in der Nähe des Risses über den Tisch. Tante Ifeoma hatte mir gesagt, ich solle mich nicht um sie kümmern, weil sie niemandem etwas täten und man sie sowieso nie ganz loswerde; sie seien so alt wie das Gebäude selbst.

Ich schaute ins Wohnzimmer hinüber, um zu sehen, ob Jaja trotz des Lärms aus dem Fernseher gehört hatte, was Amaka sagte. Aber er war völlig versunken in die Bilder auf dem Schirm, wie er da neben Obiora auf dem Boden lag. Er sah so aus, als läge er schon sein ganzes Leben lang da und schaute fern. Genau so sah er auch am nächsten Morgen in Tante Ifeomas Garten aus: als wäre es etwas, das er schon lange tat und nicht etwa nur die paar Tage, die wir schon da waren.

Tante Ifeoma hatte uns gebeten, zu ihr in den Garten zu kommen und zu helfen, sorgsam die verwelkten Blätter vom Wunderstrauch abzuzupfen.

»Sind sie nicht hübsch?«, fragte Tante Ifeoma. »Schaut euch nur diese Farben der Blätter an, Grün und Rosa und Gelb. Als hätte Gott mit Farbpinseln gespielt.«

»Ja«, sagte ich. Tante Ifeoma schaute mich an, und ich fragte mich, ob sie dachte, dass meiner Stimme die Begeisterung fehlte, die Jaja an den Tag legte, wenn er über ihren Garten sprach.

Einige der Kinder von den Wohnungen über uns kamen herunter und sahen uns zu. Sie waren alle um die fünf, ein Gewusel aus bekleckerten Kleidern und schnellem Geplapper. Sie sprachen miteinander und dann mit Tante Ifeoma, und schließlich wandte sich einer an mich und fragte, auf welche Schule ich in Enugu gehe. Ich stotterte und zerrte heftig an einigen noch frischen Blättern, riss sie heraus und betrachtete die klebrige Flüssigkeit, die aus den Stängeln quoll. Tante Ifeoma sagte, ich könne hineingehen, wenn ich wollte. Sie erzählte mir von einem Buch, das sie gerade fertiggelesen hatte; es liege auf dem Tisch in ihrem Zimmer, und sie sei sicher, es würde mir gefallen. Ich ging also in ihr Zimmer und nahm ein Buch mit einem verblichenen blauen Umschlag vom Tisch. Es hieß *Equianos Reisen oder Das Leben von Gustavus Vassa dem Afrikaner*.

Ich setzte mich auf die Veranda, das Buch auf dem Schoß, und sah einem der Kinder zu, das einen Schmetterling fing. Der Schmetterling flatterte auf und ab und schlug dabei langsam mit den gelben, schwarzgesprenkelten Flügeln, als wollte er das kleine Mädchen ärgern. Das Haar des Mädchens, das wie ein Knäuel Wolle mitten auf ihrem Kopf thronte, hüpfte, während sie rannte. Auch Obiora saß auf der Veranda, aber in der Sonne, weshalb er die Augen hinter seiner dicken Brille zusammenkneifen musste. Während er das kleine Mädchen beobachtete, wiederholte er langsam den Namen Jaja, wobei er zuerst die erste und dann die zweite Silbe betonte. »*Aja* bedeutet Sand oder auch Orakel, aber *Jaja*? Was ist Jaja für ein Name? Igbo ist es nicht«, verkündete er schließlich.

»Eigentlich heiße ich Chukwuka. Jaja ist ein Spitzname aus meiner Kindheit, der hängengeblieben ist.« Jaja kniete auf dem Boden. Er trug nur ein Paar Shorts aus Jeansstoff, und das Spiel der Muskeln auf seinem Rücken, der glatt und lang war wie die Blätter, die er jätete, war deutlich zu sehen.

»Als er noch ein Baby war, konnte er nur Ja-Ja sagen. Deshalb nannte ihn jeder Jaja«, sagte Tante Ifeoma. An Jaja gewandt, fügte sie hinzu: »Ich habe deiner Mutter damals gesagt, das sei ein sehr passender Spitzname für dich, weil du so werden würdest wie Jaja von Opobo.«

»Jaja von Opobo? Der dickköpfige König?«, fragte Obiora. »Trotzig war er«, sagte Tante Ifeoma. »Er war ein trotziger König.«

»Was bedeutet trotzig, Mommy? Was hat der König gemacht?«, fragte Chima. Er war auch im Garten, auf den Knien, und mit irgendetwas beschäftigt, obwohl ihm Tante Ifeoma mehrfach sagte: »*Kwusia*, nicht so« oder: »Wenn du das noch mal machst, kriegst du was hinter die Löffel.«

»Er war der König des Opobo-Volkes«, sagte Tante Ifeoma, »und als die Briten kamen, ließ er es nicht zu, dass sie sich den ganzen Handel unter den Nagel rissen. Er verkaufte seine Seele nicht für ein bisschen Schießpulver, wie das die anderen Könige taten, weshalb ihn die Briten nach Westindien ins Exil schickten. Er ist nie mehr nach Opobo zurückgekehrt.« Tante Ifeoma goss weiter die Reihe von winzigen bananenfarbenen Blümchen, die in Büscheln aus der Erde ragten. Sie hatte eine metallene Gießkanne in der Hand und hielt sie schief, damit Wasser aus der Tülle kam. Den größten Kanister Wasser, den wir an diesem Morgen vollgemacht hatten, hatte sie bereits aufgebraucht.

»Das ist traurig. Vielleicht wäre er besser nicht trotzig gewesen«, sagte Chima. Er hockte sich neben Jaja auf die Erde. Ich fragte mich, ob er überhaupt verstand, was »ins Exil geschickt« bedeutete oder was es hieß, »seine Seele für ein bisschen Schießpulver zu verkaufen«. Tante Ifeoma redete mit ihm, als ginge sie davon aus, dass er es wusste.

»Trotzig zu sein kann manchmal gut sein«, sagte Tante Ifeoma. »Trotz ist wie Marihuana – wenn es richtig eingesetzt wird, ist es keine schlechte Sache.«

Bei ihrem feierlichen Ton, der frevlerischer war als das, was sie gesagt hatte, blickte ich auf. Sie hatte sich mit Chima und Obiora unterhalten, aber es war Jaja, den sie dabei anschaute.

Obiora lächelte und schob seine Brille hoch. »Jaja von Opobo war übrigens kein Heiliger. Er verkaufte sein Volk in die Sklaverei, und abgesehen davon haben die Briten am Schluss gesiegt. So viel zum Thema Trotz.«

»Die Briten gewannen den Krieg, aber sie haben viele Schlachten verloren«, sagte Jaja, und meine Augen flogen über die Textzeilen auf der Seite meines Buches. Wie machte Jaja das bloß? Wie brachte er es bloß fertig, so frei zu sprechen? Hatte er nicht die gleichen Luftblasen in der Kehle, die die Worte zurückhielten und bewirkten, dass man bestenfalls ein Stottern herausbekam? Ich schaute auf, um ihn zu beobachten, um zu sehen, wie ihm die Schweißperlen auf der dunklen Haut standen und in der Sonne glitzerten. So hatte ich ihn noch nie gesehen: wie er die Arme bewegte, wie dieses stechende Licht in seinen Augen aufleuchtete, sobald er in Tante Ifeomas Garten war.

»Was ist mit deinem kleinen Finger passiert?«, fragte Chima. Jaja blickte auf seine Hand hinab, als bemerkte er den krummen Finger, der wie ein vertrockneter Ast von seiner Hand abstand, zum ersten Mal.

»Jaja hat einen Unfall gehabt«, sagte Tante Ifeoma schnell. »Chima, hol mir mal den Kanister. Er ist fast leer, du kannst ihn bestimmt tragen.«

Ich schaute Tante Ifeoma an, und als sich unsere

Blicke begegneten, schaute ich weg. Sie wusste es. Sie wusste, was mit Jajas Finger passiert war.

Als er zehn war, hatte er zwei Fragen bei seinem Katechismustest verpatzt und war in seiner Kommunionsklasse nicht Bester geworden. Papa hatte ihn mit nach oben genommen und die Tür abgeschlossen. Als Jaja wieder herauskam, weinte er und hielt sich die linke Hand. Papa fuhr ihn ins St.-Agnes-Krankenhaus. Auch Papa weinte, als er Jaja den ganzen Weg zum Auto wie ein Baby auf dem Arm trug. Später hatte mir Jaja gesagt, Papa hätte bewusst nicht die rechte Hand genommen, weil er damit schrieb.

»Die fängt bald an zu blühen«, sagte Tante Ifeoma zu Jaja und zeigte auf eine Ixora-Blüte. »Noch zwei Tage, und sie wird ihre Augen vor der Welt öffnen.«

»Das werde ich wahrscheinlich nicht mehr sehen«, sagte Jaja. »Dann sind wir schon wieder weg.«

Tante Ifeoma lächelte. »Sagt man nicht, die Zeit fliegt, wenn man glücklich ist?«

In diesem Moment klingelte das Telefon, und Tante Ifeoma bat mich, dranzugehen, weil ich am nächsten bei der Veranda war. Es war Mama. Ich wusste sofort, dass etwas nicht stimmte, weil es sonst immer Papa war, der die Telefonate machte. Außerdem riefen sie nie am Nachmittag an.

»Dein Vater ist nicht da«, sagte Mama. Ihre Stimme klang so, als müsste sie sich die Nase putzen. »Er musste heute früh weg.«

»Geht es ihm gut?«, fragte ich.

»Es geht ihm gut.« Sie machte eine Pause, und ich hörte, wie sie mit Sisi redete. Dann kam sie ans Telefon zurück und erzählte, gestern seien Soldaten in die kleinen, unauffälligen Räume gekommen, in denen der *Standard* sein Büro hatte. Niemand wusste, wie sie herausgefunden hatten, wo das Büro war. Es seien so viele Soldaten gewesen, dass die Leute auf der Straße zu Papa gesagt hatten, es hätte sie an Bilder von der Front erinnert, während des Bürgerkriegs. Die Soldaten hatten die gesamte Auflage der Zeitung mitgenommen, Möbel und Druckmaschinen zertrümmert, die Büros abgeschlossen, die Schlüssel mitgenommen und Türen und Fenster vernagelt. Ade Coker war wieder in Haft.

»Ich mache mir Sorgen um deinen Vater«, sagte Mama, bevor ich Jaja den Hörer gab. »Ich mache mir Sorgen um deinen Vater.«

Auch Tante Ifeoma schien besorgt zu sein, denn nach dem Telefonat ging sie zum Kiosk und kaufte ein Exemplar des *Guardian*, obwohl sie sonst nie Zeitungen kaufte. Sie kosteten zu viel; wenn sie Zeit hatte, las sie sie am Zeitungsstand. Die Geschichte von den Soldaten, die den *Standard* dichtgemacht hatten, war in der Mitte der Zeitung versteckt, gleich bei den Anzeigen für italienische Importschuhe für Frauen.

»Onkel Eugene hätte das auf der Titelseite seiner

Zeitung gebracht«, sagte Amaka, und ich fragte mich, ob es Stolz war, was da in ihrer Stimme mitschwang.

Als Papa später anrief, wollte er zuerst mit Tante Ifeoma sprechen. Danach redete er mit Jaja und dann mit mir. Er sagte, es gehe ihm gut, alles sei in Ordnung, dass er uns vermisse und uns sehr lieb habe. Er erwähnte weder den *Standard* noch das, was mit dem Redaktionsbüro passiert war. Nachdem wir aufgehängt hatten, sagte Tante Ifeoma: »Euer Vater möchte, dass ihr noch ein paar Tage hierbleibt.« Jaja lächelte so breit, dass auf seinen Wangen Grübchen zu sehen waren. Ich hatte gar nicht gewusst, dass er sie besaß.

Das Telefon klingelte früh, noch bevor einer von uns sein Bad genommen hatte. Mir wurde der Mund ganz trocken, weil ich mir sicher war, dass es um Papa ging, dass ihm etwas passiert war. Die Soldaten waren ins Haus gekommen; sie hatten ihn erschossen, damit er nie wieder etwas veröffentlichte. Ich wartete darauf, dass Tante Ifeoma Jaja und mich rufen würde, obwohl ich eine Faust machte und mir mit ganzer Kraft wünschte, sie würde es nicht tun. Sie blieb ein paar Momente am Telefon, und als sie aus ihrem Zimmer kam, sah sie niedergeschlagen aus. Für den Rest des Tages lachte sie nicht so oft wie sonst, und als Chima sich neben sie setzen wollte, fuhr sie ihn an: »Lass mich in Ruhe! *Nekwa anya*, du bist kein Baby mehr.« Die eine Hälfte ihrer Unterlippe verschwand im Mund, und ihr Kinn zitterte, als sie darauf herumkaute.

Pater Amadi kam während des Abendessens vorbei. Er holte sich einen Stuhl aus dem Wohnzimmer und setzte sich mit einem Glas Wasser, das Amaka ihm gebracht hatte, zu uns.

»Ich habe Fußball gespielt und bin hinterher mit ein paar von den Jungs in die Stadt gefahren. Wir haben *akara* und gebratene Yamswurzeln gegessen«, berichtete er, als Amaka ihn fragte, was er heute gemacht habe.

»Warum haben Sie mir nicht gesagt, dass Sie heute spielen, Pater?«, fragte Obiora.

»Tut mir leid, dass ich dich vergessen habe, aber ich werde dich und Jaja kommendes Wochenende abholen, dann spielen wir.« Seine melodische Stimme wurde ganz leise, als er sich entschuldigte. Ich konnte nicht anders, als ihn anzusehen, weil seine Stimme mich mitriss und weil ich nicht gewusst hatte, dass auch ein Priester Fußball spielen kann. Es kam mir so gottlos, so gewöhnlich vor. Unsere Blicke begegneten sich über dem Tisch, und ich schaute schnell weg.

»Vielleicht spielt ja Kambili auch mit«, sagte er. Als ich hörte, wie seine Stimme meinen Namen aussprach, in dieser Melodie, wurde mir ganz eng um die Brust. Rasch schob ich mir einen Löffel Reis in den Mund, damit es so aussah, als würde ich etwas sagen, wenn ich nicht kauen müsste. »Amaka hat am Anfang, als ich hierherkam, immer mitgespielt, aber jetzt verbringt sie ihre Zeit lieber damit, afrikanische Musik zu hören und unrealistische Träume zu träumen.«

Tante Ifeomas Kinder lachten, Amaka am lautesten, und Jaja lächelte. Nur Tante Ifeoma lachte nicht. Sie kaute ihr Essen in kleinen Bissen; ihre Augen wirkten abwesend.

»Ifeoma, stimmt was nicht?«, fragte Pater Amadi.

Sie schüttelte den Kopf und seufzte, als hätte sie gerade erst gemerkt, dass sie nicht allein war. »Ich habe heute eine Nachricht von zu Hause bekommen. Unser Vater ist krank. Sie sagten, er sei drei Tage hintereinander nicht mehr richtig aufgestanden. Ich möchte ihn hierherholen.«

»*Ezi okwu?*« Pater Amadis Brauen zogen sich zusammen. »Ja, Sie sollten ihn hierherholen.«

»Papa-Nnukwu ist krank?«, fragte Amaka mit schriller Stimme. »Mom, wann hast du das erfahren?«

»Heute Morgen, seine Nachbarin hat mich angerufen. Nwamgba ist eine gute Frau. Sie ist den ganzen Weg bis nach Ukpo gelaufen, um ein Telefon zu finden.«

»Du hättest es uns sagen sollen!«, rief Amaka.

»*O gini?* Habe ich es euch jetzt nicht gesagt?«, gab Tante Ifeoma barsch zurück.

»Wann können wir nach Aba fahren, Mom?«, fragte Obiora. Er klang ganz ruhig, und in diesem

Moment, wie in vielen anderen, seit wir gekommen waren, wirkte er so viel älter als Jaja.

»Ich habe nicht einmal genug Benzin im Tank, um nach Ninth Mile zu kommen, und ich weiß nicht, wann es wieder welches gibt. Ein Taxi kann ich mir nicht leisten. Öffentliche Verkehrsmittel kommen auch nicht in Frage – wie kann ich einen kranken alten Mann in einem dieser Busse hierherbringen, wo die Leute so eng zusammengepfercht werden, dass du mit dem Gesicht in der stinkigen Achselhöhle deines Nachbarn steckst?« Tante Ifeoma schüttelte den Kopf. »Ich bin müde, ich bin so müde.«

»Wir haben für Notfälle etwas Reservebenzin in der Kaplanei«, sagte Pater Amadi ruhig. »Ich bin mir sicher, dass ich ein paar Liter davon kriegen könnte. *Ekwuzina*, ich höre es gar nicht gern, wenn Sie so reden.«

Tante Ifeoma nickte und dankte Pater Amadi. Doch ihr Gesicht hellte sich nicht auf, und als wir später den Rosenkranz beteten, sang sie bei den Liedern nur leise mit. Mir fiel es schwer, mich in die Freudenreichen Geheimnisse des Rosenkranzes zu versenken, weil ich die ganze Zeit darüber nachdachte, wo Papa-Nnukwu schlafen würde, wenn er kam. In der kleinen Wohnung gab es nur wenige Möglichkeiten – das Wohnzimmer war schon voll mit den Matratzen der Jungen, und in Tante Ifeomas Zimmer war es viel zu eng, weil es zugleich als Speisekammer und als Schlafzimmer für sie und Chima diente. Folglich würde es wohl das andere Zimmer sein, das von Amaka – und mir. Ich fragte mich, ob ich wohl später beichten müsste, dass ich das Zimmer mit einem Heiden geteilt hatte. Ich unterbrach meine Meditation und fügte ein kurzes Gebet ein, Papa möge niemals herausfinden, dass Papa-Nnukwu auf Besuch gekommen war und ich in einem Zimmer mit ihm geschlafen hatte.

Am Ende der fünf Gesetze, bevor wir das »Salve Regina« sprachen, betete Tante Ifeoma für Papa-Nnukwu. Sie bat Gott, eine heilende Hand über ihm auszubreiten, so wie er es bei der Schwiegermutter des Apostels Petrus getan hatte. Sie bat die Jungfrau Maria um Fürbitte. Und sie bat die Engel, sich um ihn zu kümmern.

Mein »Amen« kam etwas verzögert und ein wenig überrascht. Wenn Papa für Papa-Nnukwu betete, so bat er Gott immer nur darum, ihn zu bekehren und ihm die wütenden Feuer der Hölle zu ersparen.

Als Pater Amadi früh am nächsten Morgen zu uns kam, sah er noch unpriesterlicher aus als sonst, denn er trug Khaki-Shorts, die nur bis kurz unterhalb seiner Knie gingen. Rasiert hatte er sich nicht, und in dem klaren Morgenlicht sahen seine Stoppeln aus wie kleine schwarze Punkte, die ihm jemand auf das Kinn gemalt hatte. Er parkte seinen Wagen direkt neben Tante Ifeomas Kombi und holte einen Benzinkanister und einen Gartenschlauch heraus, der auf ein Viertel seiner Länge gekürzt war.

»Lassen Sie mich das Ansaugen machen, Pater«, sagte Obiora.

»Pass auf, dass du nichts schluckst«, mahnte Pater Amadi. Obiora steckte ein Ende des Schlauchs in den Kanister und umschloss dann das andere Ende mit den Lippen. Ich sah, wie sich seine Backen blähten wie ein Ballon und dann wieder schlaff wurden. Rasch zog er das Schlauchende aus dem Mund und schob es in die Tanköffnung des Kombis. Er spuckte und hustete.

»Hast du zu viel angesaugt?«, fragte Pater Amadi und klopfte Obiora auf den Rücken.

»Nein«, sagte Obiora zwischen zwei Hustern. Er sah stolz aus.

»Gut gemacht. *Imana*, du weißt, das Ansaugen von Benzin ist heutzutage eine sehr nützliche Fähigkeit«, sagte Pater Amadi. Sein schiefes Lächeln konnte der perfekten, tönernen Glätte seiner Gesichtszüge nur wenig anhaben. Tante Ifeoma kam aus dem Haus. Sie hatte einen schlichten schwarzen *boubou* an. Heute trug sie keinen schimmernden Lippenstift, und ihre Lippen sahen rissig aus. Sie umarmte Pater Amadi. »Ich danke Ihnen, Pater.«

»Ich könnte Sie am späteren Nachmittag nach Aba fahren, nach dem Büro.«

»Nein, Pater. Danke. Ich fahre mit Obiora.«

Tante Ifeoma fuhr los, mit Obiora auf dem Beifahrersitz, und Pater Amadi verabschiedete sich kurz darauf. Chima besuchte die Nachbarskinder eine Treppe höher. Amaka ging in ihr Zimmer und drehte die Musik so laut auf, dass ich sie bis zur Veranda hören konnte. Mittlerweile war ich in der Lage, ihre kulturell bewussten Musiker auseinanderzuhalten. Sie waren leicht zu unterscheiden: die klaren, hohen Töne von Onyeka Onwenu, die ungestüme Kraft von Fela, die einschmeichelnde Weisheit von Osadebe. Jaja war im Garten mit Tante Ifeomas Gartenschere zugange, und ich setzte mich mit dem Buch hin, das ich fast fertig hatte, und sah ihm zu. Er hielt die Schere mit beiden Händen über seinen Kopf und schnippelte vor sich hin.

»Glaubst du eigentlich, dass wir nicht normal sind?«, fragte ich ihn flüsternd.

»*Gini?*«

»Amaka sagt, wir sind nicht normal.«

Jaja schaute mich an und wandte dann den Blick ab, zu den Garagen vor dem Haus. »Was heißt nicht normal?«, fragte er – eine Frage, die weder eine Antwort brauchte noch sie verlangte. Dann wandte er sich wieder dem Beschneiden der Pflanzen zu.

Tante Ifeoma kehrte am Nachmittag zurück, als ich über dem monotonen Summen einer Biene irgendwo im Garten fast eingeschlafen wäre. Obiora half Papa-

Nnukwu aus dem Wagen, und der alte Mann stützte sich auf ihn, als sie auf das Haus zugingen. Amaka lief hinaus und stützte ihn von der anderen Seite. Seine Lider waren schwer, als hätte jemand Gewichte darauf gelegt, aber er lächelte und sagte etwas, das Amaka zum Lachen brachte.

»Papa-Nnukwu, *nno*«, sagte ich.

»Kambili«, erwiderte er schwach.

Tante Ifeoma wollte, dass Papa-Nnukwu sich auf Amakas Bett legte, aber er sagte, er wolle lieber auf dem Boden liegen. Das Bett federe ihm zu sehr. Obiora und Jaja bezogen die übrige Matratze und legten sie auf den Boden, und Tante Ifeoma half Papa-Nnukwu, sich darauf niederzulassen. Fast im selben Moment fielen ihm die Augen zu, obwohl das Lid seines erblindenden Auges einen Spalt offen blieb, als wollte er uns aus dem Land des müden, kranken Schlafes heimlich beobachten. Im Liegen sah er größer aus; er füllte die Matratze der Länge nach voll aus, und mir fiel wieder ein, wie er erzählt hatte, als junger Mann hätte er nur die Hand ausstrecken müssen, um *icheku* vom Baum zu pflücken. Der einzige *icheku*-Baum, den ich je gesehen hatte, war riesig gewesen, und seine Zweige hatten bis an das Dach eines zweistöckigen Hauses gereicht. Trotzdem glaubte ich Papa-Nnukwu, wenn er sagte, er habe nur die Hände heben müssen, um die schwarzen *icheku*-Schoten von den Zweigen zu pflücken.

»Zum Abendessen mache ich *ofe nsala.* Papa-Nnukwu isst das gern«, sagte Amaka.

»Ich hoffe, er wird etwas essen. Chinyelu sagte, in den letzten Tagen hätte er selbst Wasser kaum bei sich behalten können.« Tante Ifeoma beobachtete Papa-Nnukwu. Sie bückte sich und tippte leicht gegen die weiße Hornhaut an seinen Füßen. Schmale Linien liefen über seine Sohlen wie Risse in einer Wand.

»Wirst du ihn heute oder morgen zum Medical Center bringen, Mom?«, fragte Amaka.

»Hast du vergessen, *imarozi*, dass die Ärzte kurz vor Weihnachten in Streik getreten sind? Ich habe allerdings Doktor Nduoma angerufen, bevor ich gefahren bin, und er wird heute Abend vorbeikommen.«

Dr. Nduoma wohnte auch in der Marguerite Cartwright Avenue, ein Stück die Straße hinunter, in einem der zweistöckigen Häuser mit den großen Rasenflächen und dem Schild VORSICHT BISSIGER HUND. Er sei Direktor des Medical Center, der hiesigen Krankenstation, erklärte Amaka Jaja und mir, als wir ihm ein paar Stunden später dabei zusahen, wie er aus seinem roten Peugeot 504 kletterte. Seit dem Beginn des Ärztestreiks hatte er jedoch eine kleine Klinik in der Stadt geleitet. Die Klinik platze fast aus den Nähten, sagte Amaka. Sie hatte dort ihre Chloroquin-Spritzen bekommen, als sie das letzte Mal Malaria hatte, und die Schwester hatte auf einem rauchenden Kerosinofen Wasser abgekocht. Amaka war froh, dass Doktor Nduoma zu uns ins Haus kam; allein von der Luft in der überfüllten Klinik würde Papa-Nnukwu ersticken, sagte sie.

Doktor Nduoma trug ein ewiges Grinsen auf dem Gesicht, als würde er einem Patienten auch eine schlechte Nachricht mit einem Lächeln überbringen. Er umarmte Amaka und schüttelte dann Jaja und mir die Hand. Amaka folgte ihm in ihr Schlafzimmer, wo er Papa-Nnukwu untersuchen wollte.

»Papa-Nnukwu ist so dünn geworden«, sagte Jaja. Wir saßen nebeneinander auf der Veranda. Die Sonne war untergegangen, und eine leichte Brise kam auf. Viele der Kinder aus den Wohnungen spielten im Hof Fußball. Von einer Wohnung über uns rief ein Erwachsener herunter: »*Nee anya*, wenn ihr Kinder mit dem Ball da unten Flecken an die Garagenwand macht, dann schneide ich euch die Ohren ab!« Die Kinder lachten, wenn der staubige Ball auf die Garage traf; er hinterließ lauter kleine braune Tupfen auf der Wand.

»Glaubst du, Papa wird es herauskriegen?«, fragte ich.

»Was?«

Ich verschränkte die Finger. Wie war es möglich, dass Jaja nicht wusste, was ich meinte? »Dass Papa-Nnukwu hier bei uns ist, im selben Haus.«

»Ich weiß es nicht.«

Bei Jajas Ton drehte ich mich zu ihm um und sah

ihn an. Seine Stirn war nicht vor Sorge in Falten gelegt, so wie das bei meiner sicher der Fall war. »Hast du Tante Ifeoma das von deinem Finger erzählt?«, fragte ich. Ich hätte nicht fragen sollen. Es wäre besser gewesen, es auf sich beruhen zu lassen. Aber es war mir herausgerutscht. Nur wenn ich mit Jaja allein war, ließen die Blasen in meiner Kehle zu, dass ich sprechen konnte.

»Sie hat mich gefragt, und ich habe es ihr gesagt.« Er tippte mit dem Fuß einen energiegeladenen Rhythmus auf den Verandaboden.

Ich starrte auf meine Hände, auf die kurzen Nägel, die Papa früher fast bis aufs Nagelbett zurückgeschnitten hatte – ich hatte zwischen seinen Beinen gesessen, seine Wange streifte sanft mein Gesicht –, ehe ich alt genug war, um es selbst zu tun. Jetzt schnitt ich sie mir selber so kurz, bis auf das Nagelbett hinunter. Hatte Jaja vergessen, dass wir nichts erzählen sollten, dass es so viel gab, was wir nie erzählen sollten? Wenn die Leute fragten, hatte er bisher immer gesagt, sein Finger sei »etwas«, das ihm zu Hause passiert sei. Auf diese Weise war es keine Lüge, und die Leute dachten an einen Unfall, zum Beispiel, dass er ihn sich in einer schweren Tür eingeklemmt hatte. Ich wollte Jaja fragen, warum er es Tante Ifeoma erzählt hatte, aber ich wusste, dass das gar nicht nötig war, weil er mir genau diese eine Frage nicht beantworten konnte.

»Ich wische Tante Ifeomas Auto ab«, sagte Jaja und stand auf. »Schade, dass das Wasser nicht läuft, sonst könnte ich es richtig waschen. Es ist so staubig.«

Ich sah ihm nach, wie er in die Wohnung ging. Zu Hause hatte er noch nie ein Auto gewaschen. Seine Schultern sahen breiter aus, und ich fragte mich, ob es möglich war, dass die Schultern eines Teenagers innerhalb einer Woche in die Breite gingen. In der milden Brise lag der Geruch nach Staub und nach den zerquetschten Blättern, die Jaja abgeschnitten hatte. Aus der Küche wehte der Duft der Gewürze in Amakas *ofe nsala* und kitzelte mich in der Nase. Erst in diesem Moment wurde mir klar, dass der Takt, den Jaja auf der Veranda mit dem Fuß geklopft hatte, zu dem Igbo-Lied gehörte, das Tante Ifeoma und ihre Kinder jeden Abend beim Rosenkranzbeten sangen.

Ich saß immer noch auf der Veranda und las, als Doktor Nduoma ging. Er redete und lachte, als Tante Ifeoma ihn zu seinem Auto brachte, und er sagte, es sei eine große Versuchung für ihn, ihre Einladung zum Abendessen anzunehmen, statt zu den Patienten zurückzukehren, die in seiner Klinik auf ihn warteten. »Diese Suppe riecht wie etwas, für das sich die Köchin die Hände besonders gut gewaschen hat«, sagte er.

Tante Ifeoma trat auf die Veranda und schaute ihm hinterher, als er wegfuhr.

»Vielen Dank, *nna m*«, rief sie Jaja zu, der ihr vor der Wohnung geparktes Auto sauberwischte. Ich hatte noch nie gehört, dass sie zu Jaja *nna m*, »mein Vater«, sagte – so nannte sie manchmal ihre Söhne.

Jaja kam zu uns auf die Veranda. »Nichts zu danken, Tante.« Er hob die Schultern, als er so dastand, wie jemand, der voller Stolz Kleidung trägt, die ihm nicht passt. »Was hat der Doktor gesagt?«

»Er möchte ein paar Untersuchungen mit ihm machen. Ich werde euren Papa-Nnukwu morgen ins Medical Center bringen; wenigstens die Labors dort sind noch offen.«

Am nächsten Morgen brachte Tante Ifeoma Papa-Nnukwu ins Medical Center der Universität und kam kurz darauf schon wieder zurück, einen bitteren Zug um den Mund. Auch das Personal des Labors war mittlerweile in Streik getreten, so dass Papa-Nnukwu sich nicht untersuchen lassen konnte. Den Blick irgendwo in die Ferne gerichtet, sagte Tante Ifeoma, sie würde nach einem privaten Labor in der Stadt suchen; allerdings hätten die privaten Labors, so fügte sie leise hinzu, ihre Preise so drastisch erhöht, dass eine simple Untersuchung auf Typhus heutzutage fast mehr kostete als die Medizin für die Krankheit selbst. Sie würde Dr. Nduoma fragen müssen, ob die Tests wirklich alle nötig seien. Im Medical Center hätte sie keinen *kobo* gezahlt – wenigstens ein Vorteil, wenn man Dozentin an der Universität sei. Sie ließ Papa-Nnukwu zu Hause, damit er sich ausruhte, und ging dann noch einmal los, um die Medizin zu kaufen, die Dr. Nduoma ihm verschrieben hatte. Sorgenfalten durchzogen ihre Stirn.

An diesem Abend fühlte sich Papa-Nnukwu immerhin gut genug, um zum Abendessen aufzustehen, und Tante Ifeomas Miene heiterte sich etwas auf. Es waren noch *ofe nsala* und *garri* übrig, das Obiora zu einem dicken, weichen Brei gestampft hatte.

»*Garri* soll man eigentlich nicht abends essen«, sagte Amaka. Aber sie zog kein finsteres Gesicht wie sonst, wenn sie sich beschwerte; stattdessen verzog sie den Mund zu diesem frischen Lächeln, bei dem immer ihre Zahnlücke zu sehen war, das Lächeln, das sie immer zeigte, wenn Papa-Nnukwu in der Nähe war. »Es liegt schwer im Magen.«

Papa-Nnukwu gluckste vergnügt. »Was glaubst du wohl, was unsere Väter seinerzeit abends gegessen haben, *gbo*? Sie aßen den puren Maniok. *Garri* ist nur was für die Leute von heute. Es schmeckt auch gar nicht wie der richtige Maniok.«

»Trotzdem wirst du das alles aufessen müssen, *nna anyi*.« Tante Ifeoma langte über den Tisch und nahm ein Häufchen *garri* von Papa-Nnukwus Teller. Sie bohrte mit dem Finger ein Loch hinein, schob eine weiße Tablette in die Öffnung und rollte die Masse dann zu einer glatten Kugel. Die legte sie auf Papa-Nnukwus Teller zurück. Dasselbe tat sie mit vier weiteren Tabletten. »Wenn ich das nicht mache, nimmt er seine Medizin nicht«, sagte sie auf Englisch. »Er sagt, Tabletten schmecken bitter, aber ihr solltet mal die Kolanüsse probieren, die er so gerne kaut – die schmecken wie Galle.«

Ihre Kinder lachten.

»Moral ist eben genauso relativ wie Geschmack«, sagte Obiora.

»Hä? Was sagst du da über mich, *gbo*?«, fragte Papa-Nnukwu.

»*Nna anyi*, ich möchte sehen, wie du sie nimmst«, sagte Tante Ifeoma.

Pflichtbewusst nahm Papa-Nnukwu eine Kugel nach der anderen in die Hand, tauchte sie in die Soße und schluckte sie. Als alle fünf verdrückt waren, bat ihn Tante Ifeoma, etwas Wasser zu trinken, damit sich die Tabletten auflösten und seinem Körper helfen konnten, gesund zu werden. Er nahm einen Schluck Wasser und setzte das Glas ab. »Wenn man alt ist, wird man behandelt wie ein kleines Kind«, murmelte er.

Genau in diesem Moment machte der Fernseher ein knirschendes Geräusch, wie wenn man trockenen Sand auf ein Stück Papier schüttet, und die Lichter gingen aus. Finsternis senkte sich über den Raum wie eine dunkle Decke.

»O nein!«, stöhnte Amaka. »Da hat sich die NEPA mal wieder einen tollen Zeitpunkt ausgesucht, um den Strom abzustellen. Gerade wollte ich mir was im Fernsehen anschauen.«

Obiora tastete sich durch die Dunkelheit zu den beiden Kerosinlampen, die in einer Zimmerecke standen, und zündete sie an. Ich roch die Kerosindämpfe sofort; sie brachten meine Augen zum Tränen und kratzten in meiner Kehle.

»Papa-Nnukwu, erzähl uns doch ein Märchen, so wie wir es in Aba immer machen«, sagte Obiora. »Ist sowieso besser als Fernsehen.«

»*O di mma.* Aber erst müsst ihr mir endlich erzählen, wie diese Leute es schaffen, ins Fernsehen zu klettern.«

Tante Ifeomas Kinder lachten. Papa-Nnukwu sagte das oft, um sie zum Lachen zu bringen. Ich erriet das an der Art, wie sie schon zu kichern anfingen, noch bevor er seinen Satz beendete.

»Erzähl uns die Geschichte von der Schildkröte und warum sie einen zerbrochenen Panzer hat!«, meldete sich Chima mit seiner Piepsstimme zu Wort.

»Ich möchte bloß mal wissen, warum die Schildkröte in den Geschichten unseres Volkes so oft vorkommt«, sagte Obiora auf Englisch.

»Bitte, bitte, erzähl uns die Geschichte von der Schildkröte und warum sie einen zerbrochenen Panzer hat!«, wiederholte Chima.

Papa-Nnukwu räusperte sich. »Vor langer, langer Zeit, als die Tiere redeten und es noch wenige Eidechsen gab, gab es eine große Hungersnot im Land der Tiere. Die Felder trockneten aus, und die Erde bekam Risse. Viele der Tiere starben vor Hunger, und diejenigen, die übrig blieben, hatten nicht einmal die Kraft, bei der Totenfeier den Trauertanz zu tanzen. Da kamen eines Tages alle männlichen Tiere zusammen, um zu entscheiden, was man tun konnte, bevor der Hunger das ganze Dorf auslöschen würde.

Sie schleppten sich alle zu dem Treffen, abgemagert und schwach. Selbst das Brüllen des Löwen klang nur noch wie das Fiepen einer Maus. Die Schildkröte konnte kaum mehr ihren eigenen Panzer tragen. Nur der Hund sah noch gut aus. Sein Fell glänzte vor Gesundheit, und er hatte so viel Fleisch auf den Rippen, dass man die Knochen nicht sah. Die Tiere fragten den Hund, wie er das mache, dass er trotz der Hungersnot so wohlgenährt sei. ›Ich esse den Kot, so wie ich das immer tue‹, antwortete der Hund.

Die anderen Tiere lachten den Hund immer aus, weil es bekannt war, dass er und seine Familie Kot aßen. Keines der anderen Tiere konnte sich vorstellen, das zu tun. Schließlich übernahm der Löwe den Vorsitz des Treffens und sagte: ›Da wir schlecht Kot essen können wie der Hund, müssen wir einen anderen Weg finden, uns Nahrung zu suchen.‹

Die Tiere dachten lange und angestrengt nach, bis der Hase vorschlug, die Tiere sollten doch ihre Mütter schlachten und sie essen. Viele von den Tieren waren damit nicht einverstanden, denn sie erinnerten sich immer noch daran, wie süß die Milch aus der

Mutterbrust schmeckte. Aber schließlich waren sie sich alle einig, dass das die beste Lösung sei, denn sie würden alle sterben, wenn sie nichts unternahmen.«

»Ich könnte Mommy nie essen«, kicherte Chima.

»Wäre vielleicht nicht so eine gute Idee, bei dieser zähen Haut«, fügte Obiora hinzu.

»Den Müttern machte es nichts aus, geopfert zu werden«, fuhr Papa-Nnukwu mit seiner Geschichte fort. »Und so wurde jede Woche eine Mutter getötet, und die Tiere teilten sich das Fleisch. Bald sahen alle wieder gut aus. Dann, einige Tage bevor es an der Zeit war, die Mutter des Hundes zu schlachten, kam der Hund eines Morgens aus seiner Hütte gerannt und stimmte das Trauerlied für seine Mutter an. Sie war an einer Krankheit gestorben. Die anderen Tiere hatten Mitleid mit dem Hund und wollten ihm helfen, sie zu begraben. Da sie krank gewesen war, konnten sie sie nicht essen. Doch der Hund lehnte jede Hilfe ab und sagte, er würde sie selber begraben. Es quälte ihn sehr, dass ihr nicht die Ehre widerfahren war, für das Dorf geopfert zu werden wie die anderen Mütter.

Nur einige Tage später war die Schildkröte auf dem Weg zu ihrem ausgetrockneten Bauernhof, um nachzuschauen, ob es noch irgendwelches Gemüse gab, das man ernten konnte. Sie blieb stehen, um sich bei einem Busch zu entleeren, aber weil der Busch so verwelkt war, gab er keine rechte Deckung ab. Die Schildkröte konnte durch den Busch hindurchschauen und sah den Hund, der gen Himmel blickte und sang. Die Schildkröte fragte sich, ob der Hund über all seinem Kummer vielleicht verrückt geworden war. Warum sang der Hund den Himmel an?

Die Schildkröte lauschte und hörte, was der Hund sang: ›*Nne, nne*, Mutter, Mutter.‹«

»*Njemanze!*«, riefen Tante Ifeomas Kinder im Chor.

»›*Nne, nne*, ich bin gekommen.‹«

»*Njemanze!*«

»›*Nne, nne*, lass das Seil herunter. Ich bin gekommen.‹«

»*Njemanze!*«

»In diesem Moment trat die Schildkröte hinter dem Busch hervor und stellte den Hund zur Rede. Der Hund gab zu, dass seine Mutter nicht wirklich gestorben, sondern nur in den Himmel gegangen sei, wo sie bei reichen Freunden lebte. Und dass er deshalb so gut aussehe, weil sie ihm jeden Tag aus dem Himmel Essen gab. ›Was für eine Schande!‹, schimpfte die Schildkröte. ›Von wegen Kot essen! Warte nur, bis die anderen Leute im Dorf hören, was du gemacht hast.‹

Natürlich war die Schildkröte so listig wie immer. Sie hatte gar nicht vor, es dem Dorf zu verraten. Sie wusste, der Hund würde ihr anbieten, sie in den Himmel mitzunehmen. Als der Hund das tat, gab die Schildkröte vor, sie müsse es sich zuerst überlegen.

Aber vor Appetit lief ihr schon das Wasser aus dem Mund. Der Hund sang sein Liedchen noch einmal, ein Seil fiel aus dem Himmel herab, und die beiden Tiere kletterten hinauf.

Die Mutter des Hundes war nicht begeistert davon, dass ihr Sohn noch jemanden mitgebracht hatte, aber sie tischte ihnen trotzdem reichlich auf. Die Schildkröte aß wie ein Tier, das noch nie etwas von Tischmanieren gehört hat. Sie futterte fast das ganze *fufu*, die *onugbu*-Soße und schüttete ein ganzes Horn mit Palmwein hinterher, obwohl sie noch den Mund voll mit Essen hatte. Nach dem Mahl kletterten sie wieder das Seil hinunter. Die Schildkröte sagte zum Hund, sie würde es niemandem verraten, solange der Hund sie jeden Tag mit in den Himmel nahm, bis es endlich wieder regnete und die Hungersnot zu Ende war. Der Hund war einverstanden – was sollte er auch anderes tun? Je mehr die Schildkröte jedoch im Himmel aß, desto mehr wollte sie, bis sie eines Tages beschloss, alleine hinaufzusteigen, damit sie die Portion des Hundes gleich mitessen konnte. Sie begab sich zu dem trockenen Busch und fing mit der Stimme des Hundes an zu singen. Das Seil fiel herab. In diesem Moment kam der Hund vorbei und sah, was geschah. Wütend fing er selbst an, laut zu singen. ›*Nne, nne*, Mutter, Mutter.‹«

»*Njemanze!*«, riefen meine Cousins und meine Cousine im Chor.

»›*Nne, nne*, es ist nicht dein Sohn, der heraufkommt.‹«

»*Njemanze!*«

»›*Nne, nne*, schneid das Seil durch. Es ist nicht dein Sohn, der heraufkommt! Es ist die listige Schildkröte!‹«

»*Njemanze!*«

»In diesem Moment schnitt die Mutter des Hundes das Seil durch, und die Schildkröte, die schon auf halber Höhe war, stürzte zu Boden. Sie fiel auf einen Haufen Steine und zerbrach sich den Panzer. So kommt es, dass die Schildkröte bis zum heutigen Tage einen zerbrochenen Panzer hat.«

Chima freute sich. »Die Schildkröte hat einen zerbrochenen Panzer!«

»Fragt ihr euch nicht, wieso es die Mutter des Hundes überhaupt in den Himmel geschafft hat?«, fragte Obiora auf Englisch.

»Oder wer die reichen Freunde im Himmel waren«, sagte Amaka.

»Wahrscheinlich die Ahnen des Hundes«, mutmaßte Obiora.

Obiora, Amaka, Chima und Jaja lachten, und Papa-Nnukwu lachte mit, ein leises Glucksen, als hätte er verstanden, was auf Englisch gesagt worden war. Dann lehnte er sich zurück und schloss die Augen. Ich sah ihnen zu und wünschte, ich hätte in ihren *Njemanze!*-Ruf mit eingestimmt.

Papa-Nnukwu war vor allen anderen aufgewacht. Er wollte auf der Veranda frühstücken und zuschauen, wie die Sonne aufgeht. Tante Ifeoma bat deshalb Obiora, auf der Veranda eine Matte auszulegen, und wir setzten uns alle hin und lauschten Papa-Nnukwu, wie er von den Männern in seinem Dorf erzählte, die im Morgengrauen auf die Palmen kletterten, um Palmwein zu zapfen, weil dieser sauer wurde, wenn man ihn nach Sonnenaufgang zapfte. Ich spürte, dass er Heimweh nach seinem Dorf hatte, Heimweh nach den Palmen, auf die die Männer kletterten, um den Leib einen Gürtel aus Raffiabast, der sie am Stamm der Palme festhielt.

Obwohl wir Brot und *okpa* und Bournvita zum Frühstück aßen, machte Tante Ifeoma auch ein wenig *fufu*, um Papa-Nnukwus Tabletten darin zu verbergen. Sie passte genau auf, dass Papa-Nnukwu alle von ihr geformten weichen Kügelchen schluckte. Die dunkle Wolke auf ihrem Gesicht hatte sich aufgelöst.

»Er wird wieder gesund«, sagte sie auf Englisch.

»Bald wird er wieder mit dem Nörgeln anfangen und zurück ins Dorf wollen.«

»Er muss noch eine Weile bleiben«, sagte Amaka. »Vielleicht sollte er ja hier wohnen. Ich glaube nicht, dass diese Chinyelu sich anständig um ihn kümmert.«

»*Igasikwa!* Er wäre nie damit einverstanden, hier zu leben.«

»Wann bringst du ihn zu den Untersuchungen?«

»Morgen. Doktor Nduoma sagt, man könne zwei Tests mit ihm machen anstelle von allen vier. Die privaten Labors in der Stadt verlangen alle den vollen Preis, also muss ich zuerst auf die Bank. Ich glaube nicht, dass ich das heute schon schaffe, bei den langen Schlangen, die es auf der Bank immer gibt.«

In diesem Moment fuhr ein Auto vor, und noch bevor Amaka fragte: »Ist das Pater Amadi?«, wusste ich, dass er es war. Ich hatte die kleine Toyota-Limousine mit dem Fließheck bisher nur zweimal gesehen, aber ich hätte sie überall wiedererkannt. Meine Hände fingen an zu zittern.

»Er sagte, er würde vorbeikommen und nach eurem Papa-Nnukwu sehen«, verkündete Tante Ifeoma.

Pater Amadi trug seine Soutane, eine locker sitzende Kutte mit langen Ärmeln und einer lose gebundenen schwarzen Kordel um die Taille. Selbst in seinem priesterlichen Gewand zog mich sein leichtfüßiger, lässiger Gang sofort in den Bann. Ich drehte mich um und stürzte in die Wohnung. Von dem Fenster im Schlafzimmer aus, in dessen Jalousien einige Lamellen fehlten, konnte ich den Hof genau sehen. Ich drückte mein Gesicht an das Fenster, gleich neben dem kleinen Riss im Moskitonetz, das Amaka für jede Motte verantwortlich machte, die nachts um die Glühbirne flatterte. Pater Amadi stand nahe genug am Fenster, dass ich sein Haar sehen konnte, das in lockigen Wellen auf seinem Kopf lag wie kleine Stromschnellen in einem Fluss.

»Seine Genesung ist so schnell vorangeschritten, Pater, *Chukwu aluka*«, sagte Tante Ifeoma.

»Auf Gott ist Verlass, Ifeoma«, erwiderte er glücklich, als ob Papa-Nnukwu zu seiner eigenen Familie gehörte. Dann sagte er ihr, er sei auf dem Weg nach Isienu, wo ein Freund von ihm lebte, der gerade von einer Missionsreise nach Papua-Neuguinea zurückgekehrt war. An Jaja und Obiora gewandt, fügte er hinzu: »Heute Abend komme ich bei euch vorbei und hole euch ab. Wir spielen im Stadion, mit ein paar Jungs aus dem Seminar.«

»Okay, Pater.« Jajas Stimme war kräftig.

»Wo ist Kambili?«, fragte Pater Amadi.

Ich schaute auf meine Brust hinab, die sich heftig hob und senkte. Ich wusste nicht, warum, aber ich war froh, dass er meinen Namen gesagt hatte, dass er sich an ihn erinnerte.

»Ich glaube, sie ist drinnen«, sagte Tante Ifeoma.

»Jaja, sag ihr, sie kann mitkommen, wenn sie will.«

Als er an diesem Abend zurückkehrte, tat ich so, als hätte ich mich zu einem Nickerchen hingelegt. Ich wartete, bis ich sein Auto mit Jaja und Obiora darin wegfahren hörte, bevor ich wieder hinaus ins Wohnzimmer ging. Ich hatte nicht mit ihnen mitfahren wollen, und doch wäre ich am liebsten dem Auto hinterhergelaufen, als ich das Geräusch des Motors nicht mehr hören konnte.

Amaka saß mit Papa-Nnukwu im Wohnzimmer und rieb sorgfältig die wenigen Haarbüschel auf seinem Kopf mit Vaseline ein. Danach strich sie sanft Talkumpuder auf sein Gesicht und seine Brust.

»Kambili«, sagte Papa-Nnukwu, als er mich sah. »Deine Cousine malt gut. In alten Zeiten wäre sie dafür auserwählt worden, die Schreine unserer Götter zu schmücken.« Er klang so, als würde er im Schlaf sprechen. Wahrscheinlich machten ihn einige seiner Medikamente benommen. Amaka sah mich nicht an; sie gab seinem Kopf einen letzten Klaps – eigentlich eine zärtliche Geste – und setzte sich dann vor ihn auf den Boden. Ich folgte den raschen Bewegungen ihrer Hand, als sie den Pinsel von der Palette zum Papier und wieder zurückführte. Sie malte so schnell, dass ich glaubte, auf dem Papier müsste es ein einziges Durcheinander sein, bis ich genauer hinschaute und sah, was da deutlich Form annahm – eine schmale, elegante Form. Ich hörte das Ticken der Uhr an der

Wand, auf deren Zifferblatt ein Bild vom Papst war, der sich auf seinen Stock stützte. Die Stille währte nicht lange. In der Küche hatte Tante Ifeoma begonnen, einen angebrannten Topf sauber zu machen, und das Kratzen des Metalllöffels auf dem Topfboden tat in den Ohren weh. Ab und zu sagten Amaka und Papa-Nnukwu etwas, leise verflochten sich ihre Stimmen miteinander. Sie verstanden sich ohne viele Worte. Als ich sie beobachtete, spürte ich in mir eine Sehnsucht nach etwas, von dem ich wusste, dass ich es nie haben würde. Am liebsten wäre ich aufgestanden und gegangen, aber meine Beine schienen nicht zu mir zu gehören, schienen nicht das tun zu wollen, was ich wollte. Schließlich raffte ich mich auf und machte mich auf den Weg in die Küche; weder Papa-Nnukwu noch Amaka bemerkten, dass ich hinausging.

Tante Ifeoma saß auf einem niedrigen Schemel, zog die Haut von heißen Taros und warf die klebrigen, länglichen Knollen in den hölzernen Mörser. Dazwischen hielt sie immer wieder ihre Hände zum Abkühlen in eine Schüssel mit kaltem Wasser.

»Warum schaust du denn so, *o gini*?«, fragte sie.

»Was meinst du mit ›so‹, Tante?«

»Du hast Tränen in den Augen.«

Jetzt spürte ich es selbst, dass meine Augen feucht waren. »Mir muss was ins Auge geflogen sein.«

Tante Ifeoma schaute skeptisch. »Hilf mir doch mal mit den Taros«, sagte sie schließlich.

Ich holte mir einen Hocker und setzte mich neben sie. Bei Tante Ifeoma schien sich die Haut ganz leicht zu lösen, aber wenn ich das eine Ende einer Knolle drückte, blieb die raue braune Haut dran, und ich verbrannte mir die Hände.

»Mach zuerst deine Hände nass.« Sie zeigte mir, wo und wie ich drücken sollte, damit die Haut leichter abging. Ich sah ihr dabei zu, wie sie die Taroknollen zerstampfte, wobei sie den Stößel des Mörsers oft in die Wasserschüssel tauchte, damit die weiße Masse nicht zu sehr daran hängen blieb. Trotzdem klebte sie überall, am Stößel, an der Mörserschale, an Tante Ifeomas Hand, was sie jedoch freute, denn es bedeutete, dass die *onugbu*-Soße, die sie daraus machte, richtig dick werden würde.

»Siehst du, wie gut es Papa-Nnukwu wieder geht?«, fragte sie. »Er sitzt Amaka jetzt schon ewig Modell. Es ist ein Wunder. Auf Unsere Liebe Frau ist Verlass.«

»Wie kann Unsere Liebe Frau Fürbitte für einen Heiden leisten, Tante?«

Tante Ifeoma schwieg, während sie die dicke Taropaste in den Suppentopf löffelte; dann schaute sie auf und sagte, Papa-Nnukwu sei kein Heide, sondern ein Traditionalist, und dass etwas, das anders war, manchmal ebenso gut sein könne wie etwas, das einem vertraut war. Und wenn Papa-Nnukwu frühmorgens sein *itu-nzu*, seine Unschuldserklärung, rezitiere, sei das auch nicht anders, als wenn wir den

Rosenkranz beteten. Sie sagte auch noch ein paar andere Dinge, aber ich hörte nicht richtig zu, weil ich von Amaka abgelenkt war, die im Wohnzimmer mit Papa-Nnukwu lachte. Ich fragte mich, worüber sie wohl lachten und ob sie damit aufhören würden, wenn ich zu ihnen ginge.

Als mich Tante Ifeoma weckte, war es dunkel im Zimmer, und das schrille Zirpen der Grillen wurde langsam leiser. Ein Hahnenschrei wehte durch das Fenster über meinem Bett.

»*Nne.*« Tante Ifeoma berührte mich an der Schulter. »Dein Papa-Nnukwu ist auf der Veranda. Komm und schau ihn dir an.«

Ich fühlte mich hellwach, obwohl ich meine Augen fast mit den Fingern offen halten musste. Mir fiel ein, was Tante Ifeoma am Tag zuvor gesagt hatte, darüber, dass Papa-Nnukwu ein Traditionalist sei und kein Heide. Trotzdem war ich mir nicht sicher, warum sie wollte, dass ich hinausging und ihm auf der Veranda zusah.

»*Nne*, denk dran, ganz leise zu sein. Schau einfach nur zu.« Tante Ifeoma flüsterte, weil sie Amaka nicht wecken wollte.

Ich band mir das Wickeltuch um den Körper, über mein rosa und weiß geblümtes Nachthemd, und tapste aus dem Zimmer. Die Tür, die auf die Veranda hinausging, stand halb offen, und das purpurrote Licht des Morgenrots sickerte ins Wohnzimmer. Ich wollte kein Licht anmachen, damit Papa-Nnukwu nichts merkte, und stellte mich neben die Tür an die Wand.

Papa-Nnukwu saß auf einem niedrigen Holzschemel, seine Beine bildeten ein Dreieck. Der lose Knoten seines Wickeltuchs war aufgegangen, und das Tuch hatte sich von seinem Körper gelöst und hing von seiner Taille über den Stuhl herab. Die verwaschenen blauen Ränder streiften den Boden. Neben ihm stand eine Kerosinlampe und brannte auf niedrigster Stufe. Das flackernde Licht warf einen topasgelben Schimmer auf die schmale Veranda, das buschige graue Haar auf Papa-Nnukwus Brust und die schlaffe, erdfarbene Haut an seinen Beinen. Er beugte sich hinab, um mit einem Stück *nzu* eine Linie auf den Boden zu zeichnen. Das Gesicht auf den Boden gerichtet, sprach er, als redete er mit der weißen Kreidelinie, die jetzt ganz gelb aussah. Er sprach mit den Göttern oder mit den Ahnen; ich erinnerte mich, dass Tante Ifeoma gesagt hatte, die beiden Begriffe seien austauschbar.

»Chineke! Ich danke dir für diesen neuen Morgen! Ich danke dir für die Sonne, die aufgeht!« Seine Unterlippe zitterte, als er sprach. Vielleicht war das auch der Grund, warum die Worte auf Igbo ineinanderzufließen schienen, als würden sie ein einziges langes Wort bilden, wenn man versucht hätte, seine Rede niederzuschreiben. Er beugte sich hinab, um eine weitere Linie zu ziehen, rasch und mit einer wilden Entschlossenheit, bei der die Haut an seinem Arm, die herunterhing wie ein brauner Lederbeutel, ins Zittern geriet. »Chineke! Ich habe niemanden getötet, ich habe niemandem sein Land geraubt. Ich habe keinen Ehebruch begangen.« Er bückte sich und zog die dritte Linie. Sein Schemel quietschte. »Chineke! Ich habe anderen Gutes gewünscht. Ich habe mit dem wenigen, das meine Hände entbehren können, denen geholfen, die nichts haben.«

Ein Hahn krähte, ein langgezogenes, klagendes Geräusch, das von ganz in der Nähe zu kommen schien.

»Chineke! Segne mich. Lass mich genug finden, mit dem ich meinen Magen füllen kann. Segne meine Tochter Ifeoma. Gib ihr genug für ihre Familie.« Er rutschte auf dem Schemel hin und her. Einst hatte sein Nabel bestimmt nach vorne herausgestanden, aber jetzt sah er aus wie eine runzlige schlaffe Aubergine.

»Chineke! Segne meinen Sohn Eugene. Lass die Sonne niemals untergehen über seinem Reichtum. Hebe den Fluch auf, der auf ihn gelegt wurde.« Papa-Nnukwu beugte sich vor und zog einen weiteren Strich. Es überraschte mich, dass er für Papa mit derselben Aufrichtigkeit betete wie für sich selbst und für Tante Ifeoma.

»Chineke! Segne die Kinder meiner Kinder. Lass deine Augen ihnen folgen, weg vom Bösen und hin zum Guten.« Papa-Nnukwu lächelte, als er das sagte. Seine wenigen Vorderzähne schimmerten bei dem Licht in einem noch tieferen Gelb, wie frisch gebrochene Maiskörner. Die breiten Lücken in seinem Zahnfleisch waren zartbraun getönt. »Chineke! Lass es denjenigen, die anderen Gutes wünschen, gutgehen. Und denen, die anderen Böses wünschen, soll es schlechtgehen.« Papa-Nnukwu zog den letzten Strich, der länger war als die anderen, und verzierte ihn mit einem Schnörkel. Er war fertig.

Als Papa-Nnukwu aufstand und sich streckte, fing sein ganzer Körper, wie die Rinde des knorrigen Gamaribaums in unserem Hof, die goldenen Schatten des Lampenlichts auf, mit all seinen Runzeln und Falten. Selbst die Altersflecken auf seinen Händen und Beinen glänzten. Ich wandte den Blick nicht ab, obwohl es Sünde ist, die Nacktheit eines anderen Menschen zu betrachten. Es sah so aus, als wären die Falten an Papa-Nnukwus Bauch weniger geworden, und sein Bauchnabel stand weiter heraus, obwohl er immer noch in Hautwülsten verborgen war. Zwischen seinen Beinen hing ein schlaffes Bündel, das weicher schien als der Rest seines Körpers und frei von den Falten, die wie die Fäden eines Moskitonetzes kreuz und quer über seinen Körper liefen. Er nahm sein Tuch, wickelte es sich um den Körper und machte über der Taille einen Knoten. Seine Brustwarzen glänzten wie dunkle Rosinen, die zwischen den wenigen grauen Haarbüscheln auf seiner Brust lagen wie in einem Nest. Er lächelte noch immer, als ich mich leise umwandte und in das Schlafzimmer zurückkehrte. Wenn wir bei uns zu Hause den Rosenkranz beteten, lächelte ich nie danach. Niemand von uns tat das.

Nach dem Frühstück saß Papa-Nnukwu wieder auf seinem Schemel auf der Veranda, und Amaka hatte sich auf einer Plastikmatte zu seinen Füßen niedergelassen. Sie rubbelte seinen Fuß sanft mit einem Bimsstein, tauchte ihn in eine Schüssel mit Wasser und fettete ihn mit Vaseline ein. Dann wandte sie sich dem anderen Fuß zu. Papa-Nnukwu beschwerte sich, dass sie seine Füße zu zart mache und jetzt sogar kleine Steine seine Fußsohlen pieksen würden, denn im Gegensatz zu hier, wo Tante Ifeoma darauf bestand, trug er zu Hause in seinem Dorf niemals Sandalen. Trotzdem bat er Amaka nicht, aufzuhören.

»Ich werde ihn hier draußen auf der Veranda malen, im Schatten. Ich möchte das Sonnenlicht auf seiner Haut einfangen«, sagte Amaka, als Obiora zu ihnen trat.

Tante Ifeoma kam aus dem Wohnzimmer. Sie trug ein blaues Tuch und eine Bluse und war auf dem Weg zum Markt, zusammen mit Obiora, der, laut seiner Mutter, das Wechselgeld schneller im Kopf ausgerechnet hatte als jeder Händler mit seinem Taschenrechner. »Kambili, ich möchte, dass du dich um die *orah*-Blätter kümmerst, damit ich gleich mit der Suppe anfangen kann, wenn ich zurück bin«, sagte sie.

»*Orah*-Blätter?«, fragte ich und schluckte.

»Ja. Weißt du nicht, wie man *orah* zubereitet?«

Ich schüttelte den Kopf. »Nein, Tante.«

»Dann macht das Amaka«, sagte Tante Ifeoma. Sie rückte ihr Wickeltuch auf ihrer Taille zurecht und verknotete es noch einmal fest an der Seite.

»Warum?«, brach es aus Amaka hervor. »Weil reiche Leute bei sich zu Hause kein *orah* zubereiten? Isst sie denn die Suppe etwa nicht?«

Tante Ifeomas Augen wurden hart, aber sie waren nicht auf Amaka, sondern auf mich gerichtet. »*O ginidi*, Kambili, hast du keinen Mund? Gib ihr Kontra!«

Ich sah zu, wie im Garten eine verwelkte afrikanische Lilie von ihrem Stängel fiel. Die Wundersträucher raschelten in der späten Morgenbrise. »Du musst nicht schreien, Amaka«, sagte ich schließlich. »Ich weiß zwar nicht, wie man *orah*-Blätter zubereitet, aber du kannst es mir zeigen.« Woher diese ruhigen Worte in mir kamen, wusste ich nicht. Ich wollte Amaka nicht ansehen, wollte nicht in ihr bitterböses Gesicht sehen, wollte sie nicht dazu veranlassen, noch etwas zu mir zu sagen, weil ich wusste, dass ich ihr nichts entgegenzusetzen hatte. Zuerst dachte ich, ich hätte es mir eingebildet, als ich das Glucksen hörte, aber dann schaute ich zu Amaka – und tatsächlich, sie lachte.

»Sieh mal an, wie laut du werden kannst, Kambili«, sagte sie.

Anschließend zeigte sie mir, wie man die *orah*-Blätter zubereitete. Die glitschigen, hellgrünen Blätter hatten faserige Stängel, die beim Kochen nicht weich wurden und deshalb sorgfältig abgezupft werden mussten. Ich balancierte das Tablett mit Gemüse auf meinem Schoß und machte mich an die Arbeit, indem ich die Stängel entfernte und die Blätter in eine Schüssel vor meinen Füßen legte. Ich war fertig, als Tante Ifeoma eine Stunde später in den Hof fuhr, sich in der Küche auf einen Schemel fallenließ und sich mit einer Zeitung Luft zufächelte. Durch den Schweiß hatte sich der Kompaktpuder in mehreren parallelen, dunkleren Linien auf ihrem Gesicht abgesetzt. Jaja und Obiora brachten die Lebensmittel aus dem Auto herein, und Tante Ifeoma bat Jaja, das Büschel Kochbananen auf den Verandaboden zu legen.

»Amaka, *ka*? Rat mal, wie viel?«, fragte sie.

Amaka schaute das Büschel prüfend an, bevor sie einen Betrag nannte. Tante Ifeoma schüttelte den Kopf und sagte, die Bananen hätten vierzig Naira mehr gekostet, als Amaka geraten hatte.

»Was? Für dieses kleine Ding?«, rief Amaka.

»Die Händler sagen, es ist schwer, die Ware zu transportieren, weil es kein Benzin gibt, deshalb schlagen sie eine Transportpauschale drauf, *o di egwu*«, sagte Tante Ifeoma.

Amaka nahm die Bananen und drückte jede Frucht prüfend zwischen den Fingern, als würde sie dadurch erfahren, warum sie so teuer gewesen waren. Sie war gerade dabei, sie nach drinnen zu bringen, als Pater Amadi auf den Hof fuhr und vor der Wohnung parkte. Das Sonnenlicht glitzerte auf seiner Windschutzscheibe. Als er die paar Stufen zur Veranda hochsprang, hielt er seine Soutane wie eine Braut ihr Hochzeitskleid. Er begrüßte Papa-Nnukwu zuerst, umarmte dann Tante Ifeoma und schüttelte den Jungs die Hand. Meine Unterlippe begann zu zittern, als ich ihm meine Hand zum Gruß hinstreckte.

»Kambili«, sagte er und hielt meine Hand ein wenig länger als die der Jungs.

»Gehen Sie irgendwohin, Pater?«, fragte Amaka, die auf die Veranda trat. »Sie müssen ja umkommen vor Hitze in dieser Soutane.«

»Ich bringe ein paar Sachen zu einem Freund von mir, dem Priester, der gerade aus Papua-Neuguinea gekommen ist. Er fährt nächste Woche wieder hin.«

»Papua-Neuguinea. Was berichtet er, wie ist es denn da so?«, fragte Amaka.

»Er erzählte eine Geschichte, wie sie mit dem Kanu einen Fluss überquert haben und ein paar Krokodile direkt unter ihnen schwammen. Er sagte, er sei sich nicht mehr sicher, was zuerst passierte: dass er die

Krokodile zuschnappen hörte, oder wie er entdeckte, dass er sich in die Hose gemacht hatte.«

»Oje, Pater, Sie schicken die besser nicht an so einen Ort«, sagte Tante Ifeoma lachend, die sich immer noch Luft zufächelte und aus einem Glas Wasser trank.

»Ich mag nicht einmal dran denken, dass Sie wegmüssen, Pater«, sagte Amaka. »Sie haben aber noch keine Vorstellung, wann und wohin, *okwia*?«

»Nein. Vielleicht irgendwann nächstes Jahr.«

»Wer schickt Sie denn?«, fragte Papa-Nnukwu auf seine plötzliche Art, bei der mir klarwurde, dass er jedes Wort verfolgte, das auf Igbo gesprochen wurde.

»Pater Amadi gehört zu einer Gruppe von Priestern, das heißt Missionaren, die in verschiedene Länder gehen, um Menschen zu bekehren«, sagte Amaka. Wenn sie mit Papa-Nnukwu sprach, würzte sie ihr Igbo kaum mit englischen Wörtern, wie wir anderen es unbewusst taten.

»*Ezi okwu?*« Papa-Nnukwu blickte auf und richtete sein milchiges Auge auf Pater Amadi. »Stimmt das? Gehen jetzt schon die Söhne unseres eigenen Volkes als Missionare in das Land des weißen Mannes?«

»Wir gehen in das Land des weißen Mannes und in das Land des schwarzen Mannes, Sir«, sagte Pater Amadi. »Überall dorthin, wo ein Priester gebraucht wird.«

»Ist schon gut, mein Sohn. Aber Sie dürfen sie nie

anlügen. Bringen Sie ihnen niemals bei, ihre Väter nicht zu ehren.« Papa-Nnukwu wandte den Blick ab und schüttelte den Kopf.

»Haben Sie das gehört, Pater?«, sagte Amaka. »Lügen Sie diese armen, unwissenden Seelen bloß nicht an.«

»Es wird nicht ganz einfach sein, aber ich werde es versuchen«, sagte Pater Amadi auf Englisch. Die Haut um seine Augen legte sich in winzige Fältchen, wenn er lächelte.

»Wissen Sie, Pater, es ist, wie wenn man *okpa* macht«, sagte Obiora. »Man mischt das Bohnenmehl mit dem Palmöl, und dann gart man die Küchlein stundenlang über Dampf. Glauben Sie etwa, Sie kriegen immer nur das Bohnenmehl? Oder nur das Palmöl?«

»Wovon redest du?«, fragte Pater Amadi.

»Religion und Unterdrückung«, sagte Obiora.

»Weißt du, dass man sagt, es seien nicht nur die nackten Männer auf dem Markt, die verrückt sind?«, fragte Pater Amadi. »Ist diese verrückte Ader in dir etwa wieder zurückgekehrt und quält dich, *okwia*?«

Obiora lachte und Amaka auch. Es war dieses laute Lachen, das offenbar nur Pater Amadi in ihr hervorrief.

»Das sind die Worte eines echten Missionars, Pater«, sagte Amaka. »Wenn die Menschen Sie herausfordern, erklären Sie sie einfach für verrückt.«

»Seht ihr, wie eure Cousine ganz ruhig dasitzt und uns beobachtet?«, fragte Pater Amadi und zeigte auf mich. »Sie verschwendet nicht ihre Energie mit irgendwelchen endlosen Diskussionen. Aber es geht ihr eine ganze Menge durch den Kopf, das kann ich euch sagen.«

Ich starrte ihn an. Unter seinen Armen waren runde feuchte Schweißflecken zu sehen, die dunkel auf dem Weiß seiner Soutane leuchteten. Seine Augen ruhten auf meinem Gesicht, und ich blickte zur Seite. Es war zu verwirrend, seinem Blick standzuhalten; wenn ich es tat, vergaß ich alles – wer neben mir saß, wo ich war, welche Farbe mein Rock hatte. »Kambili, du wolltest letztes Mal nicht mit uns mitkommen.«

»Ich … ich … ich habe geschlafen.«

»Na gut, aber heute kommst du mit. Nur du«, sagte Pater Amadi. »Auf meinem Weg zurück in die Stadt hole ich dich ab. Wir gehen ins Stadion zum Fußball. Du kannst spielen oder zuschauen.«

Amaka fing an zu lachen. »Kambili sieht aus, als hätte sie Todesangst.« Sie schaute mich an, aber es war nicht der Blick, an den ich gewöhnt war, der Blick, mit dem sie mir für Dinge die Schuld gab, von denen ich keine Ahnung hatte. Es war ein anderer, ein sanfterer Blick.

»Es gibt nichts, wovor du Angst haben musst, *nne*. Es wird dir Spaß machen«, sagte Tante Ifeoma, und ich wandte mich zu ihr um und sah ihr unverhohlen ins Gesicht. Winzige Schweißperlen standen ihr auf der Nase, wie kleine Pickel. Sie sah so glücklich aus, so zufrieden, und ich fragte mich, wie alle anderen um mich herum bloß so unbeschwert sein konnten, wenn ich selber das Gefühl hatte, in mir wüte ein flüssiges Feuer, wenn sich Furcht mit Hoffnung mischte und wie Krallen um meine Knöchel legte.

Als Pater Amadi weg war, sagte Tante Ifeoma: »Geh und mach dich fertig, damit du ihn nicht warten lassen musst, wenn er zurückkommt. Shorts sind am besten, selbst wenn du nicht selber spielen willst, weil es noch heißer wird, bevor die Sonne untergeht. Die meisten Zuschauerplätze haben keine Überdachung.«

»Weil sie zehn Jahre gebraucht haben, um dieses Stadion zu bauen. Das ganze Geld ist in den Taschen der Leute verschwunden«, murmelte Amaka.

»Ich habe keine Shorts, Tante«, sagte ich.

Tante Ifeoma fragte mich nicht, warum, vielleicht weil sie den Grund schon kannte. Sie bat Amaka, mir ein Paar Shorts zu leihen. Ich erwartete, dass Amaka ein höhnisches Gesicht machte, aber sie gab mir einfach ein Paar gelbe Shorts, als wäre es ganz normal, dass ich keine hatte. Ich ließ mir Zeit, als ich die Shorts anzog, stand aber nicht zu lange vor dem Spiegel, wie Amaka das tat, weil ich wusste, dass dann Schuldgefühle an mir nagen würden. Eitelkeit war eine Sünde. Jaja und ich schauten nur so lange in den Spiegel, wie es nötig war, um festzustellen, ob wir unsere Knöpfe richtig zugeknöpft hatten.

Eine Weile später hörte ich, wie der Toyota vor dem Haus vorfuhr. Ich nahm Amakas Lippenstift oben von der Kommode und fuhr mir damit über die Lippen. Es sah seltsam aus, nicht so glamourös wie bei Amaka; der Stift hatte auf meinen Lippen nicht einmal denselben bronzenen Schimmer. Ich wischte ihn wieder ab. Meine Lippen sahen blass aus, ein verdrießliches Braun. Ich trug den Stift noch einmal auf, und meine Hände zitterten.

»Kambili! Pater Amadi wartet draußen auf dich und hupt schon«, rief Tante Ifeoma. Ich wischte den Lippenstift mit meinem Handrücken ab und ging aus dem Zimmer.

Pater Amadis Auto roch wie er, ein sauberer Duft, bei dem ich an einen klaren, azurblauen Himmel denken musste. Seine Shorts waren mir länger vorgekommen, als ich ihn das letzte Mal darin gesehen hatte, deutlich bis unter die Knie. Heute aber schienen sie ein ganzes Stück kürzer zu sein und gaben den Blick auf einen muskulösen Oberschenkel frei, der mit schwarzen Härchen bewachsen war. Der Platz zwischen uns war zu schmal, zu eng. Sonst war ich immer eine Büßerin, wenn ich bei der Beichte nahe bei einem Priester saß. Aber jetzt, mit dem Duft seines

Eau de Cologne in der Nase, war es schwer, sich wie eine Büßerin vorzukommen. Stattdessen fühlte ich mich schuldig, weil ich mich nicht auf meine Sünden zu konzentrieren vermochte, weil ich an nichts anderes denken konnte, als daran, wie nahe er bei mir saß. »Ich schlafe im selben Zimmer wie mein Großvater. Er ist ein Heide«, platzte es aus mir heraus.

Er drehte sich kurz zu mir, und bevor er wieder wegschaute, fragte ich, ob das Aufblitzen in seinen Augen ein amüsiertes Lächeln gewesen war. »Warum sagst du das?«

»Es ist eine Sünde.«

»Warum ist es eine Sünde?«

Ich starrte ihn an. Es kam mir so vor, als hätte er in einem Stück den falschen Text gesagt. »Ich weiß nicht.«

»Dein Vater hat dir das gesagt.«

Ich schaute weg, aus dem Fenster. Ich würde Papa nicht mit hineinziehen, weil Pater Amadi offenbar unterschiedlicher Meinung war als er.

»Jaja hat mir vorgestern ein bisschen was über deinen Vater erzählt, Kambili.«

Ich biss mir auf die Unterlippe. Was hatte Jaja ihm gesagt? Was war überhaupt mit Jaja los? Pater Amadi sprach nicht mehr, bis wir zum Stadion kamen und er rasch den Blick über die paar Leute wandern ließ, die auf der Aschenbahn liefen. Seine Jungs waren noch nicht da, und das Fußballfeld war noch ganz leer.

Wir setzten uns auf die Stufen, in eine der beiden Zuschauerabteilungen, die überdacht waren.

»Warum spielen wir nicht eine Runde Ball, bevor die Jungs kommen?«, fragte er.

»Ich weiß nicht, wie man Ball spielt.«

»Spielst du Handball?«

»Nein.«

»Was ist mit Volleyball?«

Ich schaute ihn kurz an und blickte dann wieder weg. Ich fragte mich, ob Amaka ihn jemals malen würde und ob sie das alles einfangen könnte: seine Haut, so geschmeidig wie Ton, die geraden Augenbrauen, die er leicht anhob, als er mich betrachtete. »In der ersten Klasse habe ich einmal Volleyball gespielt«, sagte ich. »Aber ich habe bald wieder damit aufgehört, weil ich … weil ich nicht besonders gut war und weil niemand mich in seine Mannschaft gewählt hat.« Ich hielt meinen Blick auf die trostlosen, unverputzten Zuschauertribünen gerichtet, die schon so lange nicht mehr in Gebrauch waren, dass kleine Pflanzen begonnen hatten, ihre grünen Köpfe durch die Ritzen im Zement zu drücken.

»Liebst du Jesus?«, fragte Pater Amadi und stand auf. Ich war verblüfft. »Ja. Ja, ich liebe Jesus.«

»Dann zeig es mir. Versuch mich zu fangen, zeig mir, dass du Jesus liebst.«

Kaum hatte er zu Ende gesprochen, rannte er los, und ich sah sein ärmelloses blaues T-Shirt nur noch von hinten. Ich dachte keinen Augenblick lang nach, sondern stand einfach auf und rannte hinter ihm her. Der Wind blies mir ins Gesicht, in die Augen, über die Ohren. Pater Amadi war wie ein blauer Wirbelwind, den man einfach nicht fangen konnte. Ich hatte ihn nicht eingeholt, bis er in der Nähe des Fußballtors stehen blieb. »Also liebst du Jesus nicht«, neckte er mich.

»Sie laufen zu schnell«, sagte ich keuchend.

»Ich lass dich jetzt ein bisschen ausruhen, und dann kriegst du eine zweite Chance, mir zu beweisen, dass du unseren Herrn liebst.«

Wir liefen noch viermal um die Wette. Ich fing ihn nie. Schließlich ließen wir uns auf das Gras fallen, und er drückte mir eine Wasserflasche in die Hand. »Du hast gute Läuferbeine. Du solltest mehr trainieren.«

Ich schaute weg. So etwas hatte ich noch nie gehört. Es kam mir viel zu nah, viel zu intim vor, wie er meine Beine betrachtete oder überhaupt meinen Körper.

»Weißt du eigentlich nicht, wie man lächelt?«, fragte er.

»Was?«

Er streckte die Hand aus und zog mit dem Finger leicht an meinen Mundwinkeln. »Lächele.«

Ich wollte lächeln, aber ich konnte nicht. Meine Lippen und Wangen waren wie gefroren, und auch der Schweiß, der an beiden Seiten meiner Nase hinablief, konnte das Eis nicht brechen. Viel zu sehr war ich mir bewusst, dass er mich beobachtete.

»Was ist das für ein rötlicher Fleck da auf deiner Hand?«, fragte er.

Ich blickte auf meine Hand hinab, auf den Rest von hastig abgewischtem Lippenstift, der immer noch an meinem verschwitzten Handrücken klebte. Mir war nicht klar gewesen, wie viel ich in der Eile aufgetragen hatte. »Das ist … ein Fleck«, sagte ich und kam mir blöd vor.

»Lippenstift?«

Ich nickte.

»Trägst du denn Lippenstift? Hast du jemals Lippenstift getragen?«

»Nein«, sagte ich. In diesem Moment spürte ich das Lächeln, das sich langsam auf meinem Gesicht ausbreitete, sich auf meine Lippen und Wangen erstreckte, ein verlegenes und amüsiertes Lächeln. Er wusste, dass ich heute zum ersten Mal versucht hatte, Lippenstift zu tragen. Ich lächelte. Ich lächelte wieder.

»Guten Abend! Guten Abend, Pater!«, tönte es von allen Seiten, und acht Jungen standen plötzlich um uns herum. Sie waren alle in meinem Alter, trugen gleich aussehende Shorts mit Löchern darin und T-Shirts, die so oft gewaschen waren, dass man nicht mehr erkennen konnte, welche Farbe sie ursprünglich einmal gehabt hatten, und alle hatten sie die gleichen verschorften Insektenstiche auf den Beinen.

Pater Amadi zog sein ärmelloses T-Shirt aus und ließ es auf meinen Schoß fallen, bevor er den Jungs auf das Fußballfeld folgte. Jetzt, wo sein Oberkörper nackt war, sah man, wie breit und geschmeidig seine Schultern waren. Ich blickte nicht auf das T-Shirt auf meinem Schoß hinab, aber meine Hand bewegte sich Zentimeter um Zentimeter darauf zu. Meine Augen waren auf das Fußballfeld gerichtet, auf Pater Amadis laufende Beine, auf den fliegenden schwarzweißen Fußball, auf die vielen Beine der Jungen, die alle aussahen wie eines. Dann berührte meine Hand endlich das Stück Stoff auf meinem Schoß, strich vorsichtig darüber, als könnte sie atmen und als wäre es ein Stück von Pater Amadi. In diesem Moment blies er in eine kleine Pfeife und verkündete eine Trinkpause. Er holte Plastiktüten mit geschälten Orangen und Wasser in kegelförmigen Behältern aus dem Auto. Sie setzten sich alle ins Gras, um die Orangen zu essen, und ich beobachtete Pater Amadi, wie er laut lachte, den Kopf in den Nacken gelegt, und sich mit dem Ellbogen auf dem Gras abstützte. Ich fragte mich, ob es den Jungen genauso ging wie mir mit ihm: dass er nur sie sah und sonst nichts.

Ich behielt sein T-Shirt in der Hand, während ich den Rest des Spiels verfolgte. Ein kühler Wind war aufgekommen und ließ den Schweiß auf meiner Haut kalt werden, als Pater Amadi das Spiel abpfiff: zwei kurze Pfiffe und ein langer. Die Jungen scharten sich um ihn und beteten mit gebeugten Köpfen. »Auf Wiedersehen, Pater!«, rief es aus allen Richtungen, als er sich auf den Weg zurück zu mir machte. Es war etwas sehr Selbstbewusstes an seinem Gang, wie bei einem Hahn, der alle Hennen der Nachbarschaft um sich geschart hat.

Im Auto spielte er eine Kassette. Es war ein Chor mit geistlichen Gesängen auf Igbo. Das erste Lied kannte ich: Mama sang es manchmal, wenn Jaja und ich unsere Zeugnisse nach Hause brachten. Pater Amadi sang laut mit. Seine Stimme war weicher als die der Vorsängerin auf der Kassette. Als das erste Lied zu Ende war, stellte er die Musik leiser und fragte: »Hat dir das Spiel gefallen?«

»Ja.«

»Ich sehe Jesus Christus in ihren Gesichtern, in den Gesichtern dieser Jungen.«

Ich schaute ihn an. Für mich hatten der blonde Christus, der in St. Agnes an dem polierten Kreuz hing, und die mückenverstochenen Beine dieser Jungen nichts miteinander zu tun.

»Sie leben in Ugwu Oba. Die meisten von ihnen gehen nicht mehr in die Schule, weil ihre Familien es sich nicht leisten können. Ekwueme – erinnerst du dich an ihn, der in dem roten T-Shirt?«

Ich nickte, obwohl ich mich gar nicht erinnern konnte. Alle T-Shirts hatten für mich gleich farblos ausgesehen.

»Sein Vater war Fahrer hier an der Universität. Aber seine Stelle wurde gestrichen, und Ekwueme musste von der Nsukka High School abgehen. Er arbeitet jetzt als Busschaffner und macht seine Sache sehr gut. Sie sind mir eine einzige Inspiration, diese Jungen.« Pater Amadi unterbrach sich, um den Refrain mitzusingen. *»I na-asi m esona ya! I na-asi m esona ya!«*

Ich nickte im Takt des Refrains. Dabei brauchte man die begleitende Musik eigentlich gar nicht, weil Pater Amadis Stimme Melodie genug war. Ich hatte das Gefühl, als sei ich zu Hause angekommen, an einem Ort, an dem ich schon lange hätte sein sollen. Pater Amadi sang eine Weile weiter; dann stellte er die Musik wieder ganz leise. »Du hast mir keine einzige Frage gestellt«, sagte er.

»Ich weiß nicht, was ich fragen soll.«

»Die Kunst des Fragens hättest du von Amaka lernen können. Warum wächst der Schössling eines Baumes nach oben und seine Wurzel nach unten? Warum gibt es einen Himmel? Was ist Leben? Und warum eigentlich?«

Ich lachte. Es klang komisch, dieses Lachen, als hörte ich das Lachen einer Fremden, das jemand auf Band aufgenommen hatte und für mich abspielte. Ich war mir nicht sicher, ob ich mich jemals selber lachen gehört hatte.

»Warum sind Sie Priester geworden?«, platzte ich heraus und wünschte mir im selben Moment, ich hätte nicht gefragt und die Blasen in meiner Kehle hätten die Frage nicht durchgelassen. Natürlich hatte er seine Berufung gespürt, dieselbe Berufung, von der die Ehrwürdigen Schwestern in der Schule immer sprachen und auf die wir hören sollten, wenn wir beteten. Manchmal stellte ich mir vor, wie Gott mich rief, in seiner tiefen Stimme mit britischem Akzent. Wahrscheinlich würde er meinen Namen nicht richtig aussprechen, so wie Pater Benedict, der die Betonung immer auf die zweite Silbe legte statt auf die erste.

»Zuerst wollte ich Arzt werden. Dann ging ich einmal in die Kirche, hörte diesen Priester sprechen und war für immer verwandelt«, sagte Pater Amadi.

»Oh.«

»Das war ein Scherz.« Pater Amadi schaute mich an. Es schien ihn zu überraschen, dass ich nicht gemerkt hatte, dass er einen Witz machte. »Es ist viel komplizierter als das, Kambili. Ich hatte viele Fragen, als ich aufwuchs. Und Priester zu werden kam den Antworten am nächsten.«

Ich fragte mich, was das wohl für Fragen gewesen waren und ob auch Pater Benedict sie sich gestellt hatte. Plötzlich dachte ich, erfüllt von wilder und unvernünftiger Traurigkeit, dass Pater Amadis weiche Haut niemals einem Kind vererbt werden würde und dass er niemals einen kleinen Sohn auf seine breiten Schultern nehmen würde, weil der Junge unbedingt den Ventilator an der Decke berühren wollte.

»*Ewo*, ich bin schon zu spät für eine Sitzung in der Kaplanei«, sagte er und schaute auf die Uhr. »Ich setze dich nur ab und fahre gleich weiter.«

»Das tut mir leid.«

»Warum? Ich habe einen sehr vergnüglichen Nachmittag mit dir verbracht. Du musst noch einmal mit mir ins Stadion kommen. Wenn's sein muss, fessele ich dich an Händen und Füßen und trage dich.« Er lachte.

Ich starrte auf das Armaturenbrett, auf den blaugoldenen Aufkleber der Marienlegion. Wusste er nicht, dass ich mir wünschte, er würde nie mehr gehen? Dass man mich nicht davon überzeugen musste, mit ihm ins Stadion zu gehen oder sonstwohin? Als ich vor der Wohnung aus dem Auto stieg, ließ ich den Nachmittag noch einmal an mir vorüberziehen. Ich hatte gelächelt, war gelaufen, hatte gelacht. Meine Brust fühlte sich an, als wäre sie voller Badeschaum. Ganz leicht. Diese Leichtigkeit war so süß, dass ich sie auf meiner Zunge schmecken konnte, die Süße einer überreifen, strahlend gelben Cashewfrucht.

Tante Ifeoma stand hinter Papa-Nnukwu auf der Veranda und massierte ihm die Schultern. Ich begrüßte sie.

»Kambili, *nno*«, sagte Papa-Nnukwu. Er sah müde aus; seine Augen wirkten matt.

»Hat es dir Spaß gemacht?«, fragte Tante Ifeoma und lächelte.

»Ja, Tante.«

»Dein Vater hat heute Nachmittag angerufen«, sagte sie auf Englisch.

Ich schaute sie an, studierte den schwarzen Leberfleck über ihrer Lippe und wünschte mir, sie würde lachen, ihr lautes, gackerndes Lachen, und mir sagen, dass es nur ein Scherz war. Papa rief nie am Nachmittag an. Außerdem hatte er heute schon angerufen, bevor er zur Arbeit ging, warum rief er also noch einmal an? Etwas stimmte nicht.

»Jemand aus dem Dorf – ich bin mir sicher, es war ein Mitglied unserer weitläufigen Familie – hat ihm erzählt, dass ich deinen Großvater abgeholt und hierhergebracht habe«, sagte Tante Ifeoma, immer noch auf Englisch, damit Papa-Nnukwu es nicht verstand. »Dein Vater meinte, ich hätte es ihm sagen sollen, und er verdiene, es zu wissen, dass euer Großvater hier in Nsukka ist. Dauernd redete er von dem Heiden, der unter demselben Dach wohne wie seine Kinder.« Tante Ifeoma schüttelte den Kopf, als wären Papas Ansichten nur irgendeine exzentrische Spinnerei. Aber das waren sie nicht. Papa würde empört sein, weil weder Jaja noch ich es erwähnt hatten, als er anrief. Mein Kopf füllte sich schnell mit Blut oder Wasser oder Schweiß. Was auch immer es war, ich wusste, dass ich ohnmächtig werden würde, wenn er voll war.

»Er sagte, er würde morgen hierherkommen und euch beide abholen, aber ich habe ihn beruhigt. Ich sagte ihm, dass ich dich und Jaja übermorgen nach Hause bringe, und ich glaube, das hat er akzeptiert. Hoffentlich kriegen wir irgendwoher Benzin«, sagte Tante Ifeoma.

»Okay, Tante.« Ich drehte mich um und wollte in die Wohnung gehen. Mir war schwindlig.

»Oh, und er hat seinen Chefredakteur aus dem Gefängnis bekommen«, sagte Tante Ifeoma. Aber ich hörte sie kaum.

Amaka rüttelte mich, obwohl ich sie schon vorher gehört und davon wach geworden war. Ich hatte mich in diesem ungewissen Grenzgebiet zwischen Schlafen und Wachen befunden und mir vorgestellt, Papa käme selbst, um uns abzuholen, und ich hatte den Zorn in seinen blutunterlaufenen Augen gesehen, hatte die wütenden Worte auf Igbo gehört, die aus seinem Mund kamen.

»Komm, wir holen Wasser. Jaja und Obiora sind schon draußen«, sagte Amaka und streckte sich. Sie sagte das jetzt jeden Morgen. Und mittlerweile ließ sie mich auch einen Kanister hineintragen.

»*Nekwa*, Papa-Nnukwu schläft noch. Es wird ihn aufregen, dass er durch seine Medikamente verschlafen hat und nicht zusehen konnte, wie die Sonne aufgeht.« Sie beugte sich hinab und rüttelte ihn sanft an der Schulter.

»Papa-Nnukwu, Papa-Nnukwu, *kunie*.« Als er sich

nicht rührte, drehte sie ihn langsam um. Sein Wickeltuch hatte sich gelöst und gab den Blick auf ein paar weiße Shorts mit einem ausgeleierten Gummizug um die Taille frei. »Mom! Mom!«, schrie Amaka. Fieberhaft fuhr sie mit der Hand über Papa-Nnukwus Brust und suchte nach einem Herzschlag. »Mom!«

Tante Ifeoma kam ins Zimmer gelaufen. Sie hatte ihr Tuch nicht über das Nachthemd gebunden, und ich konnte unter dem dünnen Stoff ihre hängenden Brüste und den flachen Hügel ihres Bauches sehen. Sie sank auf die Knie nieder, umklammerte Papa-Nnukwus Körper, schüttelte ihn.

»*Nna anyi! Nna anyi!*« Ihre Stimme war laut und verzweifelt, als könnte sie mit ihrem Rufen bewirken, dass Papa-Nnukwu sie doch hörte und reagierte. »*Nna anyi!*« Es wurde still, als sie aufhörte zu rufen, Papa-Nnukwus Handgelenk nahm und den Kopf auf seine Brust legte, eine Stille, die nur durch das Krähen eines Hahns in der Nachbarschaft durchbrochen wurde. Ich hielt die Luft an – selbst mein Atmen schien plötzlich zu laut und verhinderte womöglich, dass Tante Ifeoma Papa-Nnukwus Herzschlag hören konnte.

»*Ewuu*, er ist eingeschlafen. Er ist einfach eingeschlafen«, sagte Tante Ifeoma schließlich. Sie vergrub den Kopf an Papa-Nnukwus Schulter und wiegte sich vor und zurück.

Amaka zog ihre Mutter am Arm. »Hör auf damit,

Mom. Mach lieber Mund-zu-Mund-Beatmung! Hör auf!«

Tante Ifeoma wiegte sich immer noch vor und zurück, und weil sich ihre Bewegung auf Papa-Nnukwus Körper übertrug, dachte ich einen Moment lang, er sei tatsächlich nur eingeschlafen.

»*Nna m o!* Mein Vater!« Tante Ifeomas Stimme klang so rein und hoch, dass sie von oben aus der Decke zu kommen schien. Es war derselbe Ton, dieselbe durchdringende Tiefe, die ich manchmal in Aba gehört hatte, wenn Trauernde an unserem Haus vorbeitanzten, rufend, das Foto eines verstorbenen Familienmitglieds hoch über ihren Köpfen.

»*Nna m o!*«, schrie Tante Ifeoma, immer noch an Papa-Nnukwu geklammert. Amaka versuchte vergeblich, sie von ihm wegzuziehen. Jaja und Obiora kamen ins Zimmer gestürzt. Und ich stellte mir unsere Vorfahren vor, die Ahnen, zu denen Papa-Nnukwu betete, wie sie hereinstürmten, um ihren Weiler zu verteidigen, mit baumelnden Menschenköpfen an langen Stecken.

»Was ist los, Mom?«, fragte Obiora. Der Schlag seiner Hose klebte ihm am Bein, wo Wasser aus dem Hahn darauf gespritzt war.

»Papa-Nnukwu ist am Leben«, sagte Jaja auf Englisch. Er sprach die Worte mit Autorität, als könne allein das sie wahr machen. Es war derselbe Ton, in dem Gott gesagt haben musste: »Es werde Licht.«

Jaja trug nur die Hose seines Pyjamas, die auch mit Wasser bespritzt war. Zum ersten Mal bemerkte ich die Härchen, die auf seiner Brust wuchsen.

»*Nna m o!*« Noch immer klammerte sich Tante Ifeoma an Papa-Nnukwu.

Plötzlich begann Obiora auf eine laute, heisere Art zu atmen. Er beugte sich über Tante Ifoema, packte sie und zog sie langsam von Papa-Nnukwus Körper weg. »*O zugo*, es ist genug, Mom. Er ist zu den anderen gegangen.« Seine Stimme hatte einen seltsamen Klang. Er half Tante Ifeoma dabei, sich aufzurichten und aufs Bett zu setzen. Sie hatte denselben leeren Blick in den Augen wie Amaka, wie sie dastand und auf Papa-Nnukwus sterbliche Hülle blickte.

»Ich rufe Doktor Nduoma an«, sagte Obiora.

Jaja beugte sich hinab und bedeckte Papa-Nnukwus Körper mit dem Wickeltuch, aber den Kopf ließ er frei, obwohl das Tuch lang genug gewesen wäre. Ich wäre gern hinübergegangen und hätte Papa-Nnukwu angefasst, hätte die weißen Haarbüschel berührt, die Amaka eingeölt hatte, und über die runzlige Haut auf seiner Brust gestrichen. Aber ich tat es nicht. Papa wäre entsetzt gewesen. Dann schloss ich die Augen. Wenn mich Papa fragte, ob ich gesehen hätte, wie Jaja den Körper eines Heiden berührte – es schien mir noch schlimmer zu sein, Papa-Nnukwu im Tod zu berühren –, konnte ich wahrheitsgemäß nein sagen, weil ich in der Tat nicht alles gesehen hatte, was Jaja tat. Meine Augen blieben lange geschlossen, und mir schien, dass auch meine Ohren geschlossen waren, denn obwohl ich den Klang der Stimmen um mich herum hören konnte, verstand ich nicht, was sie sagten. Als ich endlich die Augen wieder öffnete, hockte Jaja am Boden, gleich neben Papa-Nnukwus verhüllter Gestalt. Obiora saß mit Tante Ifeoma auf dem Bett, die sagte: »Weckt Chima, damit wir es ihm sagen können, bevor die Leute von der Leichenhalle kommen.«

Jaja stand auf, um Chima zu wecken. Als er hinausging, wischte er sich die Tränen ab, die ihm die Wangen hinunterliefen.

»Ich werde saubermachen, wo der *ozu* gelegen hat, Mom«, sagte Obiora. Er ließ nur ab und zu ein unterdrücktes Schluchzen hören, das tief aus seiner Kehle kam. Ich wusste, warum er nicht laut weinte: Er war der *nwoke* im Haus, der Mann, der Tante Ifeoma zur Seite stand.

»Nein«, sagte Tante Ifeoma. »Ich mache das.« Sie erhob sich und umarmte Obiora, und dann standen sie lange Zeit da und hielten sich fest. Ich ging ins Badezimmer. Das Wort *ozu* klang in meinen Ohren. Papa-Nnukwu war jetzt ein *ozu*, ein Leichnam.

Die Badezimmertür ging nicht auf, als ich versuchte sie zu öffnen, und ich drückte fester, um zu schauen, ob sie wirklich zugeschlossen war. Manchmal klemmte sie nämlich nur, weil sich das Holz ausdehnte und wieder zusammenzog. Dann hörte ich Amaka schluchzen. Es war laut und heiser; sie weinte genauso, wie sie lachte. Die Kunst des stillen Weinens hatte sie nicht gelernt; sie hatte sie nie lernen müssen. Eigentlich wollte ich gehen und sie mit ihrem Kummer allein lassen, aber meine Unterwäsche fühlte sich schon feucht an, und ich trat von einem Fuß auf den anderen, um den Urin zurückzuhalten.

»Amaka, bitte, ich muss auf die Toilette«, flüsterte ich, und als sie nicht antwortete, sagte ich es laut noch einmal. Klopfen wollte ich nicht; Klopfen würde ihr Weinen rüde unterbrechen. Schließlich entriegelte Amaka die Tür und öffnete sie. Ich ging so schnell wie möglich auf die Toilette, weil ich wusste, dass sie immer noch direkt vor der Tür stand und nur darauf wartete, wieder hineinzugehen und hinter geschlossener Tür weiterzuschluchzen.

Die beiden Männer, die mit Doktor Nduoma kamen, trugen Papa-Nnukwus steif werdenden Leichnam hinaus. Der eine fasste ihn unter den Armen, der andere an den Knöcheln. Die Bahre aus dem Medical Center hatten sie nicht holen können, weil auch das Verwaltungspersonal dort in Streik getreten war. Doktor Nduoma sagte »*Ndo*« zu uns allen, das Lächeln immer noch auf seinem Gesicht. Obiora meinte, er wolle den *ozu* zur Leichenhalle begleiten; er wolle dabei sein, wenn sie den *ozu* in den Kühlschrank legten. Aber Tante Ifeoma sagte nein, er müsse nicht dabei sein, wenn Papa-Nnukwu in den Kühlschrank kam. Das Wort »Kühlschrank« ging mir im Kopf herum. Ich wusste, dass die Kühlanlagen für Tote in den Leichenhäusern anders aussahen, stellte mir aber trotzdem vor, wie man Papa-Nnukwus Körper in einen Kühlschrank zwängte, so einen wie bei uns zu Hause.

Obiora gab schließlich nach, aber er folgte den Männern und schaute genau zu, wie sie den *ozu* in den Krankenwagen luden. Er sah durch das Rückfenster hinein, um sicherzugehen, dass drinnen eine Matte lag, auf die man den *ozu* betten konnte, damit er nicht direkt auf dem rostigen Boden liegen musste.

Nachdem der Krankenwagen weggefahren war, gefolgt von Doktor Nduoma in seinem Wagen, half ich Tante Ifeoma, Papa-Nnukwus Matratze auf die Veranda zu tragen. Sie schrubbte sie von oben bis unten mit Waschmittel und derselben Bürste, die Amaka benutzte, um die Badewanne zu säubern.

»Hast du das Gesicht deines Papa-Nnukwu im Tode gesehen, Kambili?«, fragte Tante Ifeoma und lehnte die Matratze zum Trocknen an das Metallgeländer.

Ich schüttelte den Kopf. Ich hatte mir sein Gesicht nicht angesehen.

»Er hat gelächelt«, sagte sie. »Er hat gelächelt.«

Ich wandte den Kopf ab, damit Tante Ifeoma die Tränen auf meinem Gesicht nicht sah und ich nicht die Tränen auf ihrem Gesicht. In der Wohnung wurde nicht viel geredet; die Stille war schwer und brütend. Selbst Chima rollte sich den größten Teil des Morgens in einer Ecke zusammen und malte still vor sich hin. Tante Ifeoma kochte ein paar Scheiben Yams, und wir tauchten sie in Palmöl, in dem gehackte scharfe Peperoni schwammen, und aßen sie. Amaka kam erst Stunden, nachdem wir gegessen hatten, aus dem Badezimmer. Ihre Augen waren geschwollen, ihre Stimme war heiser.

»Iss etwas, Amaka. Ich habe Yams gekocht«, sagte Tante Ifeoma.

»Ich habe ihn nicht fertiggemalt. Er sagte, wir würden das Bild heute fertigmachen.«

»Iss jetzt etwas, *inugo*«, wiederholte Tante Ifeoma.

»Er würde noch leben, wenn die Krankenstation nicht streiken würde«, sagte Amaka.

»Seine Zeit war gekommen«, sagte Tante Ifeoma. »Hast du gehört, was ich gesagt habe? Seine Zeit war einfach gekommen.«

Amaka sah Tante Ifeoma an und wandte sich dann ab. Am liebsten hätte ich sie in den Arm genommen, hätte *»ebezi na«* gesagt und ihr die Tränen abgewischt. Ich wollte laut weinen, vor ihr, mit ihr. Aber ich wusste, das würde sie wütend machen. Sie war schon wütend genug. Außerdem hatte ich kein

Recht dazu, zusammen mit ihr um Papa-Nnukwu zu trauern; er war mehr ihr Papa-Nnukwu gewesen als meiner. Sie hatte sein Haar eingeölt, während ich mich von ihm fernhielt und mich fragte, was Papa wohl sagen würde, wenn er es wüsste. Jaja legte den Arm um ihre Schultern und führte sie in die Küche. Sie schüttelte ihn ab, als wollte sie unter Beweis stellen, dass sie niemanden brauchte, der sie stützte, aber sie ging dicht neben ihm. Ich schaute ihnen nach und wünschte, ich hätte das getan anstelle von Jaja.

»Gerade hat jemand vor unserer Wohnung geparkt«, sagte Obiora. Er hatte seine Brille abgenommen, um zu weinen, aber jetzt trug er sie wieder und schob sie auf die Nase hoch, als er aufstand, um hinauszuschauen.

»Wer ist es?«, fragte Tante Ifeoma müde. Es war ihr gleichgültig, wer es war.

»Onkel Eugene.«

Ich erstarrte auf meinem Sitz und hatte das Gefühl, die Haut meiner Arme würde sich auflösen und mit den Rohrlehnen des Sessels eins werden. Papa-Nnukwus Tod hatte alles überschattet und Papas Gesicht in eine vage Ferne gerückt. Doch jetzt war dieses Gesicht wieder da. Er stand an der Tür und schaute auf Obiora hinab. Diese buschigen Augenbrauen waren mir völlig fremd, auch der dunkelbraune Ton seiner Haut. Wenn Obiora nicht gesagt hätte: »Onkel

Eugene«, hätte ich vielleicht gar nicht gewusst, dass das Papa war, dass dieser große Fremde in der gutgeschnittenen Tunika Papa war.

»Guten Tag, Papa«, sagte ich mechanisch.

»Kambili, wie geht es dir? Wo ist Jaja?«

In diesem Moment kam Jaja aus der Küche und starrte Papa an. »Guten Tag, Papa«, sagte er schließlich.

»Eugene, ich habe dich gebeten, nicht zu kommen«, sagte Tante Ifeoma. Sie klang müde, wie jemand, dem eigentlich alles egal ist. »Ich habe dir gesagt, dass ich die beiden morgen zurückbringen würde.«

»Ich konnte sie nicht noch einen Tag hier lassen«, sagte Papa und schaute im Wohnzimmer umher, in Richtung Küche und dann zum Flur, als wartete er darauf, dass Papa-Nnukwu in einer Wolke heidnischen Rauches erscheinen würde.

Obiora nahm Chima an der Hand und ging auf die Veranda hinaus.

»Eugene, unser Vater ist von uns gegangen«, sagte Tante Ifeoma.

Papa starrte sie eine Weile an, und seine schmalen Augen, die immer so schnell blutunterlaufen waren, wurden ganz groß vor Überraschung. »Wann?«

»Heute Morgen. Im Schlaf. Erst vor ein paar Stunden ist er in die Leichenhalle gebracht worden.«

Papa setzte sich und ließ langsam den Kopf in seine Hände sinken, und ich fragte mich, ob er weinte und ob es dann auch für mich akzeptabel wäre, zu weinen. Doch als er wieder aufblickte, sah ich keine Spuren von Tränen in seinen Augen. »Hast du einen Priester geholt, damit er die Letzte Ölung bekommt?«, fragte er.

Tante Ifeoma beachtete ihn nicht und schaute nur auf ihre Hände hinab, die sie in ihrem Schoß gefaltet hatte.

»Ifeoma, hast du einen Priester geholt?«, fragte Papa.

»Ist das alles, was du sagen kannst, hm, Eugene? Hast du sonst nichts zu sagen, *gbo*? Unser Vater ist gestorben! Ist in deinem Kopf alles durcheinandergeraten? Wirst du mir nicht helfen, unseren Vater zu begraben?«

»Ich kann an einem heidnischen Begräbnis nicht teilnehmen, aber wir können mit dem Gemeindepriester reden und eine katholische Bestattung in die Wege leiten.«

Tante Ifeoma stand auf und fing an zu schreien. Ihre Stimme bebte. »Eher stelle ich das Grab meines toten Ehemannes zum Verkauf, Eugene, bevor ich unseren Vater katholisch bestatten lasse! Hörst du mich? Ich sagte, eher verkaufe ich Ifedioras Grab! War unser Vater ein Katholik? Ich frage dich, Eugene, war unser Vater ein Katholik? *Uchu gba gi!*« Tante Ifeoma schnippte verächtlich mit den Fingern nach

Papa; sie verfluchte ihn. Tränen liefen ihr über die Wangen. Als sie sich umdrehte und in ihr Zimmer ging, drangen erstickte Laute aus ihrer Kehle.

»Kambili und Jaja, kommt«, sagte Papa, stand auf und legte die Arme um uns. Er küsste uns auf den Kopf, bevor er sagte: »Jetzt geht und packt eure Taschen.«

Im Schlafzimmer lagen die meisten von meinen Kleidungsstücken bereits in der Tasche. Ich stand an dem Fenster mit den fehlenden Lamellen in der Jalousie und dem zerrissenen Moskitonetz und fragte mich, wie es wohl sein würde, wenn ich mich durch das kleine Loch zwängte und hinaussprang.

»Nne.« Tante Ifeoma war leise hereingekommen und strich sanft mit der Hand über meine Zöpfchen. Sie reichte mir meinen Stundenplan, der noch immer zu einem exakten Viertel gefaltet war.

»Sag Pater Amadi, dass ich weggefahren bin, dass wir weggefahren sind, und grüße ihn von uns«, sagte ich und drehte mich um. Sie hatte sich die Tränen vom Gesicht gewischt und sah wieder so furchtlos aus wie immer.

»Das werde ich tun«, sagte sie.

Sie hielt meine Hand, als wir zur Eingangstür gingen. Draußen tobte der Harmattan über den Hof, zerzauste die Pflanzen in dem kreisrunden Garten, brach den Bäumen den Willen und die Äste und bedeckte die Autos mit noch mehr Staub. Obiora brachte die Taschen hinaus zu dem Mercedes, wo Kevin bereits bei dem offenen Kofferraum wartete. Chima fing an zu weinen; ich wusste, er wollte nicht, dass Jaja wegging.

»Chima, *o zugo*. Du wirst Jaja bald wiedersehen. Sie kommen bald wieder«, sagte Tante Ifeoma und drückte ihn an sich. Papa erwiderte nichts, was Tante Ifeomas Worte bestätigt hätte. Stattdessen sagte er zu Chima, um ihn zu beruhigen: »*O zugo*, jetzt ist es genug«, umarmte ihn und drückte Tante Ifeoma ein kleines Bündel Nairanoten in die Hand. Damit sie Chima ein Geschenk kaufen könne, sagte er, worauf Chima lächelte. Amaka blinzelte schnell, als sie auf Wiedersehen sagte, und ich war mir nicht sicher, ob es an dem sandigen Wind lag oder ob sie die Tränen zurückhalten wollte. Der Staub, der auf ihren Wimpern lag, sah irgendwie schick aus, wie kakaofarbene Wimperntusche. Sie drückte mir etwas in die Hand, das in schwarzes Zellophan eingepackt war, drehte sich dann um und lief in die Wohnung zurück. Ich konnte durch die Verpackung hindurchsehen. Es war das unvollendete Bild von Papa-Nnukwu. Ich verbarg es rasch in meiner Tasche und stieg ins Auto.

Mama stand an der Tür, als wir auf unseren Hof fuhren. Ihr Gesicht war geschwollen, und die Haut um ihr rechtes Auge hatte das tiefe Violett einer überreifen Avocado. Sie lächelte. »*Umu m*, willkommen.

Willkommen.« Sie umarmte uns gleichzeitig und barg das Gesicht zuerst an Jajas Hals und dann an meinem. »Es ist mir so lange vorgekommen, so viel länger als zehn Tage.«

»Ifeoma hatte alle Hände voll damit zu tun, einen Heiden zu pflegen«, sagte Papa und goss sich aus einer Flasche, die Sisi auf den Tisch gestellt hatte, ein Glas Wasser ein. »Sie hat sie noch nicht einmal auf Pilgerfahrt nach Aokpe gebracht.«

»Papa-Nnukwu ist tot«, sagte Jaja.

Mamas Hand flog an ihre Brust. »*Chi m!* Wann?«

»Heute Morgen«, sagte Jaja. »Er ist im Schlaf gestorben.«

Mama legte die Arme um sich selbst. »*Ewuu*, so hat er sich also zur Ruhe begeben, *ewuu*.«

»Vor das Jüngste Gericht hat er sich begeben«, sagte Papa und stellte sein Wasserglas ab. »Ifeoma hatte nicht einmal so viel Sinn und Verstand, einen Priester zu rufen, bevor er starb. Er hätte sich sogar noch bekehren lassen können, bevor er starb.«

»Vielleicht wollte er sich ja nicht bekehren lassen«, sagte Jaja.

»Er ruhe in Frieden«, sagte Mama schnell.

Papa schaute Jaja an. »Was hast du da gesagt? Hast du das gelernt, als du mit einem Heiden im selben Haus gewohnt hast?«

»Nein«, sagte Jaja.

Papa schaute erst Jaja und dann mich an und

schüttelte langsam den Kopf, als hätten wir irgendwie die Hautfarbe gewechselt. »Geht jetzt hoch und badet, und dann kommt zum Abendessen herunter«, sagte er.

Als wir die Treppe hinaufstiegen, ging Jaja vor mir, und ich versuchte, meine Füße genau an die Punkte zu setzen, wo er gegangen war. Papas Gebet vor dem Abendessen war länger als gewöhnlich: Er bat Gott darum, seine Kinder zu reinigen und sie von dem Geist zu befreien, der sie dazu veranlasst hatte, ihm zu verschweigen, dass sie mit einem Heiden unter einem Dach lebten. »Es ist die Sünde der Unterlassung, Herr«, sagte er, als wüsste Gott das nicht. Ich sagte laut: »Amen.« Zum Abendessen gab es Bohnen und Reis mit Hühnerstückchen. Während ich aß, dachte ich daran, dass jedes dieser Stücke bei Tante Ifeoma in drei Teile geteilt werden würde.

»Papa, kann ich bitte einen Schlüssel für mein Zimmer haben?«, fragte Jaja und legte seine Gabel nieder. Wir waren mitten beim Essen. Ich holte tief Luft und hielt den Atem an. Papa hatte immer die Schlüssel zu unseren Zimmern aufbewahrt.

»Was?«, fragte Papa.

»Den Schlüssel zu meinem Zimmer. Ich hätte ihn gerne. *Makana*, weil ich gern ein wenig Privatsphäre hätte.«

Papas Pupillen schienen im Weiß seiner Augen wild hin und her zu schießen. »Was? Wofür willst du Privatsphäre? Um Sünden gegen deinen Körper zu begehen? Ist es das, was du willst, masturbieren?«

»Nein«, sagte Jaja. Er bewegte die Hand und stieß sein Wasserglas um.

»Siehst du, was mit meinen Kindern passiert ist?«, fragte Papa, den Blick an die Zimmerdecke gerichtet. »Siehst du, wie das Zusammensein mit einem Heiden sie verändert und ihnen das Böse beigebracht hat?«

Wir beendeten das Abendessen schweigend. Hinterher folgte Jaja Papa nach oben. Ich blieb mit Mutter im Wohnzimmer sitzen und fragte mich, warum Jaja wohl um den Schlüssel gebeten hatte. Natürlich würde ihm Papa den niemals geben, das wusste er; er wusste, dass uns Papa nie erlauben würde, unsere Zimmer abzuschließen. Einen Moment lang fragte ich mich, ob Papa recht hatte und ob der Kontakt mit Papa-Nnukwu Jaja böse gemacht hatte. Ob er uns böse gemacht hatte.

»Ist wieder ein anderes Gefühl, zurück zu sein, *okwia*?«, fragte Mama. Sie schaute ein paar Stoffmuster durch, um die Farbe für einen neuen Vorhang auszusuchen. Jedes Jahr, gegen Ende des Harmattan, tauschten wir die Vorhänge aus. Kevin brachte Mama dann die Stoffmuster, und sie wählte ein paar davon aus und zeigte sie Papa, damit er die endgültige Entscheidung traf. Normalerweise wählte er das, was ihr am besten gefallen hatte. Letztes Jahr war es dunkles Beige gewesen. Sandfarben das Jahr davor.

Ich hätte Mama gern gesagt, dass es sich tatsächlich anders anfühlte, wieder zurück zu sein, dass in unserem Wohnzimmer zu viel freier Platz war, zu viel ungenutzter Marmorboden, der von Sisis Polierkünsten glänzte und zu nichts diente. Unsere Decken waren zu hoch. Unsere Möbel waren leblos: Von den Glastischen schälte sich während des Harmattan die Oberfläche nicht ab, wenn man sich in eines der Ledersofas setzte, fühlte es sich kalt und ungemütlich an, und die persischen Teppiche waren zu flauschig, man spürte nichts. Aber ich sagte: »Du hast die Etagere poliert.«

»Ja.«

»Wann?«

»Gestern.«

Ich schaute ihr Auge an. Es schien sich langsam zu öffnen; gestern musste es völlig zugeschwollen gewesen sein.

»Kambili!« Papas Stimme klang klar und deutlich aus dem ersten Stock. Ich hielt die Luft an und saß still da. »Kambili!«

»*Nne*, geh«, sagte Mama.

Ich ging langsam die Treppe hoch. Papa war im Badezimmer, die Tür stand offen. Ich klopfte an die offene Tür und blieb davor stehen, weil ich mich fragte, warum er mich gerufen hatte, wenn er im Badezimmer war. »Komm rein«, sagte er. Er stand neben der Wanne. »Klettere in die Wanne.«

Ich starrte Papa an. Warum bat er mich, in die Wanne zu klettern? Ich schaute mich im Badezimmer um. Nirgendwo ein Stock. Vielleicht würde er mich im Badezimmer zurücklassen und dann hinuntergehen, durch die Küche hindurch, und draußen von einem der Bäume im Hinterhof einen Stock abbrechen. Als Jaja und ich noch jünger waren, von der ersten bis zur fünften Grundschulklasse, hatten wir den Stock selbst aussuchen müssen. Wir wählten immer den Keulenbaum, weil seine Zweige geschmeidig waren und nicht so weh taten wie die steiferen Äste des Gamari- oder des Avocadobaums. Und Jaja hatte die Stöcke immer in kaltem Wasser eingeweicht, weil er sagte, so würden sie weniger weh tun, wenn sie auf unsere Körper trafen. Je älter wir jedoch geworden waren, desto kleiner wurden die Äste, die wir brachten, und Papa hatte begonnen, die Stöcke selbst auszusuchen.

»Klettere in die Badewanne«, sagte Papa wieder.

Ich stellte mich in die Wanne und schaute ihn an. Offenbar hatte er gar nicht vor, einen Stock zu holen, und ich bekam Angst, eine pochende und rasende Angst, die mir wie eine heiße Flüssigkeit in die Blase und die Ohren schoss. Ich wusste nicht, was er mit mir machen würde. Es war leichter, wenn ich den Stock sah, weil ich dann die Handflächen aufeinanderpressen und die Muskeln meiner Beine anspannen konnte, um mich für den Schmerz zu wappnen.

Mich in eine Wanne zu stellen hatte er nie von mir verlangt. Dann bemerkte ich den Wasserkessel auf dem Boden, direkt neben Papas Füßen, den grünen Kessel, in dem Sisi heißes Wasser für Tee und *garri* zubereitete und der anfing zu pfeifen, wenn das Wasser kochte. Papa hob ihn hoch. »Du hast gewusst, dass dein Großvater nach Nsukka kommen würde, oder?«, fragte er auf Igbo.

»Ja, Papa.«

»Hast du das Telefon genommen und mich davon in Kenntnis gesetzt, *gbo*?«

»Nein.«

»Wusstest du, dass du unter demselben Dach schlafen würdest wie ein Heide?«

»Ja, Papa.«

»Dann hast du die Sünde klar und deutlich vor dir gesehen und bist ihr einfach entgegengegangen?«

Ich nickte. »Ja, Papa.«

»Kambili, du bist kostbar.« Seine Stimme bebte. Er klang wie jemand, der auf einer Beerdigung spricht und von seinen Gefühlen überwältigt wird. »Du solltest nach Vollkommenheit streben. Du solltest nicht die Sünde sehen und ihr einfach entgegengehen.« Er ließ den Kessel in die Wanne sinken und kippte ihn über meinen Füßen. Er goss langsam heißes Wasser auf meine Füße, als machte er ein Experiment und wollte sehen, was passierte. Jetzt weinte er, Tränen liefen ihm übers Gesicht. Ich sah den feuchten Wasserdampf, bevor ich das Wasser selbst sah. Ich beobachtete, wie das Wasser aus dem Kessel floss, wie es fast in Zeitlupe und in einem hohen Bogen auf meine Füße strömte. Als es auf die Haut traf, war das ein so reiner, glühender Schmerz, dass ich eine Sekunde lang gar nichts spürte. Und dann schrie ich.

»Das ist es, was du dir selber antust, wenn du der Sünde entgegengehst. Du verbrennst dir die Füße«, sagte er.

Ich wollte sagen: »Ja, Papa«, weil er recht hatte, aber jetzt kletterte das Brennen von meinen Füßen nach oben, in raschen qualvollen Wellen aus Schmerz, bis hoch zu meinem Kopf, meinen Lippen, meinen Augen. Papa hielt mich mit einer Hand fest und goss mit der anderen das Wasser über mich. Ich wusste nicht, dass die schluchzende Stimme – »Es tut mir leid! Es tut mir leid!« – meine war, bis das Wasser aufhörte zu fließen und ich merkte, dass sich meine Lippen bewegten und dass immer noch Worte herauskamen. Papa stellte den Kessel ab, wischte sich über die Augen. Ich stand immer noch in der kochend heißen Wanne; zu groß war meine Angst, mich zu bewegen – weil ich wusste, die Haut würde sich von meinen Füßen schälen, wenn ich versuchte, aus der Wanne zu steigen.

Papa legte mir die Hände unter die Achseln, um mich herauszuheben, aber da hörte ich Mama sagen: »Lass mich das machen, bitte.« Ich hatte gar nicht gemerkt, dass Mama ins Badezimmer gekommen war. Tränen strömten ihr übers Gesicht. Auch ihre Nase lief, und ich fragte mich, ob sie die Flüssigkeit abwischen würde, bevor sie ihr in den Mund lief, bevor sie sie schmecken würde. Sie verrührte Salz mit kaltem Wasser und packte die körnige Mischung sanft auf meine Füße. Dann half sie mir aus der Wanne und machte Anstalten, mich auf dem Rücken in mein Zimmer zu tragen, aber ich schüttelte den Kopf. Sie war zu klein. Wir würden beide hinfallen. Mama sprach nicht, bevor wir in meinem Zimmer waren. »Du solltest Panadol nehmen«, sagte sie.

Ich nickte und nahm die Tabletten, die sie mir gab, obwohl ich wusste, dass sie meinen Füßen nur wenig helfen würden, in denen jetzt ein steter, sengender Schmerz pochte. »Bist du in Jajas Zimmer gewesen?«, fragte ich, und Mama nickte. Sie sagte mir nicht, was mit ihm passiert war, und ich fragte nicht.

»Morgen werde ich lauter Blasen an den Füßen haben«, sagte ich.

»Bis du wieder in die Schule musst, sind sie bestimmt geheilt«, sagte Mama.

Nachdem sie gegangen war, starrte ich auf die geschlossene Tür, auf ihre glatte Oberfläche und dachte an die Türen in Nsukka mit ihrer abgeplatzten blauen Farbe. Ich dachte an Pater Amadis melodische Stimme, an die breite Lücke zwischen Amakas Vorderzähnen, wenn sie lachte, an Tante Ifeoma, wie sie an ihrem Kerosinofen stand und in einem Topf rührte. Ich sah Obiora vor mir, wie er die Brille auf seiner Nase hochschob, und Chima, der zusammengerollt auf dem Sofa lag und fest schlief. Ich stand auf und humpelte zu meiner Tasche hinüber, um das Bild von Papa-Nnukwu herauszuholen. Es steckte immer noch in seiner schwarzen Verpackung. Obwohl es an der Seite verborgen in meiner Tasche lag, hatte ich zu viel Angst, um es auszupacken. Irgendwie würde Papa es herausfinden. Er würde die Farbe riechen. Ich fuhr langsam mit dem Finger über die Plastikhülle, über die kleinen Erhebungen der Farbstriche, die zusammen die hagere Gestalt von Papa-Nnukwu bildeten, der entspannt die Arme kreuzte, die langen Beine vor sich ausgestreckt.

Ich war gerade zu meinem Bett zurückgehumpelt, als Papa die Tür öffnete und hereinkam. Er wusste es. Ich wollte mich im Bett anders hinlegen, als könnte ich damit verbergen, was ich gerade getan hatte. Ich wollte forschend in seine Augen sehen, um festzustellen, was er wusste und wie er das mit dem Gemälde herausgefunden hatte. Aber ich tat es nicht, konnte es nicht tun. Angst. Die Angst war mir vertraut, und doch war es jedes Mal, wenn ich sie empfand, wieder anders, als hätte sie stets einen anderen Geschmack, eine andere Farbe.

»Alles, was ich tue, tue ich nur zu deinem Besten«, sagte Papa. »Weißt du das?«

»Ja, Papa.« Ich war mir immer noch nicht sicher, ob er von dem Bild wusste.

Er setzte sich auf mein Bett und nahm meine Hand. »Einst habe ich eine Sünde gegen meinen Körper begangen«, sagte er. »Und der gute Vater, der, bei dem ich wohnte, als ich auf St. Gregory ging, kam ins Zimmer und sah mich. Er bat mich, Wasser für den Tee zu kochen. Er schüttete das Wasser in eine Schüssel und tauchte meine Hände hinein.« Papa sah mir direkt in die Augen. Ich hatte nicht gewusst, dass er Sünden begangen hatte, dass er überhaupt dazu in der Lage war, Sünden zu begehen. »Ich sündigte nie wieder gegen meinen Körper. Der gute Vater tat das nur zu meinem Besten«, sagte er.

Nachdem Papa gegangen war, dachte ich nicht an seine Hände in der Schüssel mit kochend heißem Teewasser, an die Haut, die sich ablöste, an sein Gesicht, das vor Schmerz verzerrt war. Ich dachte an das Gemälde von Papa-Nnukwu in meiner Tasche.

Bis zum nächsten Tag, einem Samstag, als Jaja während der Lernzeit zu mir ins Zimmer kam, hatte ich keine Gelegenheit, ihm von dem Bild zu erzählen. Er trug dicke Socken und setzte die Füße vorsichtig einen vor den anderen, genau wie ich. Aber wir sprachen nicht über unsere verbundenen Füße. Nachdem er das Bild durch die Hülle betastet hatte, sagte er, er müsse mir auch etwas zeigen. Wir gingen hinunter in die Küche. Es war auch in schwarzes Zellophanpapier eingepackt, und er hatte es im Kühlschrank versteckt, hinter Fantaflaschen. Als er meinen verblüfften Blick sah, sagte er, das seien nicht einfach nur ein paar Stecken; es waren Stängel vom Blauen Hibiskus. Er würde sie dem Gärtner geben. Es war zwar noch Harmattan, und die Erde war durstig, aber Tante Ifeoma habe gemeint, die Ableger könnten Wurzeln schlagen und wachsen, wenn man sie regelmäßig gieße. Zu viel Wasser möge der Hibiskus nicht, aber auch nicht zu wenig.

Jajas Augen glänzten, als er von dem Hibiskus sprach und ihn mir hinhielt, damit ich die kalten, feuchten Stängel berühren konnte. Er hatte Papa davon erzählt, packte die Ableger aber trotzdem schnell zurück in den Kühlschrank, als wir hörten, wie Papa ins Haus kam.

Zum Mittagessen gab es Yamsgrütze, deren Duft schon durchs Haus zog, bevor wir uns an den Esstisch setzten. Es roch gut – Stückchen getrockneten Fischs schwammen in gelber Soße neben dem Gemüse und den gewürfelten Yamsstückchen. Nach dem Tischgebet, als Mama das Essen austeilte, sagte Papa: »Diese heidnischen Begräbnisse sind teuer. Eine Fetischgruppe will eine Kuh haben, dann fordert ein Zauberdoktor eine Ziege für irgendeinen Steingötzen, und dann noch eine Kuh für das Dorf und noch eine für den *umuada*. Nie fragt jemand, warum diese sogenannten Götter die Tiere nicht selber essen und stattdessen irgendwelche gierigen Menschen das Fleisch untereinander aufteilen. Der Tod eines Menschen ist für die Heiden nur ein Vorwand, sich den Wanst vollzuschlagen.«

Ich fragte mich, warum Papa das wohl sagte, was ihn dazu gebracht hatte. Der Rest von uns blieb stumm, während Mama das Essen fertig austeilte.

»Ich habe Ifeoma Geld für das Begräbnis geschickt. Ich habe ihr alles gegeben, was sie brauchte«, sagte Papa. Nach einer Pause fügte er hinzu: »Für *nna anyis* Beerdigung.«

»Gott sei's gedankt«, sagte Mama, und Jaja und ich sprachen es ihr nach.

Bevor wir mit dem Mittagessen fertig waren, kam Sisi herein und sagte Papa, dass Ade Coker zusammen mit einem anderen Mann am Tor stehe. Adamu hatte sie gebeten, am Tor zu warten; das tat er immer, wenn Leute am Wochenende zur Essenszeit kamen. Ich dachte, Papa würde die beiden bitten, auf der Terrasse zu warten, bis wir mit dem Mittagessen fertig waren, aber er sagte zu Sisi, Adamu solle sie hereinlassen und die Eingangstür aufmachen. Er sprach das Dankgebet, obwohl wir noch Essen auf den Tellern hatten, und bat uns dann, weiterzuessen. Er sei bald zurück.

Die Gäste kamen herein und setzten sich ins Wohnzimmer. Ich konnte sie vom Esstisch aus nicht sehen, versuchte aber zu hören, was sie sagten. Ich wusste, dass auch Jaja die Ohren spitzte. Sein Kopf war leicht zur Seite geneigt, und seine Augen blickten konzentriert in den leeren Raum vor ihm. Sie sprachen leise, aber es war leicht, den Namen Nwankiti Ogechi auszumachen, der mehrmals fiel, besonders wenn Ade Coker sprach, weil er die Stimme nicht so senkte wie Papa und der andere Mann.

Er sagte, Big Ogas Assistent – Ade Coker nannte das Staatsoberhaupt immer Big Oga, selbst in seinen Leitartikeln – habe angerufen und ihm mitgeteilt, Big Oga sei bereit, ihm ein Exklusivinterview zu geben. »Aber dafür wollen sie, dass ich die Nwankiti-Ogechi-Story streiche. Stellen Sie sich nur diesen Idioten vor – sagt zu mir, er wisse, einige nutzlose Leute hätten mir Geschichten erzählt, die ich in meinem Artikel verwenden will, und diese Geschichten seien alles Lügen ...«

Ich hörte, wie Papa ihn leise unterbrach, und dann fügte der andere Mann noch etwas hinzu, etwas über die hohen Tiere in Abuja, die nicht wollten, dass eine solche Geschichte in diesem Moment herauskam, wo doch die Commonwealth-Konferenz stattfinde.

»Wissen Sie, was das bedeutet? Meine Quellen haben recht. Sie haben Nwankiti Ogechi tatsächlich liquidiert«, sagte Ade Coker. »Warum war es ihnen egal, als ich den letzten Artikel über ihn geschrieben habe? Warum kümmert es sie jetzt?«

Ich wusste, auf welche Geschichte Ade Bezug nahm, weil sie vor sechs Wochen im *Standard* gestanden hatte, genau um den Zeitpunkt, als Nwankiti Ogechi spurlos verschwand. Ich erinnerte mich an das riesige Fragezeichen nach der Schlagzeile: »Wo ist Nwankiti?« Und ich erinnerte mich, dass der Artikel viele besorgte Familienangehörige und Kollegen zitiert hatte. Der Artikel war ganz anders gewesen als die erste Reportage im *Standard* mit dem Titel »Ein Heiliger unter uns«, in der es vor allem um seinen Aktivismus und seine Versammlungen im Kampf für die Demokratie ging, die das Stadion in Surulere gefüllt hatten.

»Ich sage Ade die ganze Zeit, dass wir warten sollten, Sir«, sagte der andere Gast. »Lassen wir ihn ein Interview mit Big Oga machen. Die Nwankiti-Ogechi-Story können wir auch noch später bringen.«

»Kommt nicht in Frage!«, brach es aus Ade heraus, und hätte ich nicht diese leicht schrille Stimme so gut gekannt, wäre es schwer für mich gewesen, mir den rundlichen, immer lachenden Ade so wütend vorzustellen. »Sie wollen einfach nicht, dass Nwankiti jetzt zum Thema wird. Ganz einfach! Und Sie wissen, was das bedeutet: Sie haben ihn liquidiert! Und dann kommt Big Oga und versucht mich mit einem Interview zu ködern? Sollen wir das etwa mitmachen?«

Papa fiel ihm hier ins Wort, aber ich konnte nicht

viel von dem hören, was er sagte, weil er leise und besänftigend sprach, als wollte er Ade beruhigen. Das Nächste, was ich ihn sagen hörte, war: »Kommen Sie, gehen wir in mein Arbeitszimmer. Meine Kinder essen noch.«

Sie gingen an uns vorbei in den ersten Stock. Ade lächelte, als er uns grüßte, aber es wirkte bemüht. »Kann ich für dich weiteressen?«, neckte er mich und machte zum Spaß so, als wollte er mein Essen rasch herunterschlingen.

Als ich nach dem Mittagessen in meinem Zimmer saß und lernte, strengte ich mich an, um zu hören, was Papa und Ade Coker im Arbeitszimmer sagten, aber es gelang mir nicht. Jaja ging ein paarmal an meinem Zimmer vorbei, aber wenn ich ihn anschaute, schüttelte er den Kopf – er konnte durch die geschlossene Tür auch nichts hören.

Es war an diesem Abend, vor dem Essen, dass die Agenten der Regierung kamen, jene Männer in Schwarz, die Blüten von den Hibiskussträuchern brachen, als sie wieder gingen, die Männer, von denen Jaja gesagt hatte, sie hätten versucht, Papa mit einem Lastwagen voll Dollars zu bestechen, und die Papa aus dem Haus geworfen hatte.

Als uns die nächste Ausgabe des *Standard* gebracht wurde, wusste ich, dass Nwankiti Ogechi auf dem Titelblatt sein würde. Der Artikel war detailliert, wütend und voller Zitate von jemandem, der »Die Quelle« genannt wurde. Soldaten hatten Nwankiti Ogechi in einem Wald in Minna erschossen. Dann hatten sie Säure über seinen Körper geschüttet, damit das Fleisch von den Knochen schmolz, hatten ihn getötet, obwohl er schon tot war.

Während der Familienzeit, als Papa und ich Schach spielten und Papa gerade am Gewinnen war, hörten wir im Radio, dass die Mitgliedschaft Nigerias im Commonwealth wegen des Mordes suspendiert worden sei und dass Kanada und Holland aus Protest ihre Botschafter abzögen. Der Nachrichtensprecher las einen Ausschnitt aus der Presseerklärung der kanadischen Regierung vor, in der Nwankiti Ogechi als »Mann der Ehre« bezeichnet wurde.

Papa blickte vom Schachbrett auf und sagte: »Das war vorauszusehen. Ich wusste, dass es so kommen würde.«

Direkt nach dem Abendessen tauchten einige Männer bei uns auf, und ich hörte, wie Sisi zu Papa sagte, sie seien von der Demokratischen Koalition. Sie blieben mit Papa draußen auf der Terrasse, und obwohl ich mich anstrengte, konnte ich nicht hören, worüber sie redeten. Am nächsten Tag kamen noch mehr Gäste während des Essens. Und am Tag danach noch mehr. Sie alle sagten zu Papa, er solle vorsichtig sein. Er solle nicht mehr in seinem Firmenauto zur Arbeit fahren. Keine öffentlichen Plätze mehr besuchen. Er solle an die Bombenexplosion am Flughafen denken, als ein Bürgerrechtsanwalt verreisen wollte. An die Bombe im Stadion während einer Kundgebung für die Demokratie. Er solle seine Türen abschließen. Und er solle an den Mann denken, der in seinem Schlafzimmer von Männern in schwarzen Masken erschossen worden war.

Das alles erfuhren Jaja und ich von Mama. Sie sah verängstigt aus, und ich hätte ihr am liebsten auf die Schulter geklopft und ihr gesagt, Papa würde das alles schon schaffen. Ich wusste, er und Ade Coker hatten die Wahrheit auf ihrer Seite, und ich wusste, es würde alles gutgehen.

»Glaubt ihr, gottlose Menschen haben auch nur einen Funken Verstand?«, fragte Papa uns jeden Abend beim Essen, oft nach einem langen Schweigen. Er schien große Mengen Wasser zum Essen zu trinken, und ich beobachtete ihn und fragte mich, ob seine Hände wirklich zitterten oder ob ich mir das einbildete.

Jaja und ich sprachen nicht über die vielen Leute, die zu uns ins Haus kamen. Ich wollte darüber reden, aber Jaja wandte den Blick ab, wenn ich ihn mit einem Wink meiner Augen dazu aufforderte, und wenn ich doch davon anfing, wechselte er gleich das Thema. Das einzige Mal, dass ich ihn darüber sprechen hörte, war, als Tante Ifeoma anrief und nach Papa fragte, denn sie hatte gehört, was für eine Furore die Geschichte im *Standard* gemacht hatte. Papa war nicht zu Hause, und so sprach sie mit Mama. Anschließend gab Mama den Hörer an Jaja weiter.

»Tante, sie werden Papa nicht anrühren«, hörte ich Jaja sagen. »Sie wissen, dass er viele Kontakte ins Ausland hat.«

Während ich Jaja zuhörte, der Tante Ifeoma berichtete, dass der Gärtner die Hibiskusableger eingepflanzt habe, es aber zu früh sei, um zu wissen, ob sie überleben würden, fragte ich mich, warum er das über Papa noch nie zu mir gesagt hatte.

Als ich den Hörer übernahm, klang Tante Ifeoma ganz nah und laut. Am Schluss holte ich tief Luft und sagte: »Grüß bitte auch Pater Amadi.«

»Er fragt die ganze Zeit nach dir und Jaja«, sagte Tante Ifeoma. »Bleib dran, *nne*, hier ist Amaka.«

»Kambili, *ke kwanu*?« Amaka klang anders am Telefon. Lebhaft. Als würde sie nicht gleich einen Streit anfangen. Als würde sie nicht höhnisch dabei gucken – oder vielleicht lag das nur daran, dass ich den höhnischen Blick nicht sehen konnte.

»Mir geht's gut«, sagte ich. »Danke übrigens. Danke für das Bild.«

»Ich dachte, vielleicht hättest du es gern.« Amakas Stimme wurde immer noch ganz heiser, wenn sie von Papa-Nnukwu sprach.

»Danke«, flüsterte ich. Ich hatte nicht gewusst, dass Amaka überhaupt an mich dachte, dass sie wusste, was ich mir wünschte und dass ich mir überhaupt etwas wünschte.

»Du weißt, dass nächste Woche *akwam ozu* ist?«

»Ja.«

»Wir werden alle Weiß tragen. Schwarz ist einfach zu deprimierend, besonders dieses Schwarz, das die Leute zu Beerdigungen tragen, wie verkohltes Holz. Ich führe den Tanz der Enkelkinder an.« Sie klang stolz.

»Möge er in Frieden ruhen«, sagte ich. Ich fragte mich, ob sie merkte, dass auch ich gern Weiß tragen würde und wie gerne ich mit ihnen den Tanz der Enkelkinder getanzt hätte.

»Ja, das wird er.« Sie machte eine Pause. »Dank Onkel Eugene.«

Ich wusste nicht, was ich sagen sollte. Mir war, als stünde ich auf einem Boden, auf dem ein Kind Talkumpuder ausgeschüttet hat, und müsste aufpassen, wo ich hintrat, um nicht auszurutschen und zu fallen.

»Papa-Nnukwu hat sich richtig Sorgen darum gemacht, ob er ein anständiges Begräbnis bekommen würde«, sagte Amaka. »Jetzt weiß ich, dass er in Frieden ruhen wird. Onkel Eugene hat Mom so viel Geld gegeben, dass sie sieben Kühe zur Beerdigung kaufen kann!«

»Das ist toll.« Ein Murmeln.

»Ich hoffe, du und Jaja könnt zu Ostern kommen. Die Erscheinungen in Aokpe gehen weiter, und diesmal können wir ja vielleicht wirklich hinfahren, wenn das der Grund dafür sein soll, dass Onkel Eugene zustimmt. Außerdem werde ich am Sonntag vor Ostern gefirmt, und ich möchte, dass Jaja und du dann da seid.«

»Ich würde auch gerne kommen«, sagte ich und lächelte, weil mir die Worte, die ich gerade gesagt hatte, ja die ganze Unterhaltung mit Amaka, wie ein Traum vorkamen. Ich dachte an meine eigene Firmung letztes Jahr in St. Agnes. Papa hatte mir ein weißes Spitzenkleid mit einem weichen, mehrschichtigen Schleier gekauft, und alle Frauen aus Mamas Betgruppe hatten ihn berührt, als sie nach der Messe um mich herumstanden. Der Bischof hatte Schwierigkeiten damit gehabt, den Schleier anzuheben und mir das Zeichen des Kreuzes auf die Stirn zu geben, als er sagte: »Ruth, empfange den Heiligen Geist.« Ruth. Meinen Firmnamen hatte Papa ausgewählt.

»Hast du dir schon einen Firmnamen ausgesucht?«, fragte ich.

»Nein«, sagte Amaka. »*Ngwanu*, Mom möchte Tante Beatrice noch an etwas erinnern.«

»Grüß Chima und Obiora von mir«, sagte ich und gab Mama das Telefon weiter.

Zurück in meinem Zimmer, starrte ich auf mein Textbuch hinab und fragte mich, ob Pater Amadi sich wirklich nach uns erkundigt hatte oder ob Tante Ifeoma das nur so gesagt hatte, als erinnerte er sich ebenso an uns wie wir uns an ihn. Aber Tante Ifeoma war nicht so. Wenn er sich nicht erkundigt hätte, würde sie es auch nicht sagen. Ich hätte gern gewusst, ob er nach uns beiden gefragt hatte, nach Jaja und mir, wie nach zwei Dingen, die eben zusammengehörten. Mais und *ube*. Reis und Eintopf. Yams und Öl. Oder ob er uns auseinanderhielt und zuerst nach mir gefragt hatte und dann nach Jaja. Als ich hörte, wie Papa von der Arbeit heimkam, riss ich mich zusammen und schaute wieder in mein Buch. Ich hatte auf einem Blatt Papier herumgekritzelt, ein paar Strichmännchen gezeichnet und wieder und wieder den Namen »Pater Amadi« geschrieben, auf dem ganzen Blatt verteilt. Ich zerriss das Papier.

In den darauf folgenden Wochen sollte ich noch viele Blätter zerreißen, und alle waren sie mit dem Namen »Pater Amadi« bedeckt. Auf manchen hatte ich versucht, den Klang seiner Stimme einzufangen, indem ich Noten hinschrieb. Auf anderen bildete ich seinen Namen aus römischen Zahlen. Dabei brauchte ich seinen Namen gar nicht hinzuschreiben, um ihn vor mir zu sehen. In einer Bewegung unseres Gärtners erkannte ich einen Moment lang seine Art zu gehen, diesen schwingenden, selbstbewussten Gang. Kevins Körperbau erinnerte mich an seinen sehnigen, muskulösen Körper. Und als die Schule wieder anfing, entdeckte ich sogar bei Mutter Lucy einen Anklang an sein Lächeln. Schon am zweiten Schultag schloss ich mich den Mädchen auf dem Volleyballfeld an. Ich hörte weder ihr Flüstern vom »Hinterhof-Snob« noch ihr hämisches Gelächter. Auch wie sie einander in die Seite stießen, beachtete ich nicht. Ich stand einfach da, die Hände verschränkt, und wartete, bis ich in eine Mannschaft gewählt wurde. Vor meinen Augen stand nur Pater Amadis tonfarbenes Gesicht, und ich hörte, wie er sagte: »Du hast gute Läuferbeine.«

An dem Tag, als Ade Coker starb, regnete es in Strömen, ein seltsamer, wütender Regen mitten in der trockenen Hitze des Harmattan. Ade Coker war zusammen mit seiner Familie beim Frühstücken gewesen, als ein Kurier ihm ein Päckchen brachte. Seine Tochter saß in ihrer Grundschuluniform ihm gegenüber am Tisch. Das Baby hockte gleich daneben in einem Kinderstuhl und wurde von seiner Mutter mit Brei gefüttert. Als Ade Coker das Päckchen öffnete, ging der Sprengsatz darin hoch – ein Päckchen, von dem jeder wusste, dass es vom Staatsoberhaupt kam, selbst wenn seine Frau Yewande später nicht erzählt hätte, Ade Coker habe auf den Umschlag geschaut und gesagt: »Da ist ein staatliches Siegel drauf«, bevor er es öffnete.

Als Jaja und ich von der Schule nach Hause kamen, waren wir nach dem kurzen Weg vom Auto bis zur Eingangstür nass bis auf die Haut; der Regen war so heftig, dass sich neben den Hibiskussträuchern eine große Pfütze gebildet hatte. Meine Füße juckten in den nassen Ledersandalen. Papa lag zusammengekauert auf dem Sofa und schluchzte. Er sah ganz klein aus – Papa, der eigentlich so groß war, dass er manchmal den Kopf einziehen musste, wenn er durch eine Tür trat, und dessen Schneider immer extra viel Stoff für seine Hosen verbrauchte. Jetzt sah er klein aus; er sah aus wie ein zerknautschter Stoffballen.

»Ich hätte Ade überreden sollen, dass er diese Story nicht bringt«, sagte Papa. »Ich hätte ihn schützen sollen. Diese Geschichte hätte niemals erscheinen dürfen.«

Mama drückte ihn an sich, barg sein Gesicht an ihrer Brust. »Nein«, sagte sie. »*O zugo.* Sag das nicht.«

Jaja und ich standen da und schauten ihn an. Ich dachte an Ade Cokers Brille, stellte mir vor, wie die dicken, bläulichen Gläser in tausend Scherben zersprangen, wie das weiße Gestell zu einer klebrigen Masse zerschmolz. Später, als uns Mama erzählte, was genau passiert war, wie es passiert war, sagte Jaja: »Es war Gottes Wille, Papa«, und Papa lächelte und klopfte ihm sanft auf die Schulter.

Papa richtete Ade Cokers Begräbnis aus; er gründete eine Stiftung für Yewande Coker und die Kinder und kaufte ihnen ein neues Haus. Er bezahlte allen Angestellten des *Standard* stattliche Prämien und schickte sie auf einen langen Urlaub. In jenen Wochen hatte er Ringe unter den Augen, als hätte jemand das zarte Fleisch weggesaugt, und seine Augen lagen tief in ihren Höhlen.

Damals fing es an mit meinen Albträumen. Albträume, in denen ich Ade Cokers verkohlte Überreste auf seinem Esstisch verstreut sah, auf der Schuluniform seiner Tochter, in der Breischüssel des Babys, seinem Teller mit Eiern. Manchmal war in dem Albtraum ich die Tochter, und die verkohlten Überreste waren die von Papa.

Noch Wochen nach dem Tod von Ade Coker lagen Papas Augen tief in den Höhlen, und seine Bewegungen waren verlangsamt, als könnte er die Beine nicht heben und die Arme nicht schwingen, weil sie zu schwer waren. Er brauchte länger, um zu antworten, wenn man ihn ansprach, länger, um sein Essen zu kauen, sogar um die richtigen Bibelpassagen zum Vorlesen herauszusuchen. Aber er betete viel mehr, und in manchen Nächten, wenn ich aufstand, um auf die Toilette zu gehen, hörte ich ihn auf dem Balkon, der zum vorderen Hof hinausging, schreien. Doch obwohl ich lange auf der Toilette saß und lauschte, konnte ich nie verstehen, was er rief. Als ich Jaja davon erzählte, zuckte er mit den Achseln und sagte, Papa rede wohl in Zungen, obwohl wir beide wussten, dass Papa nichts von Leuten hielt, die in Zungen redeten, weil das die Priester in den Pfingstgemeinden taten, die wie Pilze aus dem Boden schossen.

Mama sagte oft zu Jaja und mir, wir sollten daran denken, Papa fest zu umarmen, ihm zu zeigen, dass wir für ihn da seien, weil er so unter Druck stehe. Soldaten waren in einer der Fabriken gewesen. Sie hatten tote Ratten in einem Karton eingeschmuggelt, behauptet, sie hätten sie dort gefunden, und die Fabrik dann geschlossen, weil die Tiere über die Waffeln und Kekse angeblich Krankheiten verbreiten könnten. Papa ging nicht mehr so oft wie früher zur Arbeit. An manchen Tagen kam Pater Benedict, noch bevor Jaja und ich in die Schule gingen, und war immer noch bei Papa im Arbeitszimmer, wenn wir heimkamen. Mama sagte, sie beteten besondere Novenen. An solchen Tagen kam Papa nie aus seinem Zimmer, um zu überprüfen, ob Jaja und ich unsere Stundenpläne einhielten, und so besuchte Jaja mich oft in meinem Zimmer, um mit mir zu plaudern oder einfach nur eine Weile auf meinem Bett zu sitzen, während ich lernte.

Es war an einem dieser Tage, dass Jaja in mein Zimmer kam, die Tür hinter sich schloss und fragte: »Kann ich das Bild von Papa-Nnukwu sehen?«

Meine Augen wanderten zur Tür. Wenn Papa zu Hause war, schaute ich mir das Bild nie an.

»Er ist mit Pater Benedict zusammen«, sagte Jaja. »Er wird nicht reinkommen.«

Ich nahm das Bild aus der Tasche und wickelte es aus. Jaja betrachtete es und fuhr mit seinem verkrüppelten Finger, dem Finger, in dem er so wenig Gefühl hatte, langsam über die Farbe.

»Ich habe Papa-Nnukwus Arme«, sagte Jaja. »Siehst du das? Ich habe seine Arme geerbt.« Er klang wie jemand in Trance, als ob er vergessen hätte, wo und wer er war. Als hätte er vergessen, dass er so wenig Gefühl in dem Finger hatte.

Ich sagte nicht zu Jaja, er solle aufhören, und ich wies ihn auch nicht darauf hin, dass er mit seinem verkrüppelten Finger über das Gemälde fuhr. Ich steckte das Gemälde nicht sofort wieder weg. Stattdessen setzte ich mich neben ihn, und wir saßen lange da und betrachteten schweigend das Bild. Lang genug, dass Pater Benedict gehen konnte. Ich wusste, Papa würde hereinkommen, um gute Nacht zu sagen und mir einen Kuss auf die Stirn zu geben. Ich wusste, er würde den weinroten Pyjama tragen, dessen Farbe sich immer in seinen Augen spiegelte und ihnen einen rötlichen Schimmer verlieh. Ich wusste, Jaja würde nicht genug Zeit haben, das Gemälde in die Tasche zurückzustecken, und Papa würde einen Blick darauf werfen, seine Augen würden ganz schmal werden, er würde die Backen aufblasen wie eine unreife *udala*-Frucht, und ein Schwall von Igbo-Worten würde aus seinem Mund kommen.

Und das war es auch genau, was passierte. Vielleicht hatten Jaja und ich ja gewollt, dass es geschah, ohne dass uns dies bewusst war. Vielleicht hatten wir uns nach Nsukka alle verändert – sogar Papa –, und es war Schicksal, dass die Dinge nicht mehr so waren wie zuvor, nicht mehr in ihrer ursprünglichen Ordnung.

»Was ist das? Seid ihr jetzt alle zu Heiden geworden? Was macht ihr mit diesem Bild da? Woher habt ihr das?«, fragte Papa.

»*O nkem*. Es gehört mir«, sagte Jaja. Er drückte das Bild an seine Brust und schlang beschützend die Arme darum.

»Es ist meins«, sagte ich.

Papa schwankte leicht von einer Seite zur anderen, wie jemand, der gleich einem charismatischen Priester vor die Füße fällt, der ihm die Hand aufgelegt hat. Papa schwankte nicht oft. Sein Schwanken war, wie wenn man eine Colaflasche schüttelt und sie heftig überschäumt, wenn man sie öffnet.

»Wer hat dieses Bild hier ins Haus gebracht?«

»Ich«, sagte ich.

»Ich«, sagte Jaja.

Wenn Jaja mich nur angeschaut hätte, dann hätte ich ihm mit einem Blick bedeutet, er solle die Schuld nicht auf sich nehmen. Papa riss Jaja das Bild aus der Hand. Seine Hände arbeiteten schnell und effektiv, und das Bild war verschwunden. Schon vorher hatte es für etwas gestanden, das verloren war, etwas, das ich niemals besessen hatte und niemals besitzen würde. Jetzt war sogar die Erinnerung daran verschwunden, und zu Papas Füßen lagen nur noch ein paar Fetzen Papier, die mit erdigen Tönen bemalt waren.

Die Stücke waren sehr klein, sehr akkurat gerissen. In diesem Moment hatte ich den plötzlichen, wahnsinnigen Gedanken, es sei Papa-Nnukwus Körper, der in kleine Teile geschnitten und in einen Kühlschrank gelegt wurde.

»Nein!«, schrie ich. Ich stürzte zu den Papierfetzen auf dem Boden, als wollte ich sie retten, als könnte ich nicht nur sie retten, sondern mit ihnen auch Papa-Nnukwu. Ich sank zu Boden und warf mich auf die Überreste seines Bildes.

»Was ist in dich gefahren?«, schrie Papa. »Was ist mit dir los?«

Ich lag auf dem Boden, zusammengerollt wie das kleine Baby im Mutterleib in meinem Schulbuch *Überblick über die Naturwissenschaften.*

»Steh auf! Lass die Finger von diesem Bild!«

Ich lag da und rührte mich nicht.

»Steh auf jetzt!«, sagte Papa noch einmal. Er fing an, mich zu treten. Die metallenen Schnallen an seinen Slippern schmerzten wie Stiche von riesigen Moskitos. Er schrie ohne Unterlass, völlig außer Kontrolle, in einer Mischung aus Igbo und Englisch, wie weiches Fleisch und spitze Knochen. Über Gottlosigkeit. Heidnische Rituale. Höllenfeuer. Das Treten wurde immer schneller, und ich dachte an Amakas Musik, an die Musik mit kulturellem Bewusstsein, die manchmal mit einer ruhigen Saxophon-Passage begann und sich dann in einen wilden Wirbel aus lustvollem Gesang steigerte. Ich rollte mich fester zusammen, um die Überreste des Bildes herum; sie waren ganz weich, wie Federn. An ihnen haftete immer noch der metallische Geruch von Amakas Palette. Jetzt waren die Moskitostiche wie scharfe böse Schnitte, denn das Metall der Schnallen traf auf offenes Fleisch an meiner Seite, meinem Rücken, meinen Beinen. Ein Tritt. Und noch einer. Und noch einer. Vielleicht schlug er mich jetzt auch mit dem Gürtel, weil die Schnalle schwerer geworden zu sein schien. Weil ich sie durch die Luft sausen hörte. Eine Stimme sagte leise: »Bitte, *biko*, bitte.« Mehr Stiche. Mehr Schläge. Eine salzige Wärme schoss mir in den Mund. Ich schloss die Augen und glitt in die Stille hinüber.

Als ich die Augen öffnete, wusste ich sofort, dass ich nicht in meinem Bett lag. Die Matratze war härter als meine. Ich versuchte, mich aufzurichten, doch der Schmerz schoss mir in feinen kleinen Schüben durch den ganzen Körper. Ich sank zurück.

»*Nne*, Kambili. Gott sei Dank!« Mama stand auf, drückte ihre Hand auf meine Stirn und legte ihr Gesicht an das meine. »Gott sei Dank. Gott sei Dank bist du wach.«

Ihr Gesicht war klebrig von Tränen. Selbst bei ihrer leichten Berührung schossen mir Schmerzen vom Kopf aus durch den ganzen Körper, wie Nadelstiche.

Es war wie damals, als Papa mir heißes Wasser über die Füße geschüttet hatte, nur brannte jetzt mein ganzer Körper. An Bewegung war nicht zu denken. Alles tat mir weh.

»Mein ganzer Körper steht in Flammen«, sagte ich.

»Schhh«, machte sie. »Ruh dich einfach aus. Gott sei Dank bist du wach.«

Ich wollte nicht wach sein. Ich wollte nicht den pochenden Schmerz in meiner Seite spüren, nicht das heftige Klopfen in meinem Kopf wie von einem schweren Hammer. Selbst Luftholen tat höllisch weh. Ein weiß gekleideter Arzt war im Zimmer, er stand am Fußende meines Bettes. Ich kannte diese Stimme; er war Lektor in unserer Kirche. Er sprach langsam und präzise, so wie sonst während des Gottesdienstes, wenn er die erste und zweite Lesung der Bibeltexte machte, aber ich konnte trotzdem nicht alles hören, was er sagte. Gebrochene Rippe. Schön verheilen. Innere Blutungen. Er trat näher und schob langsam meinen Ärmel hoch. Vor Spritzen hatte ich immer Angst gehabt – immer wenn ich Malaria hatte, betete ich darum, dass ich Novalgin-Tabletten anstelle der Chloroquin-Injektionen nehmen durfte. Jetzt jedoch spürte ich den Einstich der Nadel gar nicht. Ich würde jeden Tag Spritzen gegen meine Schmerzen bekommen. Papas Gesicht war ganz nah. Es kam mir so nah vor, als würde er mich fast mit seiner Nase streifen, und doch sah ich, dass seine Augen sanft blickten, dass er sprach und weinte zur selben Zeit. »Meine kostbare Tochter. Dir wird nichts geschehen. Meine kostbare Tochter.« Ich war mir nicht sicher, ob es nur ein Traum war. Ich schloss die Augen.

Als ich sie wieder aufmachte, beugte sich Pater Benedict über mich. Er malte mit Öl das Zeichen des Kreuzes auf meine Füße, das Öl roch nach Zwiebeln, und selbst diese leichte Berührung tat weh. Papa war da. Er murmelte auch Gebete, seine Hände lagen sanft an meiner Seite. Ich schloss die Augen.

»Es hat gar nichts zu bedeuten. Sie geben jedem die Letzte Ölung, der ernsthaft krank ist«, flüsterte Mama, als Papa und Pater Benedict weg waren.

Ich blickte auf ihre Lippen, die sich bewegten. Ich war nicht ernsthaft krank. Das wusste sie. Warum sagte sie, ich sei ernsthaft krank? Warum lag ich hier im St.-Agnes-Krankenhaus?

»Mama, ruf Tante Ifeoma an«, sagte ich.

Mama wandte den Blick ab. »*Nne*, du musst dich ausruhen.«

»Ruf Tante Ifeoma an. Bitte.«

Mama nahm meine Hand. Ihr Gesicht war geschwollen vom Weinen. Ihre Lippen waren aufgeplatzt, die Haut hing in kleinen farblosen Fetzen daran. Ich wünschte, ich hätte mich aufrichten und sie umarmen können, doch zugleich wollte ich sie auch wegschieben, sie so fest wegstoßen, dass sie vom Stuhl fiel.

Pater Amadis Gesicht blickte auf mich herab, als ich die Augen aufmachte. Das alles war nur ein Traum, eine Phantasie, und doch wünschte ich mir, es täte nicht so weh, zu lächeln. Ich wollte so gerne lächeln.

»Zuerst haben sie keine Vene finden können, und ich hatte solche Angst.« Es war Mamas Stimme, die das sagte, ganz wirklich und nah bei mir. Ich träumte nicht.

»Kambili. Kambili. Bist du wach?« Pater Amadis Stimme klang tiefer und weniger melodiös als in meinen Träumen.

»*Nne*, Kambili, *nne.*« Das war Tante Ifeomas Stimme; ihr Gesicht tauchte neben dem von Pater Amadi auf. Sie hatte ihr geflochtenes Haar zu einem riesigen Knoten aufgesteckt, der aussah wie ein Korb aus Raffiabast, den sie auf dem Kopf balancierte. Ich versuchte zu lächeln. Ich fühlte mich benebelt. Etwas glitt aus mir heraus, glitt davon, nahm mir die Kraft und die Gesundheit, und ich konnte es nicht aufhalten.

»Die Medikamente machen sie ganz benommen«, sagte Mama.

»*Nne*, Amaka und deine Cousins lassen dich grüßen. Sie wären mitgekommen, aber sie haben Schule. Pater Amadi ist hier bei mir. *Nne* …« Tante Ifeoma drückte meine Hand, und ich zuckte zusammen, zog sie weg. Selbst das Wegziehen tat mir weh. Ich wollte die Augen offen halten, wollte Pater Amadi sehen, sein Eau de Cologne riechen, seine Stimme hören, aber die Augen fielen mir immer wieder zu.

»Das kann nicht so weitergehen, *nwunye m*«, sagte Tante Ifeoma. »Wenn ein Haus in Flammen steht, läuft man hinaus, bevor es über einem zusammenstürzt.«

»So wie diesmal ist es nie gewesen. Er hat sie noch nie so hart bestraft wie diesmal«, sagte Mama.

»Kambili wird nach Nsukka kommen, wenn sie aus dem Krankenhaus entlassen wird.«

»Das erlaubt Eugene nicht.«

»Ich werde es ihm sagen. Unser Vater ist tot, es gibt also keinen Heiden mehr bei uns im Haus, der eine Bedrohung darstellt. Ich möchte, dass Kambili und Jaja bei uns wohnen, wenigstens bis Ostern. Pack auch du deine Sachen und komm nach Nsukka. Es wird einfacher für dich sein zu gehen, wenn sie nicht da sind.«

»So wie diesmal ist es nie gewesen.«

»Hast du nicht gehört, was ich gesagt habe, *gbo*?«, sagte Tante Ifeoma. Sie hob die Stimme.

»Ich habe dich gehört.«

Die Stimmen klangen jetzt wie aus der Ferne, als säßen Mama und Tante Ifeoma auf einem Boot, das rasch aufs Meer hinausfuhr, und die Wellen verschluckten ihre Worte. Bevor ich sie gar nicht mehr hören konnte, fragte ich mich noch, wohin Pater Amadi gegangen war. Stunden später machte ich die

Augen auf. Es war dunkel, und die Glühbirnen waren ausgeschaltet. Im Schimmer des Lichts vom Flur, das unter der geschlossenen Tür hereinkam, konnte ich das Kruzifix an der Wand erkennen und Mamas Gestalt auf einem Stuhl am Ende meines Bettes.

»*Kedu?* Ich bleibe die Nacht über hier. Schlaf. Ruh dich aus«, sagte Mama. Sie stand auf und setzte sich auf mein Bett. Zärtlich strich sie über mein Kissen; ich wusste, dass sie Angst hatte, mich zu berühren und mir Schmerzen zuzufügen. »Dein Vater hat die drei letzten Tage jede Nacht an deinem Bett gewacht. Er hat kein Auge zugetan.«

Es fiel mir schwer, den Kopf zu drehen, aber ich tat es und schaute weg.

Meine Privatlehrerin kam eine Woche später. Mama erzählte, Papa habe mit zehn Leuten Bewerbungsgespräche geführt, bevor er sich für sie entschied. Sie war eine junge Ehrwürdige Schwester und hatte noch nicht das letzte Gelübde abgelegt. Die Perlen ihres Rosenkranzes, den sie um die Taille ihres himmelblauen Habits geschlungen hatte, klapperten, wenn sie sich bewegte. Ihr wuscheliges blondes Haar schaute unter ihrem Kopftuch hervor. Als sie meine Hand nahm und sagte: »*Kee ka ime?*«, war ich verblüfft. Ich hatte noch nie eine Weiße Igbo sprechen hören, und noch dazu so gut. Wenn wir Unterricht hatten, sprach sie leise auf Englisch, außerhalb des

Unterrichts Igbo, was allerdings nicht oft vorkam. Wenn ich für den Unterricht etwas zu lesen hatte, schuf sie ihre eigene Art von Stille, indem sie dasaß und die Perlen ihres Rosenkranzes durch die Finger gleiten ließ. Aber sie wusste eine Menge; ich sah es in den tiefen Gründen ihrer haselnussbraunen Augen. Zum Beispiel wusste sie, dass ich bereits wieder mehr Körperteile bewegen konnte, als ich dem Doktor sagte, aber sie verriet mich nicht. Selbst der heiße Schmerz in meiner Seite war nur noch lauwarm, und das Pochen in meinem Kopf hatte nachgelassen. Dem Doktor jedoch sagte ich, es sei so schlimm wie zuvor, und ich schrie auf, wenn er versuchte, mich an der Seite zu berühren. Ich wollte nicht aus dem Krankenhaus entlassen werden. Ich wollte nicht nach Hause.

Meine Prüfungen legte ich im Krankenhausbett ab, bei Mutter Lucy, die die Aufgaben selbst gebracht hatte und neben Mama auf einem Stuhl wartete. Für jede Prüfung gab sie mir mehr Zeit als vorgesehen, aber ich wurde lange vorher fertig. Ein paar Tage später brachte sie mir mein Zeugnis. Ich war wieder Klassenbeste. Diesmal stimmte Mama nicht ihre Lobgesänge auf Igbo an; sie sagte nur: »Gott sei Dank.«

An jenem Nachmittag bekam ich Besuch von den Mädchen aus meiner Klasse. Ehrfurcht und Bewunderung standen in ihren Augen; sie hatten gehört, ich hätte einen schweren Unfall überlebt. Sie hofften, ich hätte einen Gips, wenn ich wiederkam, damit sie alle darauf unterschreiben konnten. Chinwe Jideze brachte mir eine große Grußkarte mit, auf der stand: »Gute Besserung für jemand ganz Besonderen«, setzte sich zu mir ans Bett und flüsterte verschwörerisch mit mir, als wären wir immer Freundinnen gewesen. Sogar ihr Zeugnis zeigte sie mir – sie war Zweitbeste geworden. Bevor sie gingen, fragte Ezinne: »Jetzt hörst du auf, nach der Schule gleich wegzulaufen, oder?«

An diesem Abend teilte Mama mir mit, in zwei Tagen würde ich entlassen. Doch ich musste nicht nach Hause, sondern würde eine Woche in Nsukka verbringen, und Jaja kam mit. Sie wusste nicht, wie Tante Ifeoma Papa überzeugt hatte, aber er hatte eingesehen, dass die Luft in Nsukka für mich und meine Genesung gut war.

Regen klatschte auf den Verandaboden, obwohl die Sonne hell am Himmel stand und ich die Augen zusammenkneifen musste, als ich aus der Tür von Tante Ifeomas Wohnzimmer schaute. Mama hatte immer zu Jaja und mir gesagt, bei so einem Wetter sei der liebe Gott unentschlossen, ob er uns Regen oder Sonne schicken wolle. Wir saßen dann in unseren Zimmern, blickten auf die Regentropfen an den Fensterscheiben, die im Sonnenlicht glitzerten, und warteten auf Gottes Entscheidung.

»Kambili, möchtest du eine Mango?«, fragte Obiora hinter mir.

Als wir am frühen Nachmittag angekommen waren, hatte er mir unbedingt in die Wohnung helfen wollen, und Chima hatte darauf bestanden, mir die Tasche zu tragen. Anscheinend fürchteten sie, meine Krankheit lauere irgendwo in meinem Inneren und komme wieder zum Ausbruch, wenn ich mich überanstrengte. Tante Ifeoma hatte zu ihnen gesagt, ich sei ernstlich krank und dass ich fast gestorben wäre.

»Ich esse später eine«, sagte ich und wandte mich um.

Obiora war dabei, eine gelbe Mango gegen die Wohnzimmerwand zu schlagen. Das tat er so lange, bis ihr saftiges Inneres ganz weich war. Dann biss er ein kleines Loch in die Haut und lutschte das Fruchtfleisch heraus, bis nur noch der Kern übrig war und in der leeren Hülle herumrutschte wie ein Mensch, dem seine Kleider zu groß sind. Auch Amaka und Tante Ifeoma aßen Mangos, aber sie schnitten das Fruchtfleisch mit einem Messer vom Kern.

Ich trat auf die Veranda hinaus, stand eine Weile an dem nassen Metallgeländer und sah zu, wie der Regen nachließ und schließlich ganz aufhörte. Gott hatte sich für Sonnenlicht entschieden. Die Luft roch frisch; es war dieser appetitlich saubere Duft, den die Erde abgibt, wenn die ersten Regentropfen darauf fallen. Ich stellte mir vor, wie es wäre, in den Garten hinauszugehen, wo Jaja auf den Knien lag und sich an einer Pflanze zu schaffen machte, wie es wäre, einen Klumpen Erde mit den Fingern auszugraben und zu essen.

»*Aku na-efe!* Die *aku* fliegen!«, rief ein Kind aus einer Wohnung über uns.

Plötzlich war die Luft erfüllt mit flatternden, regenbogenfarbenen Flügeln. Kinder kamen aus den Wohnungen gerannt, in den Händen gefaltete Zeitungen oder leere Bournvita-Dosen. Sie schlugen die fliegenden *aku* mit den Zeitungen zu Boden, bückten sich und steckten die Insekten dann in die Büchsen. Einige Kinder rannten herum und schlugen einfach so nach den *aku*. Andere hockten sich hin und beobachteten die Tiere, die beim Fallen ihre Flügel verloren hatten und auf dem Boden herumkrabbelten, schauten zu, wie sie sich aneinanderklammerten, ein schwarzes Band, das auf der Erde entlangkrabbelte wie eine lebendige Halskette.

»Interessant, dass manche Leute *aku* essen. Wenn du sie fragst, ob sie die flügellosen Termiten auch essen, ist das etwas anderes. Dabei sind die flügellosen nur eine Entwicklungsstufe von den *aku* entfernt«, sagte Obiora.

Tante Ifeoma lachte. »Hört euch bloß Obiora an. Vor ein paar Jahren warst du immer der Allererste, der auf *aku*-Jagd gegangen ist.«

»Außerdem sollte man nicht so verächtlich über Kinder reden«, sagte Amaka neckend. »Sind schließlich auch nicht anders als du.«

»Ich war nie ein Kind«, sagte Obiora und ging in Richtung Tür.

»Wo willst du hin?«, fragte Amaka. »Auf *aku*-Jagd?«

»Ich werde diesen fliegenden Termiten ganz bestimmt nicht hinterherrennen, ich will bloß zuschauen«, sagte Obiora. »Sie beobachten.«

Amaka lachte, und Tante Ifeoma fiel in ihr Lachen ein.

»Kann ich gehen, Mom?«, fragte Chima. Er war schon fast an der Tür.

»Ja. Aber du weißt ja, dass wir sie nicht braten.«

»Ich gebe die, die ich fange, Ugochukwu. Bei ihm zu Hause werden sie gebraten«, sagte Chima.

»Pass auf, dass sie dir nicht in die Ohren fliegen, *inugo*! Sonst wirst du noch taub!«, rief Tante Ifeoma Chima hinterher, als er hinausrannte.

Tante Ifeoma schlüpfte in ihre Pantoffeln und ging die Treppe hoch, um mit einer Nachbarin zu plaudern. Ich blieb mit Amaka allein zurück. Wir standen nebeneinander am Verandageländer, und als sie sich nach vorne beugte, um sich abzustützen, streifte sie meine Schulter. Das Unbehagen, das früher zwischen uns geherrscht hatte, war verschwunden.

»Du bist ja Pater Amadis Liebling geworden«, sagte sie und schlug dabei denselben leichten Ton an wie bei Obiora. Sie hatte nicht die leiseste Ahnung, welchen Satz mein Herz bei der Erwähnung dieses Namens machte. »Er hat sich wirklich Sorgen gemacht, als du krank warst. Er hat so viel von dir gesprochen. Und, *amam*, das klang nicht bloß nach priesterlicher Sorge.«

»Was hat er gesagt?«

Amaka wandte sich zu mir und schaute forschend in mein eifriges Gesicht. »Du hast dich in ihn verguckt, stimmt's?«

»In ihn verguckt« war gelinde ausgedrückt. Es kam

nicht im Entferntesten dem nahe, was ich wirklich fühlte, wie ich fühlte, aber ich sagte: »Ja.«

»Wie jedes andere Mädchen auf dem Campus.«

Ich schloss die Finger fester um das Geländer. Ich wusste, dass Amaka mir nicht mehr sagen würde, wenn ich nicht danach fragte. Sie wollte, dass ich mehr aus mir herausging. »Was meinst du?«, fragte ich.

»Oh, alle Mädchen in der Kirche haben sich in ihn verguckt. Sogar einige von den verheirateten Frauen. Die Leute vergucken sich ständig in Priester, weißt du. Es ist einfach aufregend, mit Gott in Wettstreit zu treten.« Amaka strich mit den Händen über das Geländer und verrieb die Wassertropfen. »Bei dir ist das anders. Ich habe ihn nie von jemandem so reden hören. Er sagt, du lachst nie. Und wie schüchtern du seist, obwohl er wisse, dass in deinem Kopf eine Menge vorgeht. Er hat darauf bestanden, Mom nach Enugu zu fahren, um dich zu besuchen. Ich habe zu ihm gesagt, er klinge wie jemand, dessen Frau krank ist.«

»Ich war so froh, dass er ins Krankenhaus gekommen ist«, sagte ich. Es fiel mir nicht schwer, das zu sagen, die Worte kamen mir ganz leicht über die Lippen. Amakas prüfender Blick ruhte noch immer auf mir.

»Es war Onkel Eugene, der dir das angetan hat, oder, *okwia*?«, fragte sie.

Ich ließ das Geländer los, weil ich plötzlich das Gefühl hatte, auf die Toilette zu müssen. Niemand hatte gefragt, nicht einmal der Doktor im Krankenhaus oder Pater Benedict. Ich wusste nicht, was Papa ihnen gesagt hatte. Oder ob er ihnen überhaupt etwas gesagt hatte. »Hat Tante Ifeoma dir das erzählt?«, fragte ich.

»Nein, aber ich habe es mir gedacht.«

»Ja. Das war er«, sagte ich und lief dann zur Toilette. Ich drehte mich nicht um, um zu sehen, wie Amaka reagierte.

An diesem Abend, kurz bevor die Sonne unterging, fiel der Strom aus. Ein Ruck und ein Zittern gingen durch den Kühlschrank, dann war er still. Ich hatte gar nicht gemerkt, wie laut sein unablässiges Summen war, bis es aufhörte. Obiora brachte die Kerosinlampen auf die Veranda hinaus, und wir setzten uns um sie herum, immer wieder nach den kleinen Insekten schlagend, die blind dem gelben Licht folgten und gegen das Glas flogen. Pater Amadi kam später am Abend und brachte geröstete Maiskolben und *ube* mit, die in alte Zeitungen eingewickelt waren.

»Pater, Sie sind der Beste! Genau daran habe ich gerade gedacht, an Maiskolben und *ube*!«, rief Amaka.

»Ich habe das unter der Bedingung mitgebracht, dass du heute keine Diskussion mit mir anfängst«, sagte Pater Amadi. »Ich wollte nur schauen, wie es Kambili geht.«

Amaka lachte und trug das Päckchen nach drinnen, um einen Teller zu holen.

»Es ist schön, zu sehen, dass du langsam wieder du selber wirst«, sagte Pater Amadi und schaute mich von Kopf bis Fuß an, vielleicht um zu sehen, ob noch alles an mir dran war. Ich lächelte. Er bedeutete mir aufzustehen und umarmte mich. Seinen Körper zu berühren war ein ebenso seltsames wie köstliches Gefühl. Ich machte mich von ihm los. Ich wünschte mir, Chima, Jaja, Obiora und Tante Ifeoma würden eine Weile verschwinden. Ich wünschte mir, ich könnte mit ihm allein sein. Ich wünschte mir, ihm sagen zu können, wie froh ich war, dass er hier war, und dass meine Lieblingsfarbe der Terrakottaton seiner Haut war.

Eine Nachbarin klopfte an die Tür und brachte einen Plastikbehälter mit *aku*, *anara*-Blättern und roten Chilischoten. Tante Ifeoma sagte, ich solle besser nichts davon essen, weil es nicht gut für meinen Magen sei. Ich sah zu, wie Obiora ein *anara*-Blatt auf seiner Handfläche ausbreitete. Er legte eine der *aku* darauf, die zu knusprigen Häufchen frittiert waren, streute ein paar Chilistreifen darüber und rollte das Blatt auf. Etwas von der Füllung rutschte heraus, als er das Röllchen in den Mund steckte.

»Unser Volksmund sagt, auch wenn die *aku* fliegen, wird sie trotzdem die Kröte fressen«, sagte Pater Amadi. Er tauchte eine Hand in die Schüssel und warf sich schwungvoll ein paar davon in den Mund. »Als ich ein Kind war, liebte ich es, auf *aku*-Jagd zu gehen. Es war aber eigentlich bloß ein Spiel, denn wenn man wirklich welche fangen will, braucht man nur bis zum Abend zu warten, wenn sie alle ihre Flügel verlieren und zu Boden fallen.« Er klang wehmütig.

Ich schloss die Augen, genoss es, wie seine Stimme mich liebkoste, und stellte ihn mir als Kind vor, in der Zeit, bevor seine Schultern so breit geworden waren. Ich sah ihn vor mir, wie er draußen herumlief und *aku* jagte, auf Erde, die vom frischen Regen ganz weich war.

Tante Ifeoma sagte, ich müsse so lange nicht beim Wasserholen helfen, bis sie sicher sei, dass ich kräftig genug dazu war. So kam es, dass ich nach allen anderen aufwachte, wenn die Sonnenstrahlen schon gleichmäßig in mein Zimmer strömten und den Spiegel zum Glitzern brachten. Amaka stand am Wohnzimmerfenster, als ich herauskam. Ich ging zu ihr und stellte mich neben sie. Sie schaute auf die Veranda, wo Tante Ifeoma auf einem Hocker saß und in ein Gespräch vertieft war. Die Frau neben Tante Ifeoma hatte stechende Professorenaugen, einen ernsten Mund und trug kein Make-up.

»Wir können uns nicht einfach zurücklehnen und

es geschehen lassen, *mba*. Wo hat man schon von einer Universität gehört, in der es einen Universalverwalter gibt?«, sagte Tante Ifeoma und beugte sich auf ihrem Schemel nach vorne. Winzige Risse waren in ihrem bronzefarbenen Lippenstift zu sehen, als sie die Lippen schürzte. »Ein Regierungsrat bestimmt einen Vizerektor. So funktioniert das schon, seit die Universität gebaut wurde, und so hat es auch zu funktionieren, oder nicht, *oburia*?«

Die Frau blickte in die Ferne und nickte dabei bedächtig vor sich hin, als suchte sie nach den richtigen Worten. Als sie schließlich sprach, tat sie es langsam, wie zu einem störrischen Kind. »Ifeoma, sie haben gesagt, dass eine Liste von Dozenten herumgeht, die der Universität gegenüber nicht loyal sind. Es heißt, die Leute werden möglicherweise gefeuert. Dein Name soll auch draufstehen.«

»Ich werde nicht dafür bezahlt, dass ich loyal bin. Wenn ich die Wahrheit sage, wird das gleich so ausgelegt, als wäre ich illoyal.«

»Ifeoma, glaubst du, du bist die Einzige, die die Wahrheit kennt? Glaubst du, wir kennen sie nicht alle, die Wahrheit, hm? Aber, *gwakenem*, wird die Wahrheit auch deine Kinder ernähren? Wird die Wahrheit ihnen das Schulgeld bezahlen und ihnen etwas zum Anziehen kaufen?«

»Und wann machen wir dann den Mund auf, hm? Wenn sie Soldaten zu Dozenten ernennen und die Studenten unter vorgehaltener Waffe in der Vorlesung sitzen? Wann machen wir endlich den Mund auf?« Tante Ifeoma hatte die Stimme erhoben. Doch der helle Zorn in ihren Augen richtete sich nicht gegen ihre Besucherin; sie war auf etwas wütend, das größer war als die Frau, die neben ihr saß.

Die Frau stand auf. Sie strich ihren gelb-blauen *abada* glatt, unter dem ihre braunen Slipper knapp hervorschauten. »Wir sollten gehen. Um wie viel Uhr ist deine Vorlesung?«

»Um zwei.«

»Hast du Benzin?«

»*Ebekwanu?* Nein.«

»Ich nehme dich mit. Ich habe ein bisschen Sprit.«

Ich sah zu, wie Tante Ifeoma und die Frau langsam zur Tür gingen, als läge sowohl das, was sie gesagt, als auch das, was sie nicht gesagt hatten, auf ihren Schultern wie eine Last. Amaka wartete, bis Tante Ifeoma die Tür hinter sich zugezogen hatte, bevor sie vom Fenster wegging und sich auf einen Stuhl setzte.

»Mom hat gesagt, du sollst nicht vergessen, deine Schmerzmittel zu nehmen, Kambili«, sagte sie.

»Worüber hat denn Tante Ifeoma mit ihrer Freundin gesprochen?«, fragte ich. Ich wusste, früher hätte ich das nicht gefragt. Ich hätte mich darüber gewundert, aber ich hätte nicht nachgefragt.

»Über den Universalverwalter«, sagte Amaka kurz angebunden, als würde ich damit sofort verstehen, worum es gegangen war. Sie strich mit der Hand über den Rohrsessel, wieder und wieder.

»Das ist an der Uni das Gegenstück zum Staatsoberhaupt«, sagte Obiora. »Die Universität wird zum Mikrokosmos des ganzen Landes.« Ich hatte ihn nicht bemerkt; er saß im Wohnzimmer auf dem Boden und las in einem Buch. Ich hatte noch nie gehört, dass jemand das Wort »Mikrokosmos« benutzte.

»Sie sagen zu Mom, sie soll die Klappe halten«, sagte Amaka. »Halt die Klappe, wenn du deinen Job nicht verlieren willst, weil sie dich sonst feuern, und zwar *fiam*, einfach so.« Amaka schnippte mit den Fingern, um zu zeigen, wie schnell Tante Ifeoma gefeuert werden konnte.

»Ich hätte nichts dagegen, wenn sie sie feuern, dann können wir endlich nach Amerika gehen«, sagte Obiora.

»*Mechie onu*«, sagte Amaka. Halt die Klappe.

»Amerika?« Ich blickte von Amaka zu Obiora.

»Tante Phillipa fragt Mom schon die ganze Zeit, wann wir endlich rüberkommen. Dort kriegen die Leute wenigstens das Geld, das ihnen zusteht«, sagte Amaka bitter, als mache sie jemand einen Vorwurf.

»Und man wird Moms Arbeit in Amerika endlich anerkennen, ohne diese blödsinnige Politik«, sagte Obiora und nickte, als wollte er sich selber beipflichten, für den Fall, dass es sonst niemand tat.

»Hat dir Mom erzählt, dass sie weggeht, *gbo*?«

Amaka rieb mit schnellen Bewegungen über ihren Stuhl.

»Weißt du, wie lange die schon auf ihren Unterlagen sitzen?«, fragte Obiora. »Sie hätte schon vor Jahren Institutsleiterin werden sollen.«

»Hat euch Tante Ifeoma das gesagt?«, fragte ich, etwas töricht und ohne genau zu wissen, was ich damit meinte, weil mir nichts anderes einfiel und weil ich mir ein Leben ohne Tante Ifeomas Familie, ohne Nsukka einfach nicht mehr vorstellen konnte.

Weder Obiora noch Amaka gaben mir eine Antwort. Sie starrten sich schweigend an, und ich spürte, dass sie eigentlich gar nicht mit mir geredet hatten. Ich ging nach draußen ans Verandageländer. Es hatte die ganze Nacht geregnet. Jaja kniete im Garten und jätete Unkraut. Er brauchte nicht mehr zu gießen, weil der Himmel das für ihn übernahm. In der aufgeweichten roten Erde des Hofes waren mehrere neue Ameisenhaufen entstanden. Sie sahen aus wie kleine Burgen. Ich holte tief Luft und sog genüsslich den Duft der grünen Blätter ein, die der Regen saubergewaschen hatte, so wie ein Raucher vielleicht seinen letzten Zug an der Zigarette genießt. Die Goldtrompetenbüsche, die den Garten säumten, waren mit gelben, zylinderförmigen Blüten übersät. Chima zog die Zweige mit den Blüten zu sich herab und steckte den Finger hinein. Ich beobachtete ihn, wie er eine kleine Glocke nach der anderen prüfte, auf der

Suche nach einer Blüte, die genau auf seinen kleinen Finger passte.

An diesem Abend schaute Pater Amadi auf seinem Weg zum Stadion vorbei. Er wollte, dass wir alle mitkamen. Er trainierte ein paar Jungen aus Ugwu Agidi für den örtlichen Wettbewerb im Hochsprung. Obiora hatte sich bei den Kindern aus der Wohnung über uns ein Videospiel ausgeliehen, und die Jungen hockten dichtgedrängt vor dem Fernseher im Wohnzimmer. Sie wollten nicht mit ins Stadion, weil sie das Spiel bald wieder zurückgeben mussten.

Amaka lachte, als Pater Amadi sie fragte, ob sie mitkommen wolle. »Versuchen Sie gar nicht erst, nett zu sein, Pater, Sie wissen doch genauso gut wie ich, dass Sie lieber mit Ihrem Herzblatt allein sein wollen«, sagte sie. Und Pater Amadi lächelte nur und sagte nichts.

Ich ging allein mit ihm. Mein Mund fühlte sich ganz taub an, so verlegen war ich, als er mich zum Stadion fuhr. Ich war Pater Amadi dankbar dafür, dass er zu Amakas Bemerkung nichts gesagt hatte und stattdessen über den süßen Duft des Regens sprach und aus vollem Hals bei den volkstümlichen Igbo-Liedern mitsang, die aus seinem Kassettenrecorder tönten. Als wir zum Stadion kamen, waren die Jungen aus Ugwu Agidi schon da. Sie waren größer und älter als die Jungen, die ich letztes Mal erlebt hatte; ihre löchrigen Shorts waren jedoch genauso abgetragen und ihre ausgeblichenen T-Shirts ebenso fadenscheinig. Pater Amadi hob die Stimme – sie war längst nicht so melodiös, wenn er lauter sprach –, während er die Jungen ermutigte und ihnen ihre Schwächen aufzeigte. Wenn sie gerade nicht hinschauten, legte er die Stange noch ein Stückchen höher, schrie: »Noch mal, auf die Plätze, fertig, los!«, und sie sprangen darüber, einer nach dem anderen. Er hatte die Stange schon mehrmals erhöht, als sie ihm endlich auf die Schliche kamen und riefen: *»Ah! Ah! Fada!«* Er lachte und sagte, er sei sich sicher, dass sie noch viel höher springen könnten, als sie dachten. Und dass sie ihm das gerade eben bewiesen hätten.

In dem Augenblick fiel mir auf, dass es genau das war, was Tante Ifeoma auch mit Amaka und meinen Cousins machte: die Stange immer ein bisschen höher zu legen. Es hatte damit zu tun, wie sie mit ihnen redete und was sie von ihnen erwartete. Sie tat es die ganze Zeit in der festen Überzeugung, dass sie die Stange überspringen würden. Und das machten sie auch. Bei Jaja und mir war es anders. Wir übersprangen die Stange nicht, weil wir glaubten, es zu können, sondern weil wir Angst hatten, es nicht zu schaffen.

»Warum schaust du so finster?«, fragte Pater Amadi und setzte sich neben mich. Seine Schulter berührte meine. Der frische Geruch nach Schweiß und der ältere Duft nach seinem Eau de Cologne stiegen mir in die Nase.

»Wegen nichts.«

»Dann erzähl mir über das Nichts.«

»Sie glauben an diese Jungen«, stieß ich hervor.

»Ja«, sagte er und sah mich aufmerksam an. »Dabei brauchen sie es selber gar nicht so sehr, dass ich an sie glaube, wie ich es brauche.«

»Warum?«

»Weil ich etwas brauche, an das ich glauben kann, ohne es zu hinterfragen.« Er nahm die Wasserflasche und trank gierig. Ich beobachtete, wie sein Adamsapfel sich auf und ab bewegte, als das Wasser durch seine Kehle floss. Ich wäre so gern dieses Wasser gewesen, wäre in ihn hineingeflossen, um bei ihm zu sein, eins mit ihm zu sein. Ich hatte Wasser noch nie so sehr beneidet wie in diesem Moment. Unsere Blicke begegneten sich, und ich schaute weg und fragte mich, ob er die Sehnsucht in meinen Augen gesehen hatte.

»Dein Haar muss neu geflochten werden«, sagte er.

»Mein Haar?«

»Ja. Ich bringe dich zu einer Frau auf dem Markt, die immer das Haar deiner Tante flicht.«

Er streckte die Hand aus und berührte meine Haare. Mama hatte mir eine Frisur gemacht, als ich noch im Krankenhaus war, aber wegen meines schlimmen Kopfwehs hatte sie die Zöpfe nicht sehr fest geflochten. Mittlerweile rutschten sie immer wieder aus den Gummis heraus, und Pater Amadi streichelte in sanften, liebevollen Bewegungen über die sich auflösenden Zöpfe. Er sah mir direkt in die Augen. Er war viel zu nah. Seine Berührung war so leicht, dass ich ihm am liebsten meinen Kopf entgegengestreckt hätte, um den Druck seiner Hand zu spüren. Ich wollte mich an ihn lehnen. Ich wollte seine Hand an meinen Kopf drücken, an meinen Bauch, damit er die Wärme spürte, die durch meinen Körper strömte.

Schließlich ließ er mein Haar los, und ich sah ihm nach, als er aufstand und zu den Jungs auf dem Spielfeld zurücklief.

Es war zu früh, als ich am nächsten Morgen von Amakas Bewegungen aufwachte; die lavendelfarbenen Strahlen des Sonnenaufgangs hatten unser Zimmer noch nicht erreicht. Im schwachen Schein der Sicherheitslampe draußen sah ich, wie sie sich ihr Wickeltuch um den Körper schlang. Etwas stimmte nicht; nur um zur Toilette zu gehen, tat sie das nie.

»Amaka, *o gini*?«

»Hör mal!«, sagte sie.

Ich konnte Tante Ifeomas Stimme von der Veranda hören und fragte mich, was sie so früh am Tag schon machte. Dann hörte ich den Gesang. Es war das rhythmische Singen einer großen Gruppe von Menschen, und es kam durchs Fenster herein.

»Die Studenten machen einen Aufstand«, sagte Amaka.

Ich folgte ihr ins Wohnzimmer. Was bedeutete das, die Studenten machten einen Aufstand? Waren wir in Gefahr? Jaja und Obiora standen mit Tante Ifeoma auf der Veranda. Die kühle Luft an meinen nackten Armen fühlte sich schwer an, als enthielte sie Regentropfen, die noch nicht fallen wollten.

»Macht die Sicherheitslampen aus«, sagte Tante Ifeoma. »Wenn sie hier vorbeikommen und Licht sehen, werfen sie vielleicht mit Steinen.«

Amaka schaltete das Licht aus. Das Singen war jetzt deutlicher zu hören, laut und kraftvoll. Es mussten mindestens fünfhundert Menschen sein. »Weg mit dem Universalverwalter! Wir wollen dich nicht mehr sehn, Alter! Weg mit dem Staatsoberhaupt! Keiner mehr da, der dir noch glaubt! Wo ist unser fließendes Wasser? Wo ist unser Licht? Wo ist Benzin?«

»Sie singen so laut, dass ich dachte, sie stünden direkt vor der Tür«, sagte Tante Ifeoma.

»Werden sie hierherkommen?«, fragte ich.

Tante Ifeoma legte den Arm um mich und zog mich an sich. Sie roch nach Talkumpuder. »Nein, *nne*, uns passiert schon nichts. Die Leute, die sich wirklich Sorgen machen müssen, wohnen in der Nähe des Vizerektors. Letztes Mal haben die Studenten sogar das Auto eines älteren Professors in Brand gesteckt.«

Das Singen wurde lauter, kam aber nicht näher. Die Studenten gerieten jetzt richtig in Fahrt. Rauch stieg in dicken, beißenden Wolken zum sternenklaren Himmel auf. In den Gesang mischte sich das Klirren von zersplitterndem Glas.

»Weg mit dem Universalverwalter! Ja, jetzt kriegen wir dich, Alter! Wir kriegen dich, jawohl, jawohl! Du hast ja schon die Hosen voll!«

Rufe und Schreie begleiteten das Singen. Eine einzelne Stimme erhob sich, und die Menge jubelte. Der kühle Nachtwind, in dem schwerer Brandgeruch hing, trug deutlich einzelne Worte auf Pidginenglisch von einer benachbarten Straße zu uns herüber.

»Ihr Löwen und Löwinnen! Wir wollen Leute, die saubere Wäsche anhaben, oder etwa nicht? Und unser erster Mann im Staat, was hat der an? Der hat keine Wäsche an wie du und ich, und sauber ist sie auch nicht! Nein, das ist sie nicht!«

»Schaut mal«, sagte Obiora und senkte die Stimme, als könnte die Gruppe von etwa vierzig Mann, die gerade auf der Straße vorbeiliefen, ihn hören. Sie sahen aus wie ein schnell fließender dunkler Strom, nur erhellt von den Fackeln und brennenden Stecken, die sie in der Hand hielten.

»Vielleicht treffen sie jetzt mit dem Rest vom Campus unten zusammen«, sagte Amaka, als die Studenten vorbei waren.

Wir blieben noch eine Weile draußen stehen und

lauschten, bis Tante Ifeoma sagte, wir sollten hineingehen und wieder schlafen.

An jenem Nachmittag kam Tante Ifeoma mit Neuigkeiten von den Unruhen nach Hause. Aufstände dieser Art waren seit Jahren an der Tagesordnung, aber es war der schlimmste seit langem gewesen. Die Studenten hatten das Haus des Universalverwalters in Brand gesteckt; selbst das Gästehaus dahinter war bis auf die Grundmauern abgebrannt. Auch sechs Autos der Universität waren angezündet worden. »Man sagt, der Universalverwalter und seine Frau seien im Kofferraum eines alten Peugeot 404 hinausgeschmuggelt worden, *o di egwu*«, sagte Tante Ifeoma und schwenkte ein Rundschreiben. Als ich das Rundschreiben las, spürte ich, wie mir eng um die Brust wurde, ähnlich dem Sodbrennen, das ich bekam, wenn ich fettige *akara* aß. Es war vom Registrator unterzeichnet. Infolge der Schäden am Universitätseigentum sowie wegen der allgemeinen Unruhe auf dem Campus werde die Universität bis auf weiteres geschlossen. Ich fragte mich, was das bedeutete, ob es bedeutete, dass Tante Ifeoma bald abreisen würde und dass wir nicht mehr nach Nsukka kommen konnten.

Während meines unruhigen Mittagsschlafes träumte ich, dass der Universalverwalter Tante Ifeoma bei uns zu Hause in Enugu heißes Wasser über die Füße schüttete. Plötzlich sprang Tante Ifeoma aus der Wanne und landete, wie es nur in Träumen möglich ist, in Amerika. Als ich versuchte sie aufzuhalten, blickte sie nicht zurück.

An jenem Abend dachte ich immer noch über den Traum nach, während wir alle im Wohnzimmer saßen und fernsahen. Ich hörte einen Wagen vorfahren und vor der Wohnung parken. Meine Hände zitterten, und ich hielt sie fest, weil ich mir sicher war, dass es Pater Amadi war. Doch das laute Klopfen an der Tür war nicht seine Art: Es war laut, unhöflich, aufdringlich.

Tante Ifeoma sprang auf. »*Onyezi?* Wollt ihr mir die Tür einschlagen?«

Sie öffnete die Tür nur einen Spaltbreit, aber in diesem Moment schoben sich zwei breite Hände herein und machten sie gewaltsam auf. Die vier Männer, die ins Zimmer eindrangen, stießen mit den Köpfen fast an den Türstock. Plötzlich sah die Wohnung ganz voll aus, viel zu klein für die blauen Uniformen und die passenden Mützen, die sie trugen, für den muffigen Geruch nach Zigaretten und Schweiß, den sie verströmten, für die Muskelpakete, die sich unter ihren Ärmeln abzeichneten.

»Was soll das? Wer sind Sie?«, fragte Tante Ifeoma.

»Wir sind hier, um Ihre Wohnung zu durchsuchen. Wir fahnden nach Dokumenten, die zur Sabotage am Frieden der Universität aufrufen. Nach unseren

Informationen haben Sie mit den radikalen Studentengruppen kollaboriert, die die gestrigen Unruhen verursacht haben …« Die Stimme klang mechanisch, wie die Stimme eines Menschen, der etwas Geschriebenes abliest. Der Mann, der gesprochen hatte, trug auf dem ganzen Gesicht Stammeszeichen, fast schien es, als sei kein Zentimeter seiner Haut frei von den eintätowierten Linien. Die drei anderen Männer durchmaßen mit forschen Schritten die Wohnung, während er sprach. Einer öffnete die Schubladen des Schrankes und ließ sie offen stehen. Zwei verschwanden in den Schlafzimmern.

»Wer hat Sie geschickt?«, fragte Tante Ifeoma.

»Wir sind von der Spezialeinheit für Innere Sicherheit in Port Harcourt.«

»Haben Sie irgendwelche Papiere, die Sie mir zeigen können? Sie können doch nicht einfach so in mein Haus eindringen.«

»Jetzt schaut euch diese *yeye*-Frau an! Ich habe Ihnen doch gesagt, dass wir von der Spezialeinheit sind!« Die Stammeszeichen traten noch deutlicher auf dem Gesicht des Mannes hervor, als er ein böses Gesicht machte und Tante Ifeoma beiseitestieß.

»Was erlaubst du dir, hier einfach reinzukommen, he, Mann? Was soll denn das?«, sagte Obiora und richtete sich auf. Die freche Männlichkeit in seinen Worten auf Pidginenglisch konnte nicht über die Angst hinwegtäuschen, die in seinen Augen stand.

»Obiora, *nodu ani*«, sagte Tante Ifeoma ruhig, und Obiora setzte sich schnell wieder hin. Er schien erleichtert, dass sie ihn darum gebeten hatte. Tante Ifeoma murmelte, wir sollten alle sitzen bleiben und kein Wort sagen, bevor sie den Männern in die anderen Zimmer folgte. Sie schauten nicht in die Schubladen, die sie aufzogen, sondern zerrten nur die Kleidungsstücke und was sich sonst darin befand heraus und warfen es auf den Boden. In Tante Ifeomas Zimmer stellten sie alle Schachteln und Koffer auf den Kopf, aber sie wühlten nicht darin herum. Sie richteten ein Chaos an, ohne etwas zu suchen. Als sie wieder gingen, schwenkte der Mann mit den Stammeszeichen einen seiner dicken Finger mit einem langen, gebogenen Nagel vor Tante Ifeomas Gesicht und sagte: »Seien Sie vorsichtig, seien Sie bloß vorsichtig!«

Wir saßen schweigend da, bis das Motorengeräusch des wegfahrenden Autos leiser wurde.

»Wir müssen zur Polizei gehen«, sagte Obiora.

Tante Ifeoma lächelte, doch sie verzog nur die Lippen. Ihr Gesicht erhellte sich nicht. »Genau von dort kamen die Kerle ja. Die stecken alle unter einer Decke.«

»Warum beschuldigen sie dich denn, die Unruhen angezettelt zu haben, Tante?«, fragte Jaja.

»Das ist alles Blödsinn. Sie wollen mich einschüchtern. Seit wann brauchen Studenten jemanden, der einen Aufstand für sie anzettelt?«

»Ich kann gar nicht glauben, dass die einfach hier reinkommen und alles auf den Kopf stellen dürfen«, sagte Amaka. »Ich fass es nicht.«

»Gott sei Dank schläft Chima schon«, sagte Tante Ifeoma.

»Wir sollten hier weg«, sagte Obiora. »Mom, wir sollten unsere Zelte hier abbrechen. Hast du seit letztem Mal mit Tante Phillipa gesprochen?«

Tante Ifeoma schüttelte den Kopf. Sie stellte die Bücher ins Regal zurück und legte die Tischsets wieder in die Schubladen der Anrichte. Jaja begann ihr zu helfen.

»Was meinst du mit ›Zelte abbrechen‹? Wieso müssen wir unser eigenes Land verlassen? Warum können wir es nicht in Ordnung bringen?«, fragte Amaka.

»Was denn in Ordnung bringen?« In Obioras Gesicht stand deutliche Verachtung.

»Wir laufen also einfach davon, ja? Ist das die Lösung, einfach wegzulaufen?«, fragte Amaka mit schriller Stimme.

»Wir laufen nicht weg, wir sind nur realistisch. Bis wir auf die Universität kommen, haben die guten Profs längst die Schnauze voll von diesem ganzen Blödsinn und haben sich ins Ausland abgesetzt.«

»Haltet den Mund, alle miteinander, und helft mir, hier aufzuräumen!«, sagte Tante Ifeoma barsch. Es war das erste Mal, dass sie weder stolz auf die Diskussionen ihrer Kinder zu sein schien noch Spaß daran hatte.

Als ich an diesem Morgen ein Bad nehmen wollte, kroch ein Regenwurm in der Badewanne, in der Nähe des Abflusses. Der rötlichbraune Körper hob sich deutlich von der weißen Wanne ab. Die Rohre seien alt, hatte Amaka gesagt, und in jeder Regenzeit kröchen Würmer bis in die Wanne hoch. Tante Ifeoma hatte der Hausverwaltung schon mehrmals wegen der Rohre geschrieben, aber natürlich dauerte es Ewigkeiten, bis sich jemand darum kümmerte. Obiora sagte, er beschäftige sich gerne mit den Würmern; töten könne man sie nur, wenn man Salz auf sie schütte. Wenn man sie in der Mitte durchschnitt, wuchs jede Hälfte einfach so lange nach, bis sie wieder vollständig war.

Bevor ich in die Wanne stieg, hob ich den schnurähnlichen Körper des Wurms vorsichtig mit einer Besenborste aus der Wanne und warf ihn ins Klo. Spülen wollte ich nicht, weil es nichts zu spülen gab und das Wasserverschwendung gewesen wäre. Die Jungs würden später beim Pinkeln auf einen Regenwurm hinunterschauen, der in der Toilettenschüssel schwamm.

Als ich mit dem Baden fertig war, hatte Tante Ifeoma mir in der Küche ein Glas Milch eingeschenkt. Auch mein *okpa* hatte sie in Stücke geschnitten, und rote Chilistückchen leuchteten auf den gelben Scheiben. »Wie fühlst du dich, *nne*?«, fragte sie.

»Mir geht's gut, Tante.« Ich konnte mich nicht einmal mehr daran erinnern, dass es eine Zeit gegeben hatte, in der ich mir wünschte, ich müsste nie mehr die Augen aufmachen, und in der ein offenes Feuer in meinem Körper gewütet hatte. Ich hob das Glas und schaute in die seltsam beigefarbene und körnige Milch.

»Hausgemachte Sojamilch«, sagte Tante Ifeoma. »Sehr nahrhaft. Einer unserer Dozenten für Landwirtschaft verkauft sie.«

»Schmeckt wie Kalkwasser«, sagte Amaka.

»Woher weißt du das denn, hast du jemals Kalkwasser getrunken?«, fragte Tante Ifeoma. Sie lachte, aber ich sah die winzigen Fältchen, die wie die Beine einer Spinne rund um ihre Lippen saßen, und den abwesenden Blick in ihren Augen. »Ich kann mir einfach keine Milch mehr leisten«, fügte sie müde hinzu. »Du müsstest mal sehen, wie die Preise für Milchpulver jeden Tag hochgehen, als ob ihnen jemand auf den Fersen wäre.«

Es klingelte an der Tür. Mein Magen machte einen Satz, wann immer ich die Klingel hörte, obwohl ich wusste, dass Pater Amadi gewöhnlich leise an die Tür klopfte.

Es war eine Studentin von Tante Ifeoma, und sie trug enge Bluejeans. Ihr Gesicht hatte einen hellen Teint, aber das kam von Bleichmitteln, denn ihre Hände waren so dunkelbraun wie Bournvita ohne Milch. Sie hatte ein riesiges graues Huhn mitgebracht – wie sie sagte, das Symbol für ihre offizielle Ankündigung gegenüber Tante Ifeoma, dass sie heiraten wolle. Als ihr Verlobter gehört habe, dass eine weitere Universität geschlossen wurde, habe er zu ihr gesagt, er könne nicht länger warten, bis sie ihren Abschluss machte, weil niemand wusste, wann die Universitäten ihren Betrieb wieder aufnahmen. Nächsten Monat würde die Hochzeit sein. Sie nannte ihren Verlobten nicht bei seinem Namen, sondern nannte ihn *dim*, »mein Mann«, mit dem stolzen Unterton von jemand, der einen Preis gewonnen hat, und warf ihr geflochtenes, rötlichgold gefärbtes Haar in den Nacken.

»Ich bin mir nicht sicher, ob ich noch einmal zurückkomme, wenn der Unterricht wieder anfängt. Ich möchte zuerst ein Baby bekommen. *Dim* soll nicht denken, er kommt jeden Abend in ein leeres Haus, obwohl er geheiratet hat«, sagte sie mit einem hohen, mädchenhaften Lachen. Bevor sie ging, versprach sie Tante Ifeoma, ihr eine Einladung zu schicken.

Tante Ifeoma schaute auf die Tür, als sie sich hinter ihr geschlossen hatte. »Besonders schlau war sie nie, also dürfte ich eigentlich nicht traurig sein«, sagte sie nachdenklich, und Amaka lachte und rief tadelnd: »Mom!«

Das Huhn kreischte. Es lag auf der Seite, weil seine Beine zusammengebunden waren.

»Obiora, bitte schlachte dieses Huhn und leg es in die Gefriertruhe, bevor es noch an Gewicht verliert, weil es nichts gibt, womit wir es füttern können«, sagte Tante Ifeoma.

»Letzte Woche ist so oft der Strom ausgefallen, dass ich sagen würde, wir essen das ganze Huhn gleich heute auf«, sagte Obiora.

»Wie wär's, wenn wir die eine Hälfte heute essen, die andere Hälfte in die Gefriertruhe stecken und beten, dass die NEPA den Strom wieder anstellt, damit es nicht verdirbt?«, fragte Amaka.

»Okay«, sagte Tante Ifeoma.

»Ich schlachte es«, sagte Jaja, und alle schauten ihn verblüfft an.

»*Nna m*, du hast doch noch nie ein Huhn geschlachtet, oder?«, fragte Tante Ifeoma.

»Nein. Aber ich kann es machen.«

»Okay«, sagte Tante Ifeoma, und nun schaute ich sie erstaunt an, weil sie so schnell eingewilligt hatte. War sie zerstreut, weil sie noch an ihre Studentin dachte? Oder glaubte sie wirklich, dass Jaja in der Lage war, ein Huhn zu töten?

Ich folgte Jaja hinaus auf den Hof und sah ihm zu, wie er mit einem Fuß auf die Flügel des Tieres stieg, um es zu fixieren. Dann zog er den Kopf des Huhns nach hinten. Das Messer glitzerte, als das Sonnenlicht darauf fiel. Das Huhn hatte aufgehört zu kreischen; vielleicht hatte es beschlossen, dass es besser war, sich in das Unvermeidliche zu fügen. Als Jaja ihm die mit Federn bewachsene Kehle durchschnitt, schaute ich nicht hin, aber ich sah den wilden Tanz des Huhns zu den Klängen des Todes. Zuckend und flatternd schlug es mit seinen grauen Flügeln im roten Staub. Schließlich lag es da, ein schlaffes Häufchen schmutziger Federn. Jaja hob es auf und tauchte es in eine Schüssel mit heißem Wasser, die Amaka ihm brachte. An Jaja war eine Präzision und Zielstrebigkeit, die kalt und klinisch wirkte. Er begann mit raschen Bewegungen, das Huhn zu rupfen, und sprach kein einziges Wort, bis es nur noch ein schmales Etwas mit einer gelblich weißen Haut war. Ich hatte gar nicht gewusst, wie lang der Hals eines Huhns war, bis ich es so nackt vor mir liegen sah.

»Wenn Tante Ifeoma wegzieht, gehe ich mit«, verkündete er.

Ich sagte nichts. Es gab so viel, was ich sagen wollte, und so viel, was ich nicht sagen wollte. Zwei Geier zogen ihre Kreise über uns und landeten schließlich im Hof, so nah, dass ich sie mit einem Satz hätte packen können. Ihre nackten Hälse glänzten in der frühen Morgensonne.

»Seht ihr, wie nah die Geier schon kommen?«, fragte Obiora. Er und Amaka standen an der Hintertür. »Sie werden immer hungriger. Niemand schlachtet in diesen Tagen ein Huhn, und so gibt es auch weniger Eingeweide für sie zu fressen.« Er hob einen Stein auf und warf damit nach den Geiern. Sie flogen hoch und bezogen auf den Ästen des Mangobaums ganz in der Nähe Stellung.

»Papa-Nnukwu hat immer gesagt, die Geier hätten ihre Ehre verloren«, sagte Amaka. »In alten Zeiten mochten die Leute sie, denn wenn sie herunterkamen, um nach einer Opferung die Eingeweide der geschlachteten Tiere zu fressen, bedeutete das, dass die Götter glücklich waren.«

»Aber heute herrschen andere Zeiten«, erwiderte Obiora. »Sie wären gut beraten, wenn sie wenigstens warten würden, bis wir mit dem Schlachten fertig sind.«

Pater Amadi kam zu Besuch, als Jaja das Huhn zerteilt und Amaka die Hälfte davon in eine Plastiktüte gepackt hatte, um sie in die Gefriertruhe zu legen. Tante Ifeoma lächelte, als Pater Amadi ihr sagte, er fahre mit mir zu der Frau, die mir das Haar flechten würde. »Sie nehmen mir meine Arbeit ab, Pater, danke schön«, sagte sie. »Grüßen Sie Mama Joe von mir. Sagen Sie ihr, dass ich vor Ostern auch noch zum Flechten komme.«

In Mama Joes Schuppen im Markt von Ogige passte gerade mal der hohe Hocker hinein, auf dem sie saß, und der kleinere Schemel vor ihr für die Kunden. Pater Amadi musste draußen stehen bleiben, wo Schubkarren und Schweine und Leute und Hühner vorbeizogen, weil er mit seinen breiten Schultern nicht mehr in den Laden passte. Mama Joe trug eine Wollmütze, obwohl es heiß war und sie vom Schweiß gelbe Flecken unter den Ärmeln ihrer Bluse hatte. Frauen und Kinder arbeiteten in den benachbarten Hütten, drehten und zwirbelten Haar zu Zöpfen und flochten bunte Fäden hinein. Vor den Schuppen lehnten hölzerne Schilder mit schiefer Beschriftung auf zerbrochenen Stühlen. Gleich neben uns boten MAMA CHINEDU HAARSPEZIALISTIN und MAMA BOMBOY INTERNATIONALE FRISUREN ihre Dienste an. Jeder Frau, die vorbeiging, riefen die Frauen und Kinder zu: »Lassen Sie uns Ihr Haar flechten!« »Wir machen Sie schön!« »Nur erstklassige Arbeit!« Doch die meisten Frauen schüttelten die Hände ab, die nach ihnen griffen, und gingen weiter.

Mama Joe begrüßte mich, als hätte sie mir schon mein ganzes Leben lang die Haare geflochten. Wenn ich Tante Ifeomas Nichte sei, dann sei ich etwas ganz Besonderes, sagte sie. Sie wollte wissen, wie es Tante Ifeoma ging. »Ich habe die gute Frau schon seit fast einem Monat nicht mehr gesehen. Wenn deine liebe Tante nicht wäre, die mir ihre abgelegten Kleider gibt, müsste ich nackt gehen. Dabei weiß ich, dass sie auch nicht viel hat. Und sie gibt sich so viel Mühe, ihre Kinder anständig aufwachsen zu lassen. *Kpau!*

Eine starke Frau«, sagte Mama Joe. Ihr Igbo-Dialekt klang etwas seltsam, weil sie manche Worte verschluckte, und war schwer zu verstehen. Sie sagte zu Pater Amadi, dass sie in einer Stunde fertig sein würde. Er kaufte eine Flasche Cola und stellte sie vor meinen Schemel, bevor er ging.

»Ist er dein Bruder?«, fragte Mama Joe und schaute ihm hinterher.

»Nein. Er ist Priester.« Fast hätte ich hinzugefügt, er sei derjenige, dessen Stimme meine Träume beherrsche.

»Hast du gesagt, er ist ein *fada*?«

»Ja.«

»Ein richtiger katholischer *fada*?«

»Ja.« Ich fragte mich, ob es auch unrichtige katholische Priester gab.

»So ein schöner Mann, und alles umsonst«, sagte sie und kämmte mein dickes Haar vorsichtig durch. Schließlich legte sie den Kamm hin und entwirrte einige der Enden mit den Fingern. Es fühlte sich komisch an, weil mir sonst immer Mama die Haare flocht. »Hast du gesehen, wie er dich anschaut? Das hat etwas zu bedeuten, ich sage es dir.«

»Oh«, machte ich, weil ich nicht wusste, welche Reaktion Mama Joe von mir erwartete. Aber sie rief schon etwas zu Mama Bomboy hinüber, die auf der anderen Seite des Ganges tätig war. Während sie mein Haar in feste kleine Zöpfe flocht, die eng am

Kopf anlagen, schnatterte sie ohne Unterlass abwechselnd mit Mama Bomboy und Mama Caro, deren Stimme ich zwar hörte, aber die ich nicht sah, weil sie ein paar Schuppen weiter saß. Plötzlich bewegte sich etwas in dem zugedeckten Korb, der am Eingang von Mama Joes Schuppen stand. Ein braunes Spiralschneckenhaus kroch unter dem Deckel hervor. Fast wäre ich vor Schreck aufgesprungen – ich hatte gar nicht gesehen, dass der Korb voll lebender Schnecken war, die Mama Joe zum Verkauf anbot. Sie stand auf, sammelte die Schnecke wieder ein und legte sie in den Korb zurück. »Gott nehme dem Teufel die Kraft«, murmelte sie. Sie war gerade beim letzten Zöpfchen, als eine Frau sich ihrem Schuppen näherte und die Schnecken sehen wollte. Mama Joe nahm den Deckel ab.

»Sie sind groß«, sagte sie. »Die Kinder meiner Schwester haben sie heute bei Morgengrauen in der Nähe des Adada-Sees gesammelt.«

Die Frau hob den Korb hoch und schüttelte ihn, um festzustellen, ob sich zwischen den großen Schnecken kleinere verbargen. Schließlich sagte sie, die Tiere seien sowieso nicht besonders groß, und ging. Mama Joe rief ihr hinterher: »Leute, die Probleme mit dem Magen haben, sollten ihre schlechte Laune nicht an anderen auslassen! Sie werden auf dem ganzen Markt keine so großen Schnecken finden!«

Sie hob eine abenteuerlustige Schnecke auf, die aus

dem Korb kriechen wollte, warf sie zurück und murmelte: »Gott nehme dem Teufel die Kraft.« Ich fragte mich, ob es dieselbe Schnecke gewesen war, die aus dem Korb kroch, wieder hineingeworfen wurde und es gleich noch einmal versuchte. Fest entschlossen, zu fliehen. Am liebsten hätte ich den ganzen Korb gekauft und diese eine Schnecke freigelassen.

Mama Joe war mit meinen Haaren fertig, bevor Pater Amadi zurückkam. Sie reichte mir einen roten Spiegel, der fein säuberlich in der Mitte geknickt war, so dass ich meine neue Frisur von allen Seiten bewundern konnte.

»Danke. Das ist schön geworden«, sagte ich.

Sie rückte eines der Zöpfchen zurecht, das eigentlich gar keine Korrektur benötigte. »Ein Mann bringt ein junges Mädchen nicht zum Haaremachen, wenn er dieses junge Mädchen nicht liebt, lass dir das gesagt sein. Das gibt's einfach nicht«, sagte sie. Und ich nickte wieder, weil ich nicht wusste, was ich sagen sollte.

»Das gibt's einfach nicht«, wiederholte Mama Joe, als hätte ich ihr widersprochen. Ein Kakerlak rannte hinter ihrem Hocker hervor, und sie trat mit dem bloßen Fuß darauf. »Gott nehme dem Teufel die Kraft.«

Sie spuckte in ihre Handfläche, rieb die Hände aneinander, zog den Korb näher zu sich heran und begann die Schnecken neu anzuordnen. Ich fragte mich, ob sie Spucke an der Hand gehabt hatte, als sie begann, mir die Haare zu machen. Kurz bevor Pater Amadi kam, um mich abzuholen, kaufte eine Frau in einem blauen Wickeltuch und mit einer Tasche unter dem Arm den ganzen Korb mit Schnecken. Mama Joe nannte sie »*nwanyi oma*«, obwohl sie überhaupt nicht hübsch war, und ich stellte mir vor, wie die Schnecken, zu knusprigen, krummen Kringeln frittiert, im Suppentopf der Frau schwimmen würden.

»Danke«, sagte ich zu Pater Amadi, als wir zum Auto gingen. Er hatte Mama Joe so großzügig bezahlt, dass sie – schwach – protestiert und gesagt hatte, sie könne unmöglich dafür, dass sie der Nichte von Tante Ifeoma das Haar geflochten habe, so viel Geld verlangen.

Pater Amadi lächelte, als ich ihm dankte, und winkte ab, wie jemand, der nur seine Pflicht erfüllt hat. »*O maka*, die Zöpfe bringen dein Gesicht wunderbar zur Geltung«, sagte er und schaute mich an. »Weißt du, wir haben immer noch niemanden, der in unserem Stück die Muttergottes spielt. Du solltest es einmal versuchen. Als ich noch am Priesterseminar war, hat immer das hübscheste Mädchen im Kloster die Muttergottes gespielt.«

Ich holte tief Luft und betete insgeheim darum, dass ich nicht ins Stottern geraten würde. »Ich kann nicht spielen. Das habe ich nie gemacht.«

»Du kannst es ja mal versuchen«, sagte er. Er

drehte den Schlüssel im Zündschloss, und der Wagen sprang mit einem quietschenden Zittern an. Bevor er auf die belebte Marktstraße einbog, sah er mich an und sagte: »Du kannst alles tun, was du willst, Kambili.«

Während er fuhr, sangen wir zusammen Igbo-Chöre. Ich erhob die Stimme, bis sie so geschmeidig und melodisch klang wie seine.

Das grüne Schild vor der Kirche war mit weißen Lampen beleuchtet. Die Worte St. Peter Katholische Kaplanei, Universität von Nigeria schienen uns zuzuzwinkern, als Amaka und ich in die weihrauchduftende Kirche traten. Ich setzte mich mit ihr in die vordere Kirchenbank, unsere Beine berührten sich. Wir waren allein gekommen; Tante Ifeoma war mit den anderen zum Morgengottesdienst gegangen.

St. Peter hatte weder die riesigen Kerzen noch den reich verzierten Marmoraltar von St. Agnes. Die Frauen hatten ihre Schals nicht ordentlich um den Kopf geschlungen. Ich beobachtete sie, wie sie für das Offertorium nach vorne gingen. Manche hatten nur einen durchsichtigen schwarzen Schleier über ihr Haar gelegt; andere trugen Hosen, sogar Jeans. Papa wäre entsetzt gewesen. Das Haar einer Frau muss im Hause Gottes bedeckt sein, und eine Frau darf niemals Männerkleidung tragen, besonders nicht im Hause Gottes, hätte er gesagt.

Ich stellte mir vor, dass das schlichte Holzkruzifix

hin und her pendelte, als Pater Amadi die Hostie zur Weihung hob. Seine Augen waren geschlossen, und ich wusste, dass er jetzt nicht mehr in seinem weißen Baumwollornat hinter dem Altar stand, sondern irgendwo an einem anderen Ort weilte, von dem nur Gott und er wussten. Er gab mir die Kommunion, und als sein Finger meine Zunge streifte, wäre ich am liebsten vor ihm zu Boden gesunken. Nur der donnernde Gesang des Chores stützte mich und gab mir die Kraft, zu meinem Platz zurückzukehren.

Nachdem wir das Vaterunser gebetet hatten, sagte Pater Amadi nicht: Und nun gebt euch alle ein Zeichen des Friedens. Stattdessen stimmte er ein Igbo-Lied an.

»Ekene nke udo – ezigbo nwanne m nye m aka gi.« Das Zeichen des Friedens – meine liebe Schwester, mein lieber Bruder, gib mir die Hand.

Die Leute schüttelten einander die Hand und umarmten sich. Amaka drückte mich an sich und drehte sich dann um und tauschte kurze Umarmungen mit der Familie hinter uns. Pater Amadi lächelte mich vom Altar aus an, seine Lippen bewegten sich. Ich war mir nicht sicher, was er sagte, aber ich wusste, dass ich lange darüber nachdenken würde. Als er Amaka und mich nach der Messe nach Hause brachte, überlegte ich immer noch, was er wohl gesagt hatte.

Während der Fahrt erinnerte er Amaka daran, dass sie ihm noch nicht ihren Firmnamen gesagt habe. Er müsse jetzt alle Namen zusammentragen, damit der Kaplan sie bis nächsten Samstag noch durchschauen konnte. Amaka sagte, sie sei nicht daran interessiert, sich einen englischen Namen auszusuchen, und Pater Amadi lachte und sagte, er würde ihr beim Aussuchen helfen, wenn sie wollte. Ich schaute während der Fahrt aus dem Fenster. Es gab immer noch keinen Strom, und der Campus sah aus, als läge eine riesige, dunkelblaue Decke darüber. Die Straßen, durch die wir fuhren, waren wie Tunnel, die durch die Hecken rechts und links noch finsterer wirkten. Hinter den Fenstern und auf den Veranden der Häuser flackerte der goldgelbe Schein der Kerosinlampen wie die Augen von vielen hundert wilden Katzen.

Tante Ifeoma saß auf einem Hocker auf der Veranda, eine Freundin ihr gegenüber. Obiora hockte zwischen zwei Kerosinlampen auf der Matte. Beide waren heruntergedreht und warfen flackernde Schatten auf den Verandaboden. Amaka und ich begrüßten Tante Ifeomas Freundin, die einen *boubou* in bunten, fröhlichen Farben trug. Ihr kurzes Haar war natürlich geschnitten. Sie lächelte und sagte: »*Kedu?*«

»Pater Amadi lässt dich grüßen, Mom. Er konnte nicht bleiben, weil Leute zu ihm in das Haus der Kaplanei kommen«, sagte Amaka und griff nach einer der Lampen, um sie mit hineinzunehmen.

»Lass die Lampe da. Jaja und Chima haben drinnen eine Kerze angezündet. Und mach die Tür hinter dir zu, damit die Insekten nicht reinfliegen«, sagte Tante Ifeoma.

Ich zog den Schal von meinem Kopf, setzte mich neben Tante Ifeoma und sah eine Weile den Insekten zu, die scharenweise um die Lampen flatterten und krabbelten. Es gab eine Sorte winziger Käfer, denen eine kleine Spitze aus dem Hinterteil ragte, als hätten sie vergessen, ihre Flügel richtig einzupacken. Sie waren nicht so aktiv wie die kleinen gelben Fliegen, die sich manchmal von der Lampe entfernten und mir fast in die Augen flogen. Tante Ifeoma erzählte gerade von dem Besuch der Sicherheitsbeamten in unserer Wohnung. Das trübe Licht ließ ihre Gesichtszüge verschwimmen. Oft hielt sie inne, um ihrer Erzählung mehr Dramatik zu verleihen, und selbst wenn ihre Freundin dann gespannt »*Gini mezia?*«, Was passierte dann?, fragte, sagte Tante Ifeoma nur »*Chelu nu*«, Warte, und ließ sich Zeit.

Nachdem Tante Ifeoma mit ihrer Geschichte fertig war, blieb ihre Freundin lange stumm. Dafür schienen die Grillen das Gespräch fortzuführen; ihr lautes Zirpen klang ganz nah, obwohl es gut möglich sein konnte, dass sie meilenweit weg waren.

»Hast du gehört, was Professor Okafors Sohn passiert ist?«, fragte Tante Ifeomas Freundin schließlich. Sie sprach mehr Igbo als Englisch und betonte die englischen Worte mit einem deutlichen britischen Akzent, ganz anders als Papa, der nur so betonte, wenn er mit Weißen sprach, und manchmal sogar mehrere Wörter ausließ, so dass der halbe Satz nigerianisch klang und die andere Hälfte englisch.

»Welcher Okafor?«, wollte Tante Ifeoma wissen.

»Okafor, der auf der Fulton Avenue wohnt. Sein Sohn heißt Chidifu.«

»Der, der mit Obiora befreundet ist?«

»Genau der. Er hat seinem Vater die Examensaufgaben gestohlen und sie seinen Studenten verkauft.«

»*Ekwuzina!* Dieser kleine Kerl?«

»Ja. Jetzt wo die Uni geschlossen ist, kamen die Studenten zu ihm nach Hause und wollten von dem Jungen ihr Geld zurück. Aber er hatte es natürlich ausgegeben. Okafor hat ihm gestern einen Zahn ausgeschlagen. Dabei ist das derselbe Okafor, der nicht den Mund aufkriegt, wenn es darum geht, was an der Uni schiefläuft, und der alles machen würde, um bei den hohen Tieren in Abuja gut dazustehen. Er ist übrigens auch einer von denen, die die Liste der Dozenten erstellen, die angeblich nicht loyal sind. Ich habe gehört, er hat sowohl meinen Namen als auch deinen draufgesetzt.«

»Das habe ich auch gehört. *Mana*, und was hat das mit Chidifu zu tun?«

»Versucht man eigentlich, nur die Krebsgeschwüre zu behandeln oder den Krebs selbst zu heilen? Wir können es uns nicht leisten, unseren Kindern Taschengeld zu geben. Wir können es uns nicht leisten,

Fleisch zu essen. Selbst Brot können wir uns nicht leisten. Dein Kind stiehlt, und du wunderst dich auch noch darüber? Du musst versuchen, den Krebs zu heilen, denn die Geschwüre kommen immer wieder.«

»*Mba*, Chiaku. Diebstahl ist trotzdem nicht zu rechtfertigen.«

»Ich rechtfertige ihn nicht. Was ich sage, ist, dass es Okafor nicht überraschen sollte und dass er nicht seine Energien darauf verschwenden sollte, einen Stock auf dem armen Körper seines Sohnes zu zerschlagen. Das ist genau das, was passiert, wenn man sich zurücklehnt und nichts gegen die Tyrannei unternimmt. Plötzlich erkennst du deine Kinder nicht wieder.«

Tante Ifeoma seufzte tief und schaute zu Obiora hinüber. Vielleicht fragte sie sich, ob auch er zu etwas werden könne, was sie nicht wiedererkennen würde. »Vorgestern habe ich mit Phillipa gesprochen«, sagte sie.

»Ach, ja? Wie geht es ihr? Und wie behandelt man sie in *oyinbo*-Land?«

»Es geht ihr gut.«

»Und wie ist das Leben als zweitklassiger Bürger in Amerika?«

»Chaiku, dein Sarkasmus ist nicht angebracht.«

»Aber er entspricht der Wahrheit. In all meinen Jahren in Cambridge war ich für die Leute nur der Affe, der die Fähigkeit zur Vernunft entwickelt hat.«

»So schlimm ist es nicht mehr.«

»Das heißt es immer, ja. Jeden Tag gehen unsere Mediziner da rüber, und am Ende waschen sie Teller für die *oyinbo*, weil die *oyinbo* denken, wir würden nicht richtig Medizin studieren. Unsere Anwälte gehen rüber und fahren Taxi, weil die *oyinbo* ihnen nicht zutrauen, dass wir ihnen die Rechtslehre beibringen können.«

Tante Ifeoma fiel ihrer Freundin ins Wort. »Ich habe Phillipa meinen Lebenslauf geschickt.«

Ihre Freundin legte die Enden ihres *boubou* zusammen und schob sie zwischen ihre ausgestreckten Beine. Mit zusammengekniffenen Augen schaute sie in die dunkle Nacht hinaus, aber es war nicht zu erkennen, ob sie in Gedanken war oder nur herausfinden wollte, wie nah die Grillen wirklich waren. »Du also auch, Ifeoma«, sagte sie schließlich.

»Es geht nicht um mich, Chiaku.« Tante Ifeoma hielt inne. »Wer wird Amaka und Obiora an der Universität unterrichten?«

»Die Leute mit Ausbildung – all diejenigen, die das Potenzial hätten, die Dinge wieder ins Lot zu bringen – gehen fort und lassen die Schwachen zurück. Und die Tyrannen bleiben an der Macht, weil die Schwachen nicht die Kraft haben aufzubegehren. Begreifst du nicht, dass das ein Teufelskreis ist? Und wer wird ihn durchbrechen?«

»Das ist doch alles nur unrealistisches Politgeschwafel, Tante Chiaku«, meldete sich Obiora zu Wort.

Ich sah, wie die Anspannung vom Himmel fiel und uns alle einhüllte. Das Weinen eines Kindes aus dem Stockwerk über uns durchbrach die Stille.

»Geh in mein Zimmer und warte dort auf mich, Obiora«, sagte Tante Ifeoma.

Obiora stand auf und ging. Er sah ernst aus, als sei ihm erst jetzt klargeworden, was er getan hatte. Tante Ifeoma entschuldigte sich bei ihrer Freundin. Aber danach war alles anders. Die Beleidigung eines Kindes – eines Vierzehnjährigen – stand zwischen ihnen und machte ihre Zungen so schwer, dass das Sprechen zur Last wurde. Kurz darauf ging die Freundin, und Tante Ifeoma stürmte in die Wohnung. Dabei stieß sie fast eine Lampe um. Ich hörte das Klatschen einer Ohrfeige und ihre wütende Stimme. »Ich habe nichts dagegen, dass du mit meiner Freundin nicht einer Meinung bist. Wogegen ich etwas habe, ist die Art, wie du deine abweichende Meinung geäußert hast. In diesem Haus wachsen keine Kinder auf, die respektlos sind, hast du verstanden? Du bist nicht das einzige Kind, das in der Schule eine Klasse übersprungen hat. Ich werde diesen Blödsinn von dir nicht dulden! *I na-anu?*« Jetzt senkte Tante Ifeoma ihre Stimme wieder. Ich hörte, wie sie leise die Tür zu ihrem Schlafzimmer zumachte.

»Ich hab den Stock immer auf die Hand gekriegt«,

sagte Amaka und trat zu mir auf die Veranda. »Und Obiora hat es auf den Po bekommen. Ich glaube, Mom dachte, wenn sie es mir auf den Po gibt, dann hat das irgendwie Folgen und ich kriege keine Brüste oder so etwas. Mir war der Stock aber immer noch lieber als die Ohrfeigen, weil die Frau eine Hand aus Metall hat, *ezi okwum*.« Amaka lachte. »Hinterher haben wir immer stundenlang darüber geredet. Das habe ich gehasst. Gib mir einfach eine Tracht Prügel, und damit hat es sich. Aber nein, sie muss immer erklären, warum man sie gekriegt hat und was sie von einem erwartet, damit es nicht wieder passiert. Genau das macht sie jetzt mit Obiora.«

Ich schaute weg. Amaka nahm meine Hand. Ihre fühlte sich warm an, wie die Hand von jemand, der Malaria hat und auf dem Wege der Besserung ist. Sie sagte nichts, aber ich hatte das Gefühl, dass wir dasselbe dachten: wie anders es für Jaja und mich war.

Ich räusperte mich. »Obiora will offenbar wirklich aus Nigeria weg.«

»Er ist blöd«, sagte Amaka. Sie drückte meine Hand noch einmal fest, bevor sie sie losließ.

Tante Ifeoma machte die Gefriertruhe sauber, die wegen der ständigen Stromausfälle angefangen hatte zu riechen. Sie wischte die Lache weinfarbenen, stinkenden Wassers auf, das auf den Boden getropft war, holte die Tüten mit Fleisch heraus und legte sie in eine

Schüssel. Die kleinen Rindfleischstückchen hatten ein fleckiges Braun angenommen. Die Teile des Huhns, das Jaja geschlachtet hatte, waren tiefgelb verfärbt.

»Schade um das Fleisch. Was für eine Verschwendung«, sagte ich.

Tante Ifeoma lachte. »Verschwendung, *kwa*? Ich koche das so lange mit Gewürzen, dass man es noch essen kann.«

»Mom, sie redet wie die Tochter eines reichen Mannes«, sagte Amaka, und ich war dankbar dafür, dass sie mich dabei nicht höhnisch anschaute, sondern in das Lachen ihrer Mutter einstimmte.

Wir saßen auf der Veranda und lasen Steine aus dem Reis. Wir hatten unsere Matten auf einem sonnigen Fleckchen am Boden ausgebreitet, um die milde Morgensonne zu genießen, die nach dem Regen zwischen den Wolken hervorspitzte. Der verunreinigte und der saubere Reis lagen in zwei säuberlich aufgetürmten Häufchen vor uns auf Emailletabletts, die Steinchen legten wir neben uns auf die Matten. Später würde Amaka den Reis in noch kleinere Portionen aufteilen und die Spelzen hinausblasen.

»Das Problem mit diesem billigen Reis ist, dass er immer zu Brei wird, wenn man ihn kocht, ganz gleich, wie wenig Wasser man auch drangibt. Man fragt sich dann, ob man eigentlich *garri* isst oder Reis«, murmelte Amaka, als Tante Ifeoma hineinging. Ich lächelte. Noch nie hatte ich eine solche Verbundenheit mit jemandem empfunden wie jetzt mit ihr, wenn ich neben ihr saß und mit ihr die Fela- und Onyeka-Kassetten auf dem kleinen Kassettenrecorder hörte, den sie mit Batterien geladen hatte. Noch nie hatte ich dieses behagliche Schweigen erlebt, das zwischen uns herrschte, während wir zusammen auf dem Boden saßen und den Reis sortierten. Man musste genau hinschauen, denn die Reiskörner waren ungleichmäßig geformt und manchmal leicht mit Glasstückchen zu verwechseln. Selbst die Luft schien stillzustehen, als wachte sie nach dem Regen langsam auf. Auch die Wolkendecke begann eben erst aufzureißen und sah aus wie ein Haufen kleiner Watteböllchen, die sich nur schwer voneinander lösen können.

Das Geräusch eines Autos, das vor dem Haus vorfuhr, durchbrach die friedliche Stille. Ich wusste, dass Pater Amadi an diesem Morgen Dienst in der Kaplanei hatte, hoffte aber trotzdem insgeheim, dass er es war. Ich stellte ihn mir vor, wie er die Veranda betrat, lächelnd, einen Zipfel seiner Soutane in der Hand, um besser die Treppe hochzukommen.

Amaka drehte sich um, um zu sehen, wer da kam. »Tante Beatrice!«

Ich fuhr herum. Mama kletterte aus einem gelben, wenig vertrauenerweckenden Taxi. Was machte sie hier? Was war passiert? Warum trug sie Gummischlappen, den ganzen Weg von Enugu her? Sie ging langsam und hielt mit der einen Hand krampfhaft ihr Wickeltuch fest, das so aussah, als würde es sich jeden Moment lösen. Ihre Bluse schien nicht gebügelt zu sein.

»Mama, *o gini*? Ist etwas geschehen?«, fragte ich. Ich umarmte sie rasch, löste mich von ihr und schaute ihr ins Gesicht. Ihre Hand war kalt.

Amaka fiel ihr um den Hals und nahm ihre Handtasche. »Tante Beatrice, *nno*.«

Tante Ifeoma kam auf die Veranda gelaufen und wischte sich die Hände vorne an ihren Shorts ab. Sie umarmte Mama und führte sie ins Wohnzimmer. Dabei stützte sie sie, als wäre sie ein Krüppel.

»Wo ist Jaja?«, fragte Mama.

»Er ist mit Obiora unterwegs«, sagte Tante Ifeoma. »Setz dich doch, *nwunye m*. Amaka, nimm etwas Geld aus meiner Börse und geh deiner Tante eine Limonade kaufen.«

»Mach dir keine Gedanken. Ich trinke Wasser«, sagte Mama.

»Wir hatten keinen Strom, das Wasser wird nicht kalt sein.«

»Das macht nichts. Ich trinke es gern.«

Mama nahm vorsichtig auf einem der Rohrsessel Platz. Ihre Augen sahen glasig aus, als sie sich umblickte. Ich wusste, dass sie weder das Bild mit dem zersprungenen Rahmen sah noch die frischen afrikanischen Lilien in der Vase.

»Ich weiß nicht, ob ich ganz richtig im Kopf bin«, sagte sie und presste ihren Handrücken gegen die Stirn wie jemand, der Fieber zu messen versucht. »Heute bin ich aus dem Krankenhaus entlassen worden. Der Doktor hat zu mir gesagt, ich solle mich ausruhen, aber ich habe Geld von Eugene genommen und Kevin gebeten, mich in den Park zu fahren. Dort habe ich ein Taxi angehalten und bin hierhergekommen.«

»Du warst im Krankenhaus? Was ist geschehen?«, fragte Tante Ifeoma ruhig.

Mama sah sich im Zimmer um. Eine Weile starrte sie auf die Wanduhr, die mit dem kaputten Sekundenzeiger, und wandte sich dann zu mir. »Kennst du diesen kleinen Tisch, auf dem immer die Familienbibel liegt, *nne*? Dein Vater hat ihn auf meinem Bauch zerbrochen.« Es klang so, als redete sie von jemand anders, als wäre der Tisch nicht aus massivem Holz gewesen.

»Dort auf dem Boden ist das ganze Blut herausgeflossen, noch bevor er mich nach St. Agnes bringen konnte. Mein Doktor hat gesagt, es habe keine Möglichkeit gegeben, es zu retten.« Mama schüttelte langsam den Kopf. Tränen rannen ihr in einer dünnen Spur über die Wangen, als hätte es sie große Kraft gekostet, ihre Augen zu verlassen.

»Es zu retten?«, flüsterte Tante Ifeoma. »Was meinst du?«

»Ich war sechs Wochen drüber.«

»*Ekwuzina!* Sag, dass das nicht wahr ist!« Tante Ifeomas Augen wurden ganz groß.

»Es stimmt. Eugene hat es nicht gewusst, ich hatte es ihm noch nicht gesagt.« Mama glitt langsam auf den Boden und saß da, die Beine vor sich ausgestreckt. Es war so unwürdig, aber ich ließ mich neben ihr nieder, so nah, dass sich unsere Schultern berührten, und nahm ihre Hand.

Sie weinte lange. Sie weinte so lange, bis meine Hand sich ganz steif anfühlte. Sie weinte, bis Tante Ifeoma damit fertig war, das verfaulte Fleisch zu einem scharfen Eintopf zu verarbeiten. Sie weinte, bis sie schließlich eingeschlafen war, den Kopf gegen den Sitz des Sessels gelehnt. Jaja bettete sie auf eine Matratze im Wohnzimmer.

An diesem Abend, als wir alle um die Kerosinlampe auf der Veranda saßen, rief Papa an. Tante Ifeoma ging ans Telefon und kam wieder aus dem Zimmer, um Mama zu sagen, wer es gewesen war. »Ich habe aufgelegt. Ich habe ihm gesagt, dass ich dich nicht ans Telefon hole.«

Mama fuhr von ihrem Schemel hoch. »Warum? Warum hast du das gemacht?«

»*Nwunye m*, du setzt dich sofort wieder hin!«, schnappte Tante Ifeoma.

Aber Mama setzte sich nicht wieder hin. Sie ging in Tante Ifeomas Zimmer und rief Papa an. Kurz darauf klingelte das Telefon, und ich wusste, dass er zurückrief. Nach etwa einer Viertelstunde kam sie wieder.

»Wir fahren morgen. Die Kinder und ich«, sagte sie. Ihre Augen blickten starr geradeaus, auf einen Punkt, der irgendwo über unseren Köpfen lag.

»Fahren wohin?«, fragte Tante Ifeoma.

»Nach Enugu. Wir fahren wieder nach Hause.«

»Bist du verrückt, *gbo*? Du fährst nirgendwohin.«

»Eugene kommt und holt uns ab.«

»Jetzt hör mir mal zu.« Tante Ifeoma schlug einen sanfteren Ton an; offenbar merkte sie, dass sie mit einer entschlosseneren Stimme nicht durch das starre Lächeln auf Mamas Gesicht gedrungen wäre. Mamas Augen waren immer noch glasig, aber sie sah ganz anders aus als die Frau, die an diesem Morgen aus dem Taxi gestiegen war. Sie sah so aus, als habe ein anderer Dämon Besitz von ihr ergriffen. »Dann bleib wenigstens noch ein paar Tage, *nwunye m*, fahr nicht gleich wieder zurück.«

Mama schüttelte den Kopf. »Es ist Eugene nicht gutgegangen. Die ganze Zeit hat er Migräne und Fieber gehabt«, sagte sie. »Er schleppt mehr mit sich herum, als ein Mann jemals verkraften kann. Weißt du, was Ades Tod in ihm angerichtet hat? Das ist einfach zu viel für einen Menschen.«

»*Ginidi*, was sagst du denn da?« Tante Ifeoma schlug ungeduldig nach einem Insekt, das direkt an ihren Ohren vorbeiflog. »Als Ifediora noch lebte, gab es Zeiten, *nwunye m*, in denen die Universität uns monatelang kein Gehalt gezahlt hat. Ifediora und ich hatten keinen Pfennig, aber er hätte niemals die Hand gegen mich erhoben.«

»Weißt du, dass Eugene bestimmt hundert von unseren Leuten das Schulgeld bezahlt? Weißt du, wie viele Menschen dank deines Bruders noch am Leben sind?«

»Darum geht es nicht, und das weißt du.«

»Wohin soll ich denn gehen, wenn ich Eugenes Haus verlasse? Sag es mir, wohin soll ich gehen?« Sie wartete Tante Ifeomas Antwort nicht ab. »Weißt du, wie viele Mütter ihm ihre Töchter als Frau angeboten haben? Weißt du, wie viele ihm sogar angeboten haben, er solle sie einfach so schwängern und bräuchte nicht einmal einen Brautpreis zu zahlen?«

»Na und? Ich frage dich – na und?« Jetzt schrie Tante Ifeoma. Mama ließ sich auf den Boden hinabgleiten. Obiora hatte eine Matte ausgebreitet, auf der auch noch Platz war, aber sie setzte sich auf den nackten Zement und lehnte den Kopf an das Geländer. »Da kommst du mir wieder mit deinem Universitätsgerede, Ifeoma«, sagte sie milde und wandte den Blick ab. Für sie war die Unterhaltung anscheinend beendet.

Ich hatte Mama noch nie so gesehen, nie diesen Blick in ihren Augen, und noch nie hatte ich sie in so kurzer Zeit so viel sagen hören.

Lange nachdem Mama und Tante Ifeoma zu Bett gegangen waren, saß ich mit Amaka und Obiora auf der Veranda. Wir spielten *whot* – Obiora hatte mir alle Kartenspiele beigebracht.

»Letzte Karte!«, rief Amaka voller Genugtuung und legte eine Karte ab.

»Ich hoffe, Tante Beatrice schläft gut«, sagte Obiora und hob eine Karte ab. »Sie hätte eine Matratze nehmen sollen. Die Matte ist hart.«

»Es wird ihr gutgehen«, sagte Amaka. Sie schaute mich an und wiederholte: »Es wird ihr gutgehen.«

Obiora streckte die Hand aus und strich mir über die Schulter. Ich wusste nicht, was ich sagen sollte, und fragte: »Bin ich dran?«, obwohl ich wusste, dass ich das war.

»Onkel Eugene ist wirklich kein schlechter Mensch«, sagte Amaka. »Menschen haben Probleme, Menschen machen Fehler.«

»Mh«, machte Obiora und schob seine Brille hoch.

»Ich meine, manche Leute können nicht mit Stress umgehen«, sagte Amaka und schaute zu Obiora, als erwarte sie, dass er etwas sagen würde. Doch er schwieg und studierte die Karten, die er sich vors Gesicht hielt.

Amaka nahm eine Extrakarte auf. »Immerhin hat er für Papa-Nnukwus Begräbnis bezahlt.« Sie beobachtete Obiora immer noch. Doch er antwortete ihr nicht; stattdessen legte er seine letzte Karte und sagte: »Fertig!« Er hatte schon wieder gewonnen.

Als ich später im Bett lag, dachte ich nicht darüber nach, dass wir zurück nach Enugu fahren würden. Ich dachte daran, wie viele Kartenspiele ich in meinem Leben schon verloren hatte.

Als Papas Mercedes vor dem Haus vorfuhr, nahm Mama unsere Taschen selbst und legte sie ins Auto. Papa umarmte Mama, drückte sie an sich, und sie legte ihren Kopf an seine Brust. Papa hatte abgenommen; normalerweise reichten Mamas Arme kaum bis auf seinen Rücken, wenn sie ihn umarmte. Ich bemerkte den Hautausschlag auf seinem Gesicht erst, als ich näher kam, um ihn zu umarmen. Es sah aus wie lauter kleine Pickel, mit winzigen weißen Eiterköpfen, und bedeckte sein ganzes Gesicht, sogar die Lider. Sein Gesicht sah geschwollen aus, fettig und schlecht durchblutet. Ich hatte ihn umarmen und ihm dann die Stirn zum Kuss bieten wollen, aber stattdessen stand ich nur da und starrte ihn an.

»Ich habe eine kleine Allergie«, erklärte er. »Nichts Ernstes.« Als er mich in die Arme nahm und auf die Stirn küsste, schloss ich die Augen.

»Wir sehen uns bald wieder«, flüsterte Amaka, als wir uns zum Abschied umarmten. Sie nannte mich *nwanne m nwanyi* – meine Schwester. Als wir abfuhren, stand sie vor dem Haus und winkte so lange, bis ich sie durch das Rückfenster nicht mehr sehen konnte.

Während wir das Gelände verließen, begann Papa mit dem Rosenkranz, doch seine Stimme klang anders, müde. Ich starrte auf seinen Nacken, auf dem keine Pusteln zu erkennen waren, und auch er sah anders aus – schmaler, mit dünneren Hautfalten als früher.

Ich drehte den Kopf zu Jaja. Ich wollte, dass unsere Blicke sich begegneten, damit ich ihm sagen konnte, wie sehr ich mir gewünscht hatte, Ostern in Nsukka zu verbringen, wie sehr ich mir gewünscht hatte, an Amakas Firmung teilzunehmen und an Pater Amadis Ostermesse, und dass ich vorgehabt hatte, besonders laut und hoch zu singen. Doch Jaja hielt seine Augen fest auf das Fenster geheftet und blieb, abgesehen von den Gebeten, die er murmelte, stumm, bis wir nach Enugu kamen.

Der Duft nach Früchten stieg mir in die Nase, als Adamu die Tore zu unserem Hof öffnete. Es war, als schlössen die hohen Mauern den Duft reifer Cashews und Mangos und Avocados ein. Er war betäubend.

»Schau nur, der Blaue Hibiskus hat angefangen zu blühen«, sagte Jaja, als wir aus dem Wagen stiegen. Er zeigte mit dem Finger auf die Sträucher, aber das war gar nicht nötig. Ich sah sie auch so, die schläfrigen, ovalen Blütenknospen in unserem Vorgarten, die langsam im Abendwind schaukelten.

Am nächsten Tag war Palmsonntag, der Tag, an dem Jaja nicht zur Kommunion ging, der Tag, an dem Papa sein schweres Messbuch durch das Zimmer schleuderte und die Keramikfiguren zerbrach.

Götter in Trümmern

nach Palmsonntag

Nach Palmsonntag brach alles zusammen. Heulende Winde, begleitet von einem wütenden Regen, entwurzelten einige Tempelbäume im Vorgarten. Sie lagen auf dem Rasen, ihre rosa und weißen Blüten auf dem Gras verstreut, die Wurzeln mit ihren klumpigen Erdballen in die Luft gereckt. Die Satellitenschüssel wurde vom Garagendach gerissen und lag in der Einfahrt wie ein gelandetes Raumschiff aus einer fremden Galaxie. Die Tür meines Kleiderschranks ging endgültig aus den Angeln. Sisi zerbrach eines von Mamas Teeservicen aus Porzellan.

Selbst die Stille, die sich über das Haus legte, kam plötzlich, als wäre die Lautlosigkeit, die zuvor geherrscht hatte, zerbrochen und hätte nur ein paar scharfkantige Scherben zurückgelassen. Als Mama Sisi bat, den Boden im Wohnzimmer zu wischen, damit sich niemand an den Scherben der Keramikfiguren schneiden konnte, senkte sie die Stimme nicht zu einem Flüstern wie sonst. Sie verbarg nicht das winzige Lächeln, das sich in feinen Fältchen um ihren Mund legte. Sie schmuggelte kein Essen in Jajas

Zimmer, verpackt in ein Stück Stoff, damit es so aussah, als würde sie ihm nur seine Wäsche bringen. Stattdessen trug sie sein Essen auf einem weißen Tablett zu ihm, auf einem passenden Teller.

Es lag etwas in der Luft, und wir alle spürten es. Manchmal wünschte ich mir, es wäre alles nur ein Traum – das Messbuch, das auf die Etagere geschleudert wurde, die zerbrochenen Keramikfiguren, das Knistern in der Luft. Das alles war zu neu für mich, zu fremd, und ich wusste nicht, was oder wie ich sein sollte. Wenn ich mich ins Badezimmer oder in die Küche oder ins Esszimmer begab, ging ich auf Zehenspitzen. Beim Abendessen hielt ich den Blick fest auf das Foto von Großvater gerichtet, auf dem er aussah wie ein kurzbeiniger Superheld in seinem Kapuzenumhang vom Ritterorden des heiligen Mulumba, bis es Zeit für das Gebet war und ich die Augen schloss. Jaja kam nicht aus seinem Zimmer, obwohl Papa ihn dazu aufforderte. Als er das zum ersten Mal tat, am Tag nach Palmsonntag, konnte Papa die Tür zu Jajas Zimmer nicht aufmachen, weil Jaja von innen seinen Schreibtisch davorgeschoben hatte.

»Jaja, Jaja«, sagte Papa und drückte gegen die Tür. »Du musst heute Abend mit uns zusammen essen, hörst du?«

Aber Jaja kam nicht aus seinem Zimmer, und Papa sagte nichts dazu, während wir bei Tisch waren; er aß nur wenig, trank aber eine Menge Wasser und bat Mama, »dieses Mädchen« möge noch ein paar Flaschen mehr bringen. Die Pusteln schienen größer und flacher geworden zu sein, weniger abgegrenzt, so dass sein Gesicht noch aufgedunsener wirkte.

Yewande Coker kam mit ihrer kleinen Tochter, als wir beim Essen saßen. Als ich sie begrüßte und ihr die Hand schüttelte, ließ ich den Blick über ihr Gesicht und ihren Körper wandern, auf der Suche nach Zeichen dafür, wie sehr sich ihr Leben verändert hatte, seit Ade Coker tot war. Aber sie sah genauso aus wie immer, bis auf ihre Kleidung – sie trug ein schwarzes Wickeltuch, eine schwarze Bluse und einen schwarzen Schal, der das ganze Haar und einen Großteil der Stirn bedeckte. Ihre Tochter saß steif auf dem Sofa und zupfte unablässig an dem roten Band herum, mit dem ihre geflochtenen Haare zu einem Pferdeschwanz hochgebunden waren. Als Mama sie fragte, ob sie eine Fanta wolle, schüttelte sie den Kopf und befingerte ihr rotes Haarband.

»Endlich hat sie wieder gesprochen, Sir«, sagte Yewande mit Blick auf ihre Tochter. »Heute Morgen hat sie ›Mommy‹ gesagt. Deshalb bin ich gekommen – um Ihnen zu sagen, dass sie endlich wieder spricht.«

»Gelobt sei Gott!«, rief Papa so laut, dass ich zusammenzuckte.

»Gott sei's gedankt«, sagte Mama.

Yewande stand auf und ging vor Papa auf die Knie. »Ich danke Ihnen, Sir«, sagte sie. »Danke für alles.

Wenn wir nicht in dieses Krankenhaus im Ausland gegangen wären, was wäre dann aus meiner Tochter geworden?«

»Stehen Sie auf, Yewande«, sagte Papa. »Es war Gott. Das alles kommt von Gott.«

An diesem Abend, als Papa in seinem Arbeitszimmer saß und betete – ich hörte, wie er laut einen Psalm las –, ging ich zu Jajas Tür, drückte dagegen und hörte, wie der Schreibtisch, der immer noch davorstand, über den Boden schleifte, als die Tür aufging. Ich erzählte Jaja von Yewandes Besuch, und er nickte und meinte, Mama habe es ihm bereits erzählt. Ade Cokers Tochter hatte nicht mehr gesprochen, seit ihr Vater gestorben war. Papa hatte ihr die besten Therapeuten in Nigeria und im Ausland bezahlt.

»Ich wusste gar nicht, dass sie nicht mehr gesprochen hat, seit er gestorben ist«, sagte ich. »Das ist jetzt schon fast vier Monate her. Gott sei's gedankt.«

Jaja schaute mich eine Weile schweigend an. Sein Gesichtsausdruck erinnerte mich daran, wie Amaka mich früher manchmal angeschaut hatte, ein Gesichtsausdruck, bei dem ich mich für etwas schuldig fühlte, ohne genau zu wissen, was es war.

»Sie wird nie wieder gesund«, sagte Jaja. »Sie mag wieder angefangen haben zu sprechen, aber gesund wird sie nicht mehr.«

Als ich Jajas Zimmer verließ, schob ich den

Schreibtisch ein wenig zur Seite. Und ich fragte mich, warum Papa es nicht geschafft hatte, Jajas Tür zu öffnen, als er es vorher probiert hatte; so schwer war der Schreibtisch nicht.

Ich fürchtete mich vor Ostersonntag. Ich fürchtete mich davor, was passieren würde, wenn Jaja wieder nicht zur Kommunion ging. Und ich wusste, dass er nicht gehen würde; ich sah es an seinem Schweigen, an der Art, wie er die Lippen aufeinanderpresste und wie seine Augen sich lange Zeit auf unsichtbare Dinge zu richten schienen.

Am Karfreitag rief Tante Ifeoma an. Fast hätte sie uns verpasst, wenn wir, wie Papa geplant hatte, zur Frühmesse gegangen wären. Doch während des Frühstücks hatten Papas Hände so sehr gezittert, dass er seinen Tee verschüttete. Ich sah, wie der Inhalt seiner Tasse langsam über den Glastisch floss. Hinterher sagte er, er müsse sich ausruhen, und wir würden in die Abendmesse gehen, die Messe, die Pater Benedict gewöhnlich hielt, nachdem alle das Kreuz geküsst hatten. Auch im vorigen Jahr waren wir an Karfreitag in der Abendmesse gewesen, weil Papa am Morgen noch beim *Standard* zu tun gehabt hatte. Jaja und ich waren Seite an Seite nach vorne zum Altar gegangen, um das Kreuz zu küssen. Jaja drückte als Erster die Lippen auf das hölzerne Kruzifix, bevor der Messdiener es abwischte und mir hinhielt. Es fühlte sich kalt an. Ein Schauder war durch meinen Körper gelaufen, und ich hatte Gänsehaut an den Armen. Als wir später wieder saßen, hatte ich geweint, stille Tränen, die mir über die Wangen liefen. Auch viele Menschen um mich herum hatten geweint, so wie bei den Stationen des Kreuzweges, wenn sie stöhnten und riefen: »Seht, was der Herr für mich tut!« oder: »Er starb für mich, einen gewöhnlichen Menschen!« Papa war über mein Weinen erfreut gewesen; ich erinnerte mich noch genau daran, wie er sich an mich lehnte und mir die Wange streichelte. Und obwohl ich mir nicht sicher gewesen war, warum ich weinte oder ob ich aus denselben Gründen weinte wie die anderen Leute, die vor den Kirchenbänken knieten, war ich stolz darauf gewesen, wie Papa reagiert hatte.

Daran dachte ich gerade, als Tante Ifeoma anrief. Das Telefon klingelte lange, und ich dachte, Mama würde drangehen, da Papa sich hingelegt hatte. Aber sie ging nicht dran, und so lief ich ins Arbeitszimmer und hob ab.

Tante Ifeomas Stimme klang viel, viel leiser als sonst. »Sie haben mir gesagt, dass mein Vertrag gekündigt wird«, sagte sie, ohne auch nur auf meine Antwort auf ihr »Wie geht es dir?« zu warten. »Wegen etwas, das sie illegale Aktivitäten nennen. Ich habe einen Monat Zeit. Ich habe in der amerikanischen Botschaft ein Visum beantragt. Und Pater Amadi hat

Bescheid bekommen. Ende des Monats geht er zu Missionsarbeiten nach Deutschland.«

Es war ein doppelter Schlag. Ich taumelte. Es war, als hätte jemand meine Beine mit Säcken voll getrockneter Bohnen beschwert. Tante Ifeoma fragte nach Jaja, und als ich zu seinem Zimmer ging, um ihn zu rufen, wäre ich beinahe gestolpert und hingefallen. Nachdem Jaja mit Tante Ifeoma gesprochen hatte, legte er den Hörer auf und sagte: »Wir fahren heute nach Nsukka. Wir verbringen Ostern in Nsukka.«

Ich fragte ihn nicht, was er meinte oder wie er Papa davon überzeugen wollte, dass wir fahren durften. Ich sah, wie er an Papas Tür klopfte und hineinging.

Ich hörte ihn sagen: »Wir fahren nach Nsukka. Kambili und ich.«

Was Papa sagte, hörte ich nicht, aber dann hörte ich Jaja, wie er sagte: »Nein, wir fahren heute nach Nsukka, nicht morgen. Wenn Kevin uns nicht fahren kann, fahren wir trotzdem. Wenn's sein muss, gehen wir auch zu Fuß.«

Ich stand mucksmäuschenstill am Treppenaufgang, meine Hände zitterten heftig. Und doch dachte ich nicht daran, die Hände auf die Ohren zu legen, damit ich nichts mehr hörte; und ich dachte nicht daran, bis zwanzig zu zählen. Stattdessen ging ich in mein Zimmer, setzte mich ans Fenster und schaute auf den Cashewbaum hinaus. Nach einer Weile kam

Jaja zu mir ins Zimmer und sagte, Papa sei damit einverstanden, dass Kevin uns fahre. In der Hand hielt er eine Tasche, die er so eilig gepackt hatte, dass nicht einmal der Reißverschluss geschlossen war, und er sah mir dabei zu, wie ich ein paar Sachen in eine Tasche warf, ohne etwas zu sagen. Ungeduldig trat er von einem Bein aufs andere.

»Liegt Papa noch im Bett?«, fragte ich, aber Jaja gab mir keine Antwort, sondern stieg langsam die Treppe hinunter.

Ich klopfte an Papas Tür und öffnete sie. Er saß aufrecht in seinem Bett; sein roter Seidenpyjama sah zerknittert aus. Mama stand neben ihm und schenkte ihm ein Glas Wasser ein.

»Auf Wiedersehen, Papa«, sagte ich.

Er stand auf, um mich zu umarmen. Sein Gesicht sah viel klarer aus als am Morgen, und auch der Hautausschlag schien besser geworden zu sein.

»Bis bald«, sagte er und küsste mich auf die Stirn.

Ich umarmte Mama, bevor ich aus dem Zimmer ging. Plötzlich kamen mir die Treppenstufen ganz zart vor, als könnten sie jeden Moment zusammenkrachen, und ein riesiges Loch würde sich vor mir auftun und verhindern, dass ich wegfuhr. Ich ging langsam bis nach unten, wo Jaja auf mich wartete und mir die Tasche aus der Hand nahm.

Kevin stand am Auto, als wir rauskamen. »Wer wird jetzt euren Vater in die Kirche fahren?«, wollte er wissen und beäugte uns misstrauisch. »Es geht ihm nicht gut genug, um selbst zu fahren.«

Jaja blieb so lange stumm, bis ich merkte, dass er gar nicht die Absicht hatte, Kevin eine Antwort zu geben, und ich meinte zu ihm: »Er sagt, Sie sollen uns nach Nsukka fahren.«

Kevin zuckte mit den Achseln und murmelte: »So eine lange Fahrt, kann das nicht bis morgen warten?«, bevor er den Motor anließ. Während der ganzen Fahrt sagte er kein Wort, und ich sah, wie er uns immer wieder im Rückspiegel anschaute, besonders Jaja.

Ein Schweißfilm bedeckte meinen ganzen Körper wie eine durchsichtige zweite Haut, und der Schweiß sammelte sich in kleinen Bächen auf meinem Hals, meiner Stirn, unter meinen Brüsten. Wir hatten Tante Ifeomas Küchentür weit offen gelassen, obwohl Fliegen hereinkamen und summend über einem Topf mit alter Suppe kreisten. Man müsse sich zwischen zwei Übeln entscheiden, hatte Amaka gesagt, entweder Fliegen oder noch größere Hitze, und versucht, das Ungeziefer zu verscheuchen.

Obiora trug ein Paar Khakishorts und sonst nichts. Er beugte sich über den Kerosinofen und war damit beschäftigt, den Docht in Brand zu setzen. Seine Augen waren ganz nass von den Dämpfen.

»Dieser Docht ist mittlerweile so dünn, dass die

Flamme nicht mehr überspringen will«, sagte er, als es ihm endlich gelungen war, das Feuer rundum brennen zu lassen. »Wir sollten jetzt sowieso immer den Gaskocher verwenden. Es macht keinen Sinn mehr, Gas zu sparen, wo wir es sowieso nicht mehr lange brauchen.« Er richtete sich auf. Schweiß klebte an seiner Haut, unter der sich die Rippen abzeichneten. Er griff nach einer alten Zeitung, fächelte sich eine Weile Luft damit zu und schlug nach den Fliegen.

»*Nekwa!* Jag sie nicht in meinen Topf!«, rief Amaka. Sie goss leuchtend orangerotes Palmöl in einen anderen Kochbehälter.

»Wir sollten kein Palmöl mehr bleichen. In diesen letzten paar Wochen können wir uns ruhig Pflanzenöl gönnen«, sagte Obiora, der immer noch mit den Fliegen kämpfte.

»Du redest gerade so, als hätte Mom die Visa schon«, fuhr Amaka ihn an. Sie stellte den Topf auf den Kerosinofen. Rund um den Topf züngelten die Flammen auf, immer noch in einem wilden Orange, und schickten Dämpfe in die Luft. Das Feuer hatte noch nicht seinen klaren, sauberen Blauton entwickelt.

»Sie kriegt die Visa schon. Das wird schon klappen.«

»Hast du noch nicht gehört, wie diese Leute an der amerikanischen Botschaft Nigerianer behandeln? Die beleidigen dich und beschimpfen dich als Lügner, und dann kriegst du am Ende noch nicht mal das Visum«, schimpfte Amaka.

»Mom wird die Visa bekommen. Eine Universität unterstützt sie«, sagte Obiora.

»Ach ja? Die Universitäten unterstützen viele Leute, die trotzdem keine Visa bekommen.«

Ich fing an zu husten. Dicker weißer Rauch von dem Topf, in dem das Palmöl gebleicht wurde, hing in der Luft, und in dem beengenden Gemisch aus den Dämpfen, der Hitze und den Fliegen hatte ich das Gefühl, ich würde gleich ohnmächtig.

»Kambili«, sagte Amaka. »Geh auf die Veranda, bis der Rauch sich legt.«

»Nein, alles in Ordnung«, sagte ich.

»Geh schon, *biko*.«

Immer noch hustend, trat ich auf die Veranda. Es lag auf der Hand, dass ich nicht an das Bleichen von Öl gewöhnt war, weil es bei uns zu Hause Pflanzenöl gab, für das diese Prozedur nicht nötig war. Aber es hatte kein Unmut in Amakas Augen gestanden, kein Hohn, und sie hatte die Mundwinkel nicht vor Verachtung nach unten gezogen. Ich war dankbar, als sie mich später in die Küche zurückrief, damit wir zusammen den *ugu* für die Soße putzten. Ich schnitt nicht nur den *ugu* in Stücke, sondern bereitete auch das *garri* zu. Ohne dass ihre stillen Augen prüfend auf mir ruhten, goss ich nicht zu viel heißes Wasser hinzu, und das *garri* wurde fest und geschmeidig. Ich legte ein Stück davon auf einen flachen Teller, schob es an die Seite und löffelte Soße daneben. Dann sah ich zu, wie die Soße verlief und sich unter dem *garri* ausbreitete. Das hatte ich noch nie zuvor getan; bei uns zu Hause benutzten Jaja und ich immer getrennte Teller für *garri* und Soße.

Wir aßen auf der Veranda, obwohl es hier fast ebenso heiß war wie in der Küche. Das Geländer fühlte sich an wie die Metallgriffe eines glühend heißen Topfes.

»Papa-Nnukwu hat immer gesagt, wenn die Sonne in der Regenzeit so heiß vom Himmel scheint wie heute, dann wird es bald regnen. Die Sonne warnt uns vor dem Regen«, sagte Amaka, als wir uns mit unserem Essen auf der Matte niederließen.

Wegen der Hitze aßen wir schnell, weil selbst die Soße nach Schweiß schmeckte. Danach marschierten wir alle zusammen zu der Wohnung der Nachbarin im obersten Stockwerk und stellten uns auf ihre Veranda. Vielleicht wehte ja wenigstens hier eine leichte Brise. Amaka und ich beugten uns über das Geländer und blickten in den Hof hinunter. Obiora und Chima gingen in die Hocke, um den Kindern zuzuschauen, die auf dem Boden rund um ein Ludo-Brett aus Plastik saßen und die Würfel rollen ließen. Jemand schüttete einen Eimer Wasser auf die Veranda, und die Jungen legten sich genüsslich mit dem Rücken auf den nassen Boden.

Ich schaute hinaus auf die Marguerite Cartwright Avenue, auf der gerade ein roter Volkswagen vorbeifuhr. Seine Gänge krachten, als er über die verkehrsberuhigende Schwelle fuhr, und selbst von der Veranda aus konnte ich erkennen, wo sein Lack zu einem rostigen Orange verblasst war. Mir wurde wehmütig zumute, als ich den Volkswagen die Straße hinunter verschwinden sah, aber ich war mir nicht sicher, warum. Vielleicht war es deshalb, weil sein Getriebe so laut war wie manchmal das von Tante Ifeomas Auto, und das erinnerte mich daran, dass es gar nicht mehr lang dauerte, und ich würde sie oder ihr Auto nie mehr sehen. Sie war zur Polizeistation gefahren, um sich ein polizeiliches Führungszeugnis abzuholen; sie brauchte es für ihre Visa-Befragung in der amerikanischen Botschaft, um beweisen zu können, dass sie niemals mit dem Gesetz in Konflikt geraten war. Jaja war mitgegangen.

»Ich nehme an, in Amerika müssen wir unsere Türen nicht mit Metallriegeln schützen«, sagte Amaka, als wüsste sie genau, woran ich gerade gedacht hatte. Sie fächelte sich mit einer zusammengefalteten Zeitung heftig Luft zu.

»Was?«

»Mamas Studenten sind einmal in ihr Büro eingebrochen und haben Prüfungsunterlagen geklaut. Sie hat der Campusverwaltung gesagt, dass sie Metallriegel für ihre Bürotür und die Fenster wolle, aber die haben gesagt, es sei kein Geld dafür da. Weißt du, was sie dann gemacht hat?«

Amaka sah mich von der Seite an. Ein kleines Lächeln spielte um ihre Lippen. Ich schüttelte den Kopf.

»Sie ging zu einer Baustelle, wo sie ihr ein paar Metallstangen kostenlos mitgegeben haben. Die hat sie dann zusammen mit Obiora und mir angebracht. Wir haben einfach Löcher gebohrt und die Stangen einzementiert, quer über die Fenster und die Türen.«

»Oh«, sagte ich. Am liebsten hätte ich die Hand ausgestreckt und Amaka berührt.

»Und dann hat sie ein Schild angebracht, auf dem stand: EXAMENSAUFGABEN LIEGEN AUF DER BANK.« Amaka lächelte und faltete ihre Zeitung neu. »Ich werde in Amerika nicht glücklich. Es wird einfach nicht mehr so sein wie früher.«

»Du wirst frische Milch aus der Flasche trinken können. Keine verbeulten Dosen mit Kondensmilch mehr, und keine hausgemachte Sojamilch!«, sagte ich.

Amaka lachte, ein herzhaftes Lachen, bei dem ihre Zahnlücke sichtbar wurde. »Du bist lustig.«

Das hatte ich noch nie gehört. Ich würde es mir für später aufheben und genüsslich in dem Gedanken schwelgen, dass ich sie zum Lachen gebracht hatte, dass ich sie zum Lachen bringen konnte.

In diesem Moment kam der Regen, und er fiel so dicht, dass man nicht einmal mehr bis zu den Garagen am anderen Ende des Hofes sehen konnte. Himmel und Regen und Erde flossen zu einem einzigen silberfarbenen Film zusammen, der nicht enden zu wollen schien. Wir liefen in die Wohnung zurück, stellten Eimer auf die Veranda, um Regenwasser zu sammeln, und schauten zu, wie schnell sie sich füllten. Alle Kinder aus dem Haus liefen in ihren Shorts hinaus auf den Hof und tanzten und drehten sich im Kreis, weil es ein sauberer Regen war, nicht einer von der Sorte, die mit Staub durchsetzt war und braune Flecken auf der Kleidung hinterließ. Der Regen hörte so schnell auf, wie er begonnen hatte, und die Sonne kam wieder heraus, mit einem milden Schein, als gähnte sie nach einem Mittagsschläfchen. Die Eimer waren voll; wir fischten die Blätter und Zweige heraus, die auf dem Wasser schwammen, und trugen sie hinein.

Als wir wieder auf die Veranda hinaustraten, sah ich, dass Pater Amadis Wagen gerade auf den Hof fuhr. Obiora fragte lachend: »Spinne ich, oder stimmt es wirklich, dass Pater Amadi öfter zu Besuch kommt, wenn Kambili da ist?«

Er und Amaka lachten immer noch, als Pater Amadi die paar Treppenstufen heraufkam. »Ich weiß ganz genau, dass Amaka gerade etwas über mich gesagt hat«, sagte er und nahm Chima in die Arme. Er stand mit dem Rücken zur untergehenden Sonne. Die Sonne war rot, als machte es sie verlegen, dass sie seine Haut so zum Strahlen brachte.

Ich beobachtete, wie Chima sich an ihn klammerte und wie Amakas und Obioras Augen glänzten, als sie zu ihm aufschauten. Amaka fragte ihn nach der Missionsarbeit in Deutschland, aber ich hörte nicht viel von dem, was sie sagte. Ich hörte nicht zu, weil ich so aufgewühlt war von all den Gefühlen, die in meinem Inneren rumorten.

»Habt ihr je erlebt, dass Kambili sich so auf mich stürzt wie ihr?«, fragte Pater Amadi Amaka. Er schaute mich an, und ich wusste, er sagte das, um mich einzubeziehen, um meine Aufmerksamkeit auf sich zu lenken.

»Die weißen Missionare haben uns ihren Gott gebracht«, sagte Amaka. »Er hatte dieselbe Hautfarbe wie sie, wurde in ihrer Sprache angebetet und kam in Kisten, die bei ihnen zu Hause gezimmert worden waren. Jetzt, wo wir ihnen ihren Gott zurückbringen, sollten wir ihn dann nicht wenigstens wieder einpacken?«

Pater Amadi grinste und sagte: »Wir gehen zum großen Teil nach Europa und Amerika, wo die Priester immer weniger werden. Es gibt folglich leider keine einheimische Kultur mehr, der man den Frieden bringen könnte.«

»Pater, etwas mehr Ernst, bitte!« Amaka lachte.

»Nur, wenn du versuchst, zu sein wie Kambili, und mich nicht so nervst!«

In diesem Moment klingelte das Telefon, und

Amaka schnitt ihm ein Gesicht, bevor sie in die Wohnung ging, um den Hörer abzuheben.

Pater Amadi setzte sich neben mich. »Du siehst besorgt aus«, sagte er. Bevor ich auch nur darüber nachdenken konnte, was ich sagen sollte, holte er mit der Hand aus und schlug auf meine Wade. Dann machte er die Hand auf und zeigte mir ein blutiges, zerquetschtes Moskito. Er hatte die Hand hohl gemacht, damit es mir nicht so weh tat, er die Mücke aber trotzdem erwischte. »Sie hat so glücklich ausgesehen, als sie sich an dir gütlich getan hat«, sagte er und ließ mich nicht aus den Augen.

»Danke schön«, sagte ich.

Er streckte die Hand aus und strich mit einem Finger über die Stelle an meinem Bein. Sein Finger fühlte sich warm und lebendig an. Ich hatte nicht bemerkt, dass meine Cousins die Veranda verlassen hatten; jetzt war es hier so still, dass ich das Geräusch der Regentropfen hören konnte, die von den Blättern fielen.

»Also, sag mir, worüber du nachdenkst«, sagte er.

»Ist völlig unwichtig.«

»Was du denkst, wird mir immer wichtig sein, Kambili.«

Ich stand auf und ging in den Garten hinunter. Ich pflückte ein paar von den Goldtrompetenblüten, die noch feucht waren, und stülpte sie über meine Finger, wie ich es Chima hatte tun sehen. Es war, als trage man einen duftenden Handschuh. »Ich habe über meinen Vater nachgedacht. Ich weiß nicht, was passiert, wenn wir wieder zurückkommen.«

»Hat er angerufen?«

»Ja. Jaja hat sich geweigert, ans Telefon zu gehen, und ich bin auch nicht hin.«

»Wolltest du denn?«, fragte er mit sanfter Stimme. Mit dieser Frage hatte ich nicht gerechnet.

»Ja«, flüsterte ich, damit es Jaja nicht hörte, obwohl er gar nicht in der Nähe war. Ich wollte mit Papa reden, wollte seine Stimme hören, wollte ihm erzählen, was ich gegessen hatte und worum es in meinen Gebeten ging, damit er mir zustimmte und lächelte, dieses Lächeln, das lauter kleine Fältchen in seine Augenwinkel zauberte. Und doch wollte ich auch nicht mit ihm sprechen: Ich wollte mit Pater Amadi wegfahren oder mit Tante Ifeoma und niemals zurückkommen. »In zwei Wochen fängt die Schule wieder an, und bis dahin ist Tante Ifeoma vielleicht schon weg«, sagte ich. »Ich weiß nicht, was wir dann machen. Jaja redet nicht über morgen oder die nächste Woche.«

Pater Amadi kam zu mir herüber und stand so nahe bei mir, dass ich seinen Körper berührt hätte, wenn ich den Bauch herausgestreckt hätte. Er nahm meine Hand, zog eine Blüte sanft von meinem Finger und stülpte sie sich selbst über. »Deine Tante meint, dass du und Jaja aufs Internat gehen solltet. Ich fahre nächste Woche nach Enugu, um mit Pater Benedict darüber zu reden; ich weiß, dass dein Vater auf ihn hört. Ich werde ihn bitten, deinen Vater vom Internat zu überzeugen, damit du und Jaja im nächsten Schuljahr damit beginnen könnt. Es wird alles gut, *inugo*?«

Ich nickte und schaute weg. Ich glaubte ihm, dass es gut werden würde, weil er es sagte. Plötzlich musste ich an den Katechismusunterricht denken, daran, dass man immer antworten musste: »Denn er hat es gesagt, und sein Wort ist wahr«, wenn man eine Frage gestellt bekam. An die Frage konnte ich mich nicht mehr erinnern.

»Schau mich an, Kambili.«

Ich hatte Angst davor, in die braune Wärme seiner Augen zu blicken. Vielleicht würde ich dann ohnmächtig werden, oder ich würde meine Hände um seinen Hals legen und die Finger in seinem Nacken verschränken und niemals mehr loslassen. Ich wandte mich ab.

»Ist das die Blüte, die man lutschen kann? Die mit dem süßen Saft darin?«, fragte er. Er hatte die Goldtrompetenblüte von seinem Finger gleiten lassen und untersuchte ihre gelben Blätter.

Ich lächelte. »Nein, das sind die Ixorablüten, an denen man lutschen kann.«

Er warf die Blüte weg und verzog das Gesicht. »Oh.«

Ich lachte. Ich lachte, weil die Goldtrompetenblüten so gelb waren. Ich lachte, weil ich mir vorstellte, wie bitter ihr weißer Saft geschmeckt hätte, wenn Pater Amadi tatsächlich versucht hätte, daran zu lutschen. Ich lachte, weil Pater Amadis Augen so braun waren, dass ich mich darin spiegeln konnte.

Als ich an diesem Abend mit einem halbvollen Eimer Regenwasser badete, schrubbte ich meine linke Hand nicht, die Hand, die Pater Amadi sanft gehalten hatte, um die Blüte von meinem Finger zu streifen. Ich machte auch das Wasser nicht warm, weil ich befürchtete, dass die Heizspirale dem Regenwasser seinen Himmelsduft nehmen würde. Ich sang während des Badens. In der Wanne waren noch mehr Regenwürmer als sonst, doch ich ließ sie in Ruhe und sah zu, wie das Wasser sie wegschwemmte und in den Abfluss spülte.

Der Wind, der dem Regen folgte, war so kühl, dass ich einen Pullover und Tante Ifeoma ein langärmeliges T-Shirt trug, obwohl sie sonst im Haus meist nur ein Wickeltuch anhatte. Wir saßen alle auf der Veranda und unterhielten uns, als Pater Amadis Wagen vorsichtig auf den Hof fuhr und vor der Wohnung parkte.

»Sie haben doch gesagt, Sie hätten heute viel zu tun, Pater«, sagte Obiora.

»So etwas sage ich bloß, damit ich ein Anrecht darauf habe, dass mich die Kirche durchfüttert«, sagte Pater Amadi. Er sah müde aus. Er hielt Amaka ein Blatt Papier hin und sagte, er habe ein paar entsprechend langweilige Namen darauf geschrieben. Sie bräuchte sich bloß einen auszusuchen, und er würde wieder gehen. Nachdem der Bischof den Namen bei ihrer Firmung verwendet hätte, müsste sie ihn niemals wieder erwähnen. Pater Amadi rollte die Augen und sprach mit einer quälenden Langsamkeit, aber obwohl Amaka lachte, nahm sie das Blatt Papier nicht entgegen.

»Ich habe Ihnen schon gesagt, dass ich keinen englischen Namen nehme, Pater«, sagte sie.

»Und habe ich dich gefragt, warum?«

»Warum muss ich das denn?«

»Weil es so üblich ist. Vergessen wir für den Moment einfach mal, ob das richtig oder falsch ist«, sagte Pater Amadi, und ich bemerkte die Schatten unter seinen Augen.

»Als damals die ersten Missionare ins Land kamen, hielten sie Igbo-Namen einfach nicht für gut genug. Sie bestanden darauf, dass die Leute englische Namen bekamen, wenn sie getauft wurden. Sollten wir das nicht allmählich hinter uns bringen?«

»Es ist heute anders, Amaka, mach nicht mehr draus, als es ist«, sagte Pater Amadi ruhig. »Niemand muss den Namen verwenden. Schau mich an. Ich habe immer meinen Igbo-Namen benutzt, obwohl ich Michael getauft und Victor gefirmt wurde.«

Tante Ifeoma blickte von den Formularen auf, die sie ausfüllte. »Amaka, *ngwa*, nun such dir halt einen Namen aus, und lass Pater Amadi seine Arbeit machen.«

»Aber was soll das denn alles?«, sagte Amaka zu Pater Amadi, als hätte sie ihre Mutter gar nicht gehört. »Die Kirche sagt, dass nur ein englischer Name meine Firmung gültig macht. Chiamaka heißt ›Gott ist schön‹. Chima bedeutet ›Gott weiß es am besten‹, und Chiebuka bedeutet ›Gott ist der Größte‹. Lobpreisen sie alle Gott nicht genauso gut wie Paul und Peter und Simon?«

Tante Ifeoma wurde langsam ungeduldig. Ich merkte es an ihrer lauten Stimme, an ihrem barschen Ton. »*O gini!* Hör auf, auf deiner sinnlosen Position zu beharren! Lass dich einfach firmen, und Schluss! Niemand hat gesagt, dass du den Namen benutzen musst!«

Doch Amaka weigerte sich. »*Ekwerom!*«, sagte sie zu Tante Ifeoma – ich bin nicht einverstanden. Dann ging sie in ihr Zimmer und drehte die Musik auf volle Lautstärke, bis Tante Ifeoma an die Tür klopfte und rief, Amaka würde sich eine Ohrfeige einfangen, wenn sie nicht auf der Stelle leiser machte. Amaka drehte die Lautstärke herunter. Als Pater Amadi ging, trug er ein amüsiertes Lächeln auf dem Gesicht.

An diesem Abend beruhigten sich die Gemüter wieder, und wir aßen zusammen Abendbrot, aber gelacht wurde nicht viel. Und am nächsten Tag, dem Ostersonntag, trat Amaka nicht zu den anderen jungen Leuten, die alle in Weiß gekleidet waren und angezündete Kerzen in der Hand trugen, auf gefalteten Zeitungen, damit das schmelzende Wachs nicht heruntertropfte. Sie alle hatten Zettel mit Namen an ihre Kleider geheftet. Paul. Mary. James. Veronica. Einige der Mädchen sahen aus wie Bräute, und ich erinnerte mich an meine eigene Firmung, daran, dass Papa gesagt hatte, ich sei wirklich eine Braut, eine Braut

Christi, und wie mich das überraschte. Ich hatte immer gedacht, die Kirche sei die Braut Christi.

Tante Ifeoma wollte die Pilgerfahrt nach Aokpe machen. Sie sei sich nicht sicher, warum sie plötzlich doch fahren wolle, sagte sie, wahrscheinlich liege es daran, dass sie für lange Zeit weg sein würde. Amaka und ich wollten sie begleiten. Jaja dagegen sagte, er habe keine Lust mitzufahren, und fiel dann in ein versteinertes Schweigen, als solle bloß niemand wagen, ihn zu fragen, warum. Auch Obiora kündigte an, er wolle zu Hause bleiben, zusammen mit Chima und Jaja. Tante Ifeoma schien es nichts auszumachen. Sie lächelte und sagte, nachdem wir nun keine männliche Begleitung hätten, würde sie Pater Amadi fragen, ob er mitkomme.

»Ich werde zur Fledermaus, wenn Pater Amadi ja sagt«, meinte Amaka.

Aber er sagte ja. Als Tante Ifeoma nach dem Gespräch mit ihm den Hörer auflegte und uns mitteilte, Pater Amadi würde mitfahren, sagte Amaka: »Das ist wegen Kambili. Er wäre nie mitgekommen, wenn Kambili nicht wäre.«

Tante Ifeoma chauffierte uns zu dem staubigen Dorf, das etwa zwei Stunden entfernt war. Ich saß mit Pater Amadi auf dem Rücksitz, nur durch den Platz zwischen uns von ihm getrennt. Er und Amaka sangen während der Fahrt; auf der gewundenen Straße ging das Auto schwungvoll in die Kurven, und ich stellte mir vor, dass es tanzte. Manchmal sang ich mit, manchmal aber blieb ich auch still und lauschte, fragte mich, wie es wäre, wenn ich näher rückte, wenn ich den Platz zwischen uns ausfüllte und meinen Kopf an seine Schulter legte.

Als wir schließlich auf den Feldweg mit dem handgemalten Schild WILLKOMMEN AM ORT DER ERSCHEINUNG VON AOKPE bogen, sah ich zunächst nur ein riesengroßes Durcheinander. Hunderte von Autos, viele von ihnen mit gekritzelten Aufschriften wie KATHOLIKEN AUF PILGERFAHRT, drängten sich in dem winzigen Dorf, von dem Tante Ifeoma sagte, es habe dort nicht einmal zehn Autos gegeben, bis ein Mädchen aus dem Ort begann, Visionen von der Schönen Frau zu haben. Die Leute standen so eng beieinander, dass der Geruch anderer einem so vertraut wurde wie der eigene. Frauen fielen auf die Knie. Männer beteten lauthals. Rosenkränze klapperten. Menschen zeigten und riefen: »Seht da, auf dem Baum, das ist Unsere Liebe Frau!« Andere zeigten auf den glühenden Ball der Sonne. »Dort ist sie!«

Wir stellten uns unter einen riesigen Tulpenbaum. Er stand in voller Blüte; seine ausladenden Äste waren über und über mit Blüten bedeckt, und der Boden darunter leuchtete feuerrot von ihren Blättern. Als das junge Mädchen herausgeführt wurde, schwankte der Tulpenbaum, und Blüten regneten herab. Das Mädchen war schmal und ernst, ganz in Weiß gekleidet und in Begleitung von mehreren kräftigen Männern, die dafür sorgten, dass es in der Menge nicht totgetrampelt wurde. Es war gerade an uns vorüber, als auch die anderen Bäume in der Nähe mit einer beängstigenden Heftigkeit zu schwanken begannen, als wäre jemand dabei, sie zu schütteln. Selbst die Bänder, mit denen das Erscheinungsgelände abgesperrt war, bebten. Dabei ging kein Wind. Die Sonne wurde ganz weiß und nahm die Farbe und Form einer Hostie an. Und dann sah ich sie, die Jungfrau Maria: ein Antlitz in der bleichen Sonne, ein roter Schimmer auf meinem Handrücken, ein Lächeln auf dem Gesicht des rosenkranzgeschmückten Mannes, dessen Arm mich streifte. Sie war überall.

Ich wäre gerne noch länger geblieben, doch Tante Ifeoma sagte, wir müssten los, weil es unmöglich sein würde, aus dem Dorf hinauszufahren, wenn wir warteten, bis die anderen Leute gingen. Sie kaufte Rosenkränze und Skapuliere und kleine Fläschchen mit Weihwasser von den fliegenden Händlern, als wir zum Auto zurückgingen.

»Es ist nicht wichtig, ob Unsere Liebe Frau erschienen ist oder nicht«, sagte Amaka, als wir am Auto waren. »Aokpe wird immer etwas Besonderes sein, weil es der Grund war, warum Kambili und Jaja überhaupt nach Nsukka gekommen sind.«

»Heißt das, du glaubst nicht an die Erscheinung?«, fragte Pater Amadi mit einem schelmischen Unterton.

»Nein, das habe ich nicht gesagt«, erwiderte Amaka. »Was ist mit Ihnen? Glauben Sie daran?«

Pater Amadi sagte nichts; er schien vollauf damit beschäftigt, das Seitenfenster zu öffnen und eine summende Fliege aus dem Auto zu scheuchen.

»Ich habe die Anwesenheit der heiligen Muttergottes gespürt. Ich habe sie gespürt«, platzte ich heraus. Wie konnte jemand nicht an das glauben, was wir gesehen hatten? Oder hatten sie es etwa gar nicht gesehen und gespürt?

Pater Amadi wandte den Kopf und schaute mich prüfend an. Ich sah es aus dem Augenwinkel. Ein sanftes Lächeln lag auf seinem Gesicht. Tante Ifeoma warf mir im Spiegel einen Blick zu und schaute dann wieder auf die Straße.

»Kambili hat recht«, sagte sie. »Dort ist etwas geschehen, das von Gott kam.«

Als Pater Amadi reihum die Familien auf dem Campus besuchte, um sich von ihnen zu verabschieden, begleitete ich ihn. Viele der Kinder der Dozenten klammerten sich an ihn, als glaubten sie, je mehr sie ihn festhielten, desto weniger könne er sich losmachen und Nsukka verlassen. Wir redeten nicht viel auf der Tour. Wir sangen zu Igbo-Chören von seinem Kassettenrecorder. Es war eines dieser Lieder – »*Abum onye n'uwa, onye ka m bu n'uwa*« –, das die Trockenheit aus meinem Mund vertrieb, als wir in sein Auto stiegen, und ich sagte: »Ich liebe dich.«

Er wandte sich mir zu, auf dem Gesicht einen Ausdruck, den ich niemals gesehen hatte. Seine Augen blickten fast traurig. Er beugte sich über den Schaltknüppel und legte sein Gesicht an meine Wange. Ich wünschte mir so sehr, dass unsere Lippen sich begegnen würden, aber er drehte den Kopf weg. »Du bist fast sechzehn, Kambili. Du bist schön. In deinem Leben wird dir mehr Liebe begegnen, als du brauchen kannst«, sagte er. Ich wusste nicht, ob ich lachen oder weinen sollte. Er hatte unrecht. Und wie unrecht er hatte.

Als er mich nach Hause fuhr, schaute ich aus dem Fenster auf die Anwesen, an denen wir vorbeikamen. Die Lücken in den Hecken hatten sich geschlossen, und grüne Zweige schlängelten sich von Busch zu Busch, um einander zu berühren. Ich wünschte, ich hätte in die Hinterhöfe hineinsehen können, um mir das Leben dort hinter den Wäscheleinen und den Obstbäumen und den Kinderschaukeln vorzustellen und so beschäftigt zu sein. Ich wünschte mir inbrünstig, über etwas nachdenken zu können, irgendetwas, nur um nicht mehr fühlen zu müssen. Ich wünschte, ich könnte die Tränen wegblinzeln, die mir in die Augen stiegen.

Als ich zurückkam, fragte mich Tante Ifeoma, ob alles in Ordnung sei, ob etwas nicht stimme.

»Mir geht's gut, Tante«, sagte ich.

Sie sah mich an, als wüsste sie genau, dass es mir nicht gutging. »Bist du sicher, *nne*?«

»Ja, Tante.«

»Dann mach ein fröhliches Gesicht, *inugo*? Und bete für meine Visa-Befragung. Ich fahre morgen nach Lagos.«

»Oh«, sagte ich und spürte, wie eine neue, betäubende Welle der Traurigkeit mich erfasste. »Das werde ich, Tante.« Und doch wusste ich, dass ich nicht dafür beten würde, nicht dafür beten *konnte*, dass sie die Visa bekam. Ich wusste, es war alles, was sie sich wünschte, und dass sie keine große Wahl mehr hatte. Oder überhaupt eine Wahl. Trotzdem würde ich nicht dafür beten, dass sie die Visa bekam. Ich konnte nicht für etwas beten, das ich gar nicht wollte.

Amaka war im Schlafzimmer. Sie lag auf dem Bett, den Kassettenrecorder ganz nah am Ohr, und hörte Musik. Ich setzte mich auf das Bett und hoffte, sie würde mich nicht fragen, wie mein Tag mit Pater Amadi gelaufen war. Sie sagte gar nichts, sondern nickte die ganze Zeit im Takt der Musik.

»Du singst ja mit«, meinte sie nach einer Weile.

»Was?«

»Du hast gerade mit Fela mitgesungen.«

»Wirklich?« Ich schaute Amaka an und fragte mich, ob sie sich das eingebildet hatte.

»Wo kriege ich in Amerika bloß Fela-Kassetten her? Wo kriege ich die bloß, hm?«

Ich hätte Amaka gerne gesagt, ich sei mir sicher, dass sie in Amerika Fela-Kassetten bekam und auch alle anderen Kassetten, die sie wollte, aber ich sagte nichts. Das hätte bedeutet, dass ich davon ausging, Tante Ifeoma würde die Visa kriegen. Außerdem war ich mir gar nicht sicher, ob Amaka es überhaupt hören wollte.

Mein Magen rumorte, bis Tante Ifeoma aus Lagos zurückkam. Wir hatten auf der Veranda auf sie gewartet, obwohl es Strom gab und wir hätten drinnen sitzen und fernsehen können. Nicht einmal Insekten summten um uns herum, vielleicht weil die Kerosinlampe nicht brannte oder sie die Anspannung spürten, unter der wir standen. Stattdessen flatterten sie um die Glühbirne über der Tür und flogen ab und zu mit einem überraschten *Plopp* dagegen. Amaka hatte den Ventilator herausgebracht, und sein Surren war die musikalische Begleitung zu dem Summen des Kühlschranks in der Küche. Als vor der Wohnung ein Auto hielt, sprang Obiora auf und lief hinaus.

»Mom, wie ist es gegangen? Hast du sie gekriegt?«

»Ich habe sie gekriegt«, sagte Tante Ifeoma und trat auf die Veranda.

»Du hast die Visa gekriegt!«, schrie Obiora, und prompt tat Chima es ihm nach und lief zu seiner Mutter, um sie zu umarmen. Amaka, Jaja und ich standen nicht auf; wir begrüßten Tante Ifeoma nur und sahen, wie sie hineinging, um sich umzuziehen. Kurz darauf kam sie wieder heraus, ein Wickeltuch lässig um den Leib geschlungen. Das Tuch, das ihr bis zu den Waden ging, hätte bei einer Frau von durchschnittlicher Größe bis zu den Knöcheln gereicht. Sie setzte sich hin und bat Obiora, ihr ein Glas Wasser zu holen.

»Du siehst nicht glücklich aus, Tante«, sagte Jaja.

»Oh, *nna m*, das bin ich aber. Weißt du, wie viele Leute die ablehnen? Neben mir weinte eine Frau, bis ich dachte, ihr liefe Blut über die Wangen statt Tränen. Sie fragte: ›Wie können Sie mir ein Visum verweigern? Ich habe Ihnen gezeigt, dass ich Geld auf der Bank habe. Wie können Sie sagen, dass ich nicht mehr zurückkomme? Ich habe Besitz hier, ich habe doch Besitz hier.‹ Das sagte sie wieder und wieder: ›Ich habe Besitz hier.‹ Ich glaube, sie wollte nur an der Hochzeit ihrer Schwester in Amerika teilnehmen.«

»Warum haben sie sie abgelehnt?«, fragte Obiora.

»Ich weiß es nicht. Wenn sie gute Laune haben, dann geben sie dir ein Visum, wenn nicht, lehnen sie dich ab. Genau das passiert, wenn du in den Augen von Menschen wertlos bist. Wir sind wie Fußbälle, die sie einfach herumkicken können, wie sie wollen.«

»Wann reisen wir ab?«, fragte Amaka. Sie klang

müde, und ich merkte, dass es ihr in diesem Moment völlig egal war, ob eine Frau beinahe Blut geweint hatte oder ob Nigerianer herumgekickt wurden wie Fußbälle. Alles war ihr egal.

Tante Ifeoma trank das Glas Wasser auf einen Satz aus, bevor sie sprach. »In zwei Wochen müssen wir aus dieser Wohnung ausziehen. Ich weiß, die warten nur darauf, dass ich es nicht tue, damit sie die Sicherheitsleute schicken und meine Sachen auf die Straße rauswerfen können.«

»Du meinst, wir verlassen Nigeria in zwei Wochen?«, fragte Amaka schrill.

»Glaubst du, ich kann hexen?«, gab Tante Ifeoma zurück, doch ohne einen Anklang von Humor. Eigentlich sprach aus ihren Worten nichts anderes als Erschöpfung. »Erst mal muss ich das Geld für die Tickets zusammenkriegen. Sie sind nicht billig. Ich werde euren Onkel Eugene bitten, uns zu helfen, und werde deshalb mit Kambili und Jaja zusammen nach Enugu fahren, vielleicht nächste Woche. Wir werden in Enugu bleiben, bis wir abreisen können; das gibt mir auch die Möglichkeit, mit eurem Onkel Eugene darüber zu sprechen, dass Kambili und Jaja aufs Internat gehen sollen.« Tante Ifeoma wandte sich an Jaja und mich. »Ich werde euren Vater mit allen Mitteln zu überzeugen versuchen, die mir zur Verfügung stehen. Auch Pater Amadi hat angeboten, mit Pater Benedict darüber zu sprechen. Ich glaube, es ist momentan das Beste für euch, auf eine Schule zu gehen, die weit weg von zu Hause ist.«

Ich nickte. Jaja stand auf und verschwand in der Wohnung. Das Gefühl, dass etwas zu Ende ging, lag in der Luft, eine schwere, hallende Leere.

Auf einmal war Pater Amadis letzter Tag da. Am Morgen kam er zu uns, nach dem herben Eau de Cologne duftend, das ich auch riechen konnte, wenn er nicht da war, sein jungenhaftes Lächeln auf dem Gesicht. Er trug seine Soutane.

Obiora schaute zu ihm hoch und stimmte an: »Da sind sie, unsere Missionare vom dunklen Kontinent, die den Heiden im Westen den wahren Glauben bringen!«

Pater Amadi lachte. »Die sollten endlich aufhören, dir diese ketzerischen Bücher zu lesen zu geben!«

Auch sein Lachen war wie immer. An ihm schien sich nichts verändert zu haben, während mein eigenes, neues, zerbrechliches Leben dabei war, in die Brüche zu gehen. Plötzlich war ich von Zorn erfüllt, der mir den Atem nahm und die Nasenlöcher verschloss. Zorn war mir fremd, und er war erfrischend. Während Pater Amadi mit Tante Ifeoma und ihren Kindern sprach, folgte ich mit den Augen der Linie seines Mundes, seiner Nase, und gab meiner Wut Nahrung. Schließlich bat er mich, ihn zum Auto zu begleiten.

»Ich treffe mich mit den Mitgliedern des Kaplansrates zum Mittagessen; sie kochen für mich. Aber komm doch mit und leiste mir ein oder zwei Stunden Gesellschaft, während ich in der Kaplanei die letzten Aufräumarbeiten erledige«, sagte er.

»Nein.«

Er blieb stehen und starrte mich an. »Warum?«

»Nein. Ich will nicht.«

Ich stand mit dem Rücken zu seinem Auto. Er kam zu mir und blieb vor mir stehen. »Kambili«, sagte er.

Ich hätte ihn am liebsten gebeten, meinen Namen anders zu sagen, weil er nicht mehr das Recht hatte, ihn so zu sagen wie vorher. Nichts sollte so sein wie zuvor, nichts war so wie zuvor. Er würde gehen. Ich atmete durch den Mund. »An diesem ersten Tag, als Sie mich ins Stadion mitgenommen haben, hat da Tante Ifeoma Sie darum gebeten?«, fragte ich.

»Sie hat sich Sorgen um dich gemacht, weil du dich nicht einmal mit den Kindern von oben unterhalten konntest. Aber sie hat mich nicht gebeten, dich mitzunehmen.« Er streckte die Hand aus und zupfte den Ärmel meines T-Shirts gerade. »Ich wollte dich mitnehmen. Und seit diesem ersten Mal gab es keinen Tag, an dem ich dich nicht mitnehmen wollte.«

Ich bückte mich, um einen Grashalm zu pflücken. Er war so schmal wie eine grüne Nadel.

»Kambili«, sagte er. »Schau mich an.«

Aber ich schaute ihn nicht an. Ich hielt die Augen auf den Grashalm in meiner Hand gerichtet, als beinhaltete er einen Code, den ich entschlüsseln konnte, wenn ich nur lange darauf starrte, als könnte er mir erklären, warum ich mir wünschte, er hätte gesagt, dass er mich bei diesem ersten Mal gar nicht mitnehmen wollte. Damit ich einen Grund hätte, wütender zu sein, nur um nicht diesen Drang zu verspüren, zu weinen und nur noch zu weinen.

Er stieg in sein Auto und ließ den Motor an. »Ich komme heute Abend noch mal zu dir.«

Ich schaute seinem Auto hinterher, bis es hinter dem Abhang verschwand, der hinunter zur Ikejiani Avenue führte. Ich schaute immer noch, als Amaka zu mir in den Hof kam. Sie legte mir leicht den Arm auf die Schulter.

»Obiora sagt, dass du bestimmt mit Pater Amadi ins Bett gegangen bist oder zumindest so was Ähnliches. Wir haben Pater Amadis Augen noch nie so leuchten sehen.« Amaka lachte.

Ich wusste nicht, ob sie das ernst meinte oder nicht. Ich wollte mich auch nicht weiter mit der Frage beschäftigen, wie komisch es sich anfühlte, darüber zu diskutieren, ob ich mit Pater Amadi geschlafen hatte oder nicht.

»Wenn wir an der Uni sind, könnten wir vielleicht zusammen für die Aufhebung des Zölibats für Priester kämpfen«, sagte Amaka. »Vielleicht sollten sie aber auch den Priestern einfach erlauben, dass sie ab und zu Sex haben. Sagen wir, einmal im Monat?«

»Amaka, bitte hör auf.« Ich drehte mich um und ging auf die Veranda zu.

»Willst du, dass er sein Priesteramt aufgibt?« Jetzt klang Amaka ernster.

»Das wird er nie tun.«

Amaka legte nachdenklich den Kopf zur Seite und lächelte dann. »Das weiß man nie«, sagte sie und ging dann ins Wohnzimmer.

Ich schrieb Pater Amadis Adresse in Deutschland wieder und wieder in mein Notizbuch. Ich war immer noch mit dem Schreiben beschäftigt und probierte verschiedene Schriften aus, als er zurückkam. Er nahm mir das Notizbuch ab und klappte es zu. Ich wollte sagen: »Ich werde Sie vermissen«, aber stattdessen sagte ich: »Ich werde dir schreiben.«

»Ich schreibe dir zuerst«, sagte er.

Ich wusste nicht, dass mir die Tränen übers Gesicht liefen, bis Pater Amadi die Hand ausstreckte und sie abwischte. Sanft strich seine Hand über meine Wange. Dann nahm er mich in seine Arme und hielt mich fest.

Tante Ifeoma lud Pater Amadi zum Abendessen ein, und wir saßen zusammen am Esstisch und aßen Reis und Bohnen. Ich hörte zwar, dass viel gelacht und geredet wurde, über das Stadion und das Erinnern, aber ich hatte nicht das Gefühl, dass es etwas mit mir zu tun hatte. Ich war damit beschäftigt, viele kleine Dinge in mir zu bewahren wie in einem Schatzkästchen, denn ich würde sie brauchen, wenn Pater Amadi nicht mehr da war.

Ich schlief nicht gut in dieser Nacht und warf mich so oft im Bett herum, dass ich sogar Amaka aufweckte. Ich wollte ihr von meinem Traum erzählen, in dem mich ein Mann einen steinigen Pfad entlangjagte, der mit zertrampelten Goldtrompetenblüten übersät war. Zuerst war der Mann Pater Amadi, mit flatternder Soutane, dann Papa in dem bodenlangen sackartigen Gewand, in dem er am Aschermittwoch die Aschekreuze austeilte. Aber ich erzählte ihr nichts. Ich ließ es zu, dass sie mich im Arm hielt und mich tröstete wie ein kleines Kind, bis ich wieder einschlief. Am nächsten Tag war ich froh, aufzuwachen und den Morgen durch das Fenster hereinströmen zu sehen, schimmernde Streifen, die die Farbe einer reifen Apfelsine hatten.

Alles war gepackt; jetzt, wo die Bücherregale weg waren, sah der Flur seltsam geräumig aus. In Tante Ifeomas Zimmer waren nur wenige Dinge übrig und lagen auf dem Boden – alles, was wir brauchten, bis wir nach Enugu fahren würden: ein Sack Reis, eine Büchse Milchpulver, eine Dose Bournvita. Die anderen Kartons, Schachteln und Bücher waren weggeräumt oder verschenkt worden. Als Tante Ifeoma einige ihrer Kleider an Nachbarinnen verschenkt hatte, hatte die Frau von der Wohnung über ihr gesagt: »Ach, warum geben Sie mir nicht dieses blaue Kleid, das Sie in der Kirche tragen? In Amerika gibt es die doch in Hülle und Fülle!«

Tante Ifeoma hatte verärgert die Augen zusammengekniffen. Ich war mir nicht sicher, warum – weil die Frau um das Kleid gebeten hatte oder weil die Sprache auf Amerika gekommen war. Das blaue Kleid jedenfalls gab sie nicht her.

Es lag jetzt eine Ruhelosigkeit in der Luft, als hätten wir alles viel zu schnell und zu gut gepackt und bräuchten noch etwas anderes zu tun.

»Wir haben Benzin, also lasst uns ein bisschen spazieren fahren«, schlug Tante Ifeoma vor.

»Eine Abschiedsfahrt durch Nsukka«, sagte Amaka mit einem schiefen Lächeln.

Wir quetschten uns ins Auto. Als Tante Ifeoma auf das Straßenstück einbog, an dem die Fakultät für Ingenieurswesen lag, geriet es ins Schleudern, und ich fragte mich, ob es im Graben landen und Tante Ifeoma dann nicht mehr den guten Preis bekommen würde, den ihr ein Mann in der Stadt dafür angeboten hatte. Sie hatte gesagt, mit dem Geld für das Auto könnte sie gerade eben Chimas Ticket bezahlen, das die Hälfte des regulären Preises kostete.

Seit meinem Traum in der vorigen Nacht hatte ich

das Gefühl, dass etwas Bedeutendes passieren würde. Pater Amadi würde zurückkommen; das musste es sein. Vielleicht hatte er sich in seinem Abreisedatum geirrt; vielleicht hatte er seine Reise verschoben. So kam es, dass ich während der Fahrt alle Autos auf der Straße betrachtete, auf der Suche nach Pater Amadi und seinem pastellfarbenen kleinen Toyota.

Tante Ifeoma hielt am Fuße des Odim Hill und sagte: »Kommt, wir steigen hoch.«

Ihr Vorschlag überraschte mich. Ich war nicht sicher, ob Tante Ifeoma geplant hatte, dass wir alle auf den Hügel stiegen; es hatte eher so geklungen, als sei sie einem Impuls gefolgt, als sie den Vorschlag machte. Obiora schlug vor, wir könnten ein Picknick auf dem Hügel machen, und Tante Ifeoma sagte, das sei eine gute Idee. Wir fuhren in die Stadt, kauften beim Eastern Shop *moi-moi* und Flaschen mit Ribena-Limonade und kehrten dann zum Hügel zurück. Der Anstieg war einfach, weil der Weg in Serpentinen verlief. Ein frischer Duft lag in der Luft, und manchmal knisterte es in dem hohen Gras, das die Pfade säumte.

»Das sind Grashüpfer. Sie machen das Geräusch mit ihren Flügeln«, erklärte Obiora. Er blieb bei einem riesigen Ameisenhaufen stehen, der kreuz und quer mit Graten aus roter Erde überzogen war, die aussahen wie kunstvolle Ornamente. »Amaka, das solltest du mal zeichnen«, sagte er. Aber Amaka antwortete nicht; stattdessen fing sie an, den Hügel hochzulaufen. Chima rannte hinter ihr her, und auch Jaja folgte. Tante Ifeoma schaute mich an. »Worauf wartest du?«, fragte sie, hob ihr Wickeltuch bis fast über die Knie und lief hinter Jaja her. Da rannte auch ich los und spürte den Wind an meinen Ohren. Beim Rennen fiel mir wieder Pater Amadi ein, und ich dachte daran, wie seine Augen über meine nackten Beine gewandert waren. Ich überholte zuerst Tante Ifeoma, dann Jaja und Chima und kam etwa zur selben Zeit auf der Hügelspitze an wie Amaka.

»Hei!«, rief Amaka und schaute mich an. »Du solltest es mal als Kurzstreckenläuferin versuchen!« Sie ließ sich schwer atmend auf das Gras fallen. Ich setzte mich neben sie und wischte mir eine kleine Spinne vom Bein. Tante Ifeoma hatte aufgehört zu laufen, als sie auf dem Hügel ankam. »*Nne*«, sagte sie zu mir, »ich werde dir einen Trainer suchen, mit Leichtathletik kann man viel Geld machen.«

Ich lachte. Es fiel mir so leicht jetzt, das Lachen. So viele Dinge fielen mir leicht. Auch Jaja lachte und Amaka, und so saßen wir alle im Gras und warteten darauf, dass Obiora endlich eintrudelte. Er kam langsam den Weg herauf, in der Hand etwas, das sich als Grashüpfer herausstellte. »Er ist so stark«, sagte er. »Ich kann richtig spüren, wie viel Kraft er in den Flügeln hat.« Er machte die Hand auf und sah zu, wie der Grashüpfer davonflog.

Wir brachten unser Essen in die Ruine, die in die

andere Seite des Hügels eingelassen war. Vielleicht war es einmal ein Lagerraum gewesen, aber während des Bürgerkriegs vor einigen Jahren waren Dach und Türen weggesprengt worden, und so war es geblieben. Das Gebäude sah gespenstisch aus, und eigentlich hatte ich keine Lust, hier zu essen, obwohl Obiora erzählte, viele Leute kämen hierher und breiteten Matten auf dem verrußten Boden aus, um zu picknicken. Er studierte die Inschriften auf den Wänden des Gebäudes und las manche von ihnen laut vor. »Obinna liebt Nnenna – für immer.«

»Emeka und Unoma haben's hier getrieben.«

»Chimsimdi und Obi – eine Liebe.«

Ich war erleichtert, als Tante Ifeoma sagte, wir würden draußen auf dem Gras essen, weil wir keine Matte dabeihatten. Während wir die *moi-moi* knabberten und Ribena tranken, beobachtete ich, wie ein kleiner Wagen langsam um den Hügel herumfuhr. Ich versuchte, genauer zu erkennen, wer drinsaß, obwohl er eigentlich viel zu weit weg war. Die Kopfform sah sehr wie die von Pater Amadi aus. Ich aß schnell auf, wischte mir mit dem Handrücken den Mund ab und strich mir über die Haare. Ich wollte nicht unordentlich aussehen, wenn er auftauchte.

Chima wollte unbedingt die andere Seite des Hügels hinunterlaufen, die Seite, auf der nicht so viele Wege waren, aber Tante Ifeoma sagte, es sei zu steil. Also setzte er sich auf seinen Hosenboden und rutschte den Hügel hinunter. Tante Ifeoma rief ihm hinterher: »Deine Shorts wäschst du nachher aber selber, hörst du?«

Ich wusste, dass sie früher viel mehr geschimpft und ihm wahrscheinlich sogar befohlen hätte, damit aufzuhören. Wir saßen alle da und sahen ihm zu, wie er den Hügel hinunterrutschte, und der frische Wind trieb uns Tränen in die Augen.

Die Sonne war zu einem roten Ball geworden und stand schon tief, als Tante Ifeoma sagte, wir müssten aufbrechen. Als wir den Hügel hinunterwanderten, hatte ich die Hoffnung aufgegeben, dass Pater Amadi kommen würde.

An diesem Abend saßen wir alle im Wohnzimmer und spielten Karten, als das Telefon klingelte.

»Amaka, bitte geh dran«, sagte Tante Ifeoma, obwohl sie der Tür am nächsten saß.

»Ich könnte schwören, dass es für dich ist, Mom«, sagte Amaka, ohne die Augen von den Karten zu heben. »Das sind bestimmt wieder irgendwelche Leute, die wollen, dass wir ihnen unsere Teller und unsere Töpfe schenken, und die Unterwäsche, die wir anhaben, gleich mit dazu.«

Tante Ifeoma lachte und ging ans Telefon. Der Fernseher lief nicht, und wir waren alle schweigend in unser Kartenspiel vertieft, so dass ich Tante Ifeomas Schrei deutlich hörte. Ein kurzer, erstickter Schrei.

Einen kurzen Moment lang betete ich darum, dass die amerikanische Botschaft die Visa zurückgezogen hatte, aber dann riss ich mich zusammen und bat Gott, nicht weiter auf meine Gebete zu achten. Wir liefen alle in ihr Zimmer.

»Hei, Chi m o! Nwunye m! Hei!« Tante Ifeoma stand am Tisch, die eine Hand an den Kopf gelegt, wie es Leute tun, die unter Schock stehen. Was war mit Mama passiert? Tante Ifeoma hielt den Hörer von sich gestreckt; ich wusste, dass sie ihn Jaja geben wollte, aber ich stand näher bei ihr und nahm ihn entgegen. Meine Hand zitterte so sehr, dass mir der Hörer vom Ohr zur Schläfe rutschte.

Mamas leise Stimme drang durch die Leitung und ließ das Zittern meiner Hand ersterben. »Kambili, es geht um deinen Vater. Sie haben mich aus der Fabrik angerufen. Man hat ihn tot an seinem Schreibtisch aufgefunden.«

Ich presste den Hörer fester an mein Ohr. »Wie?«

»Dein Vater. Sie haben mich aus der Fabrik angerufen. Er liegt tot über seinem Schreibtisch.« Mama klang wie eine Schallplatte. Ich stellte mir vor, wie sie genau dasselbe zu Jaja sagte, in genau demselben Ton. Meine Ohren füllten sich mit Flüssigkeit. Obwohl ich sie richtig verstanden hatte, obwohl ich gehört hatte, dass man ihn tot an seinem Schreibtisch gefunden hatte, fragte ich: »Hat er eine Briefbombe bekommen? War es eine Briefbombe?«

Jaja griff nach dem Telefon. Tante Ifeoma führte mich zum Bett. Ich setzte mich, starrte auf den Sack mit Reis, der an der Wand lehnte, und wusste, dass ich immer an diesen Sack Reis denken würde, an die braune Webstruktur der Jute, an die Worte ADADA LANGKORN, die darauf standen, an die Art, wie er etwas zusammengesunken an der Wand lehnte, gleich neben dem Tisch. Ich hatte nie die Möglichkeit in Betracht gezogen, dass Papa einmal sterben würde, dass Papa überhaupt sterben konnte. Er war doch ganz anders als Ade Coker, anders als all die anderen Menschen, die sie umgebracht hatten. Ich hatte immer geglaubt, er sei unsterblich.

Ich saß mit Jaja in unserem Wohnzimmer und schaute auf den Platz, wo die Etagere mit den kleinen Balletttänzerinnen aus Keramik gestanden hatte. Mama war im Schlafzimmer und packte Papas Sachen. Ich war nach oben gegangen, um ihr zu helfen, und sah sie auf dem Plüschteppich knien, Papas roten Pyjama ans Gesicht gedrückt. Sie schaute nicht auf, als ich hereinkam; sie sagte: »Geh, *nne*, geh und bleib bei Jaja«, und der Seidenstoff dämpfte ihre Stimme.

Draußen ging der Regen in Schüben nieder, prasselte in einem wilden Rhythmus gegen die geschlossenen Jalousien. Er würde die Cashewnüsse und die Mangos von den Bäumen schleudern, und sie würden langsam auf der feuchten Erde verrotten und ihren süßlich sauren Geruch verströmen.

Die Gatter zu unserem Anwesen waren abgeschlossen. Mama hatte Adamu angewiesen, die Tore nicht für die Leute zu öffnen, die in Scharen zum *mgbalu* hereinkommen wollten, um mit uns zu trauern. Selbst die Mitglieder unserer *umunna*, die aus Aba gekommen waren, wurden abgewiesen. Adamu sagte, es sei nicht üblich, Menschen abzuweisen, die ihr Mitgefühl bekunden wollten. Doch Mama hatte zu ihm gesagt, sie wolle in Abgeschiedenheit trauern, und dass sie alle Messen lesen lassen könnten, damit Papas Seele in Frieden ruhe. Ich hatte Mama nie so mit Adamu reden hören; ich hatte überhaupt noch nie gehört, dass sie mit ihm redete.

»Die Madam hat gesagt, ihr sollt ein bisschen Bournvita trinken«, sagte Sisi, als sie ins Wohnzimmer kam. Sie trug ein Tablett mit den Tassen, aus denen Papa immer seinen Tee getrunken hatte. Ich konnte den Thymian und den Curry in ihren Kleidern riechen. Selbst nachdem sie gebadet hatte, roch sie noch so. Sisi war die Einzige im Haus gewesen, die geweint hatte, laute Schluchzer, die angesichts unseres bestürzten Schweigens rasch wieder verstummten.

Nachdem sie hinausgegangen war, wandte ich mich Jaja zu und versuchte mit meinen Augen zu ihm zu sprechen. Doch Jajas Augen waren leer, wie ein Fenster, bei dem die Läden geschlossen sind.

»Willst du nicht ein bisschen Bournvita trinken?«, fragte ich schließlich.

Er schüttelte den Kopf. »Nicht aus diesen Tassen.« Er rutschte auf seinem Platz hin und her und fügte hinzu: »Ich hätte besser auf Mama aufpassen sollen. Schau nur, wie Obiora Tante Ifeomas Familie im Griff hat, und ich bin älter als er. Ich hätte auf Mama aufpassen müssen.«

»Gott weiß es am besten«, sagte ich. »Gottes Wege sind unergründlich.« Und ich dachte, wie stolz Papa darauf gewesen wäre, dass ich das gesagt hatte, wie sehr er mir zugestimmt hätte.

Jaja lachte. Es klang wie ein langgezogenes, verächtliches Schnauben. »Natürlich sind sie das. Schau dir doch bloß an, was er seinem treuen Diener Hiob angetan hat, sogar seinem eigenen Sohn. Aber hast du dich je gefragt, warum? Warum hat er seinen eigenen Sohn umbringen müssen, damit wir erlöst werden? Warum hat er uns nicht gleich selber erlöst?«

Ich schlüpfte aus meinen Slippern. Der kalte Marmorboden zog die Hitze aus meinen Füßen. Ich wollte Jaja sagen, dass ungeweinte Tränen in meinen Augen brannten, dass ich immer noch auf Papas Schritte auf der Treppe lauschte, dass ich sie hören wollte. Dass es in meinem Inneren Dinge gab, die unter Schmerzen in die Brüche gegangen waren, ohne dass ich sie jemals wieder würde zusammensetzen können, weil der Ort, an dem sie sich befunden hatten, verschwunden war. Stattdessen sagte ich: »St. Agnes wird bei Papas Totenmesse voll sein.«

Jaja antwortete nicht.

Das Telefon fing an zu klingeln. Es klingelte eine lange Zeit; der Anrufer musste die Nummer mehrmals gewählt haben, bevor Mama endlich dranging. Kurze Zeit später kam sie ins Wohnzimmer. Das Wickeltuch, das sie nachlässig umgeschlungen hatte, hing herunter und gab den Blick auf ihr Muttermal frei, einen kleinen Leberfleck über ihrer linken Brust.

»Sie haben eine Autopsie gemacht«, sagte sie. »Sie haben das Gift im Körper eures Vaters gefunden.« Sie klang so, als ob das Gift in Papas Körper etwas wäre, von dem wir alle gewusst hatten, etwas, das wir selbst dorthin getan hatten, damit es gefunden wurde, so wie wir in Büchern gelesen hatten, dass die Weißen Ostereier für ihre Kinder versteckten, damit sie sie suchten und fanden.

»Gift?«, fragte ich.

Mama zog ihr Tuch enger zusammen und trat ans Fenster. Sie zog die Vorhänge zurück, um zu prüfen, ob die Läden ordentlich geschlossen waren, damit es nicht hereinregnete. Ihre Bewegungen waren ruhig und langsam. Als sie sprach, war auch ihre Stimme ruhig und langsam. »Ich habe angefangen, Gift in seinen Tee zu schütten, bevor ich nach Nsukka fuhr. Sisi hat es mir besorgt; ihr Onkel ist ein mächtiger Zauberdoktor.«

Einen langen, stillen Moment lang konnte ich gar nichts denken. Mein Kopf war völlig leer, ich war völlig leer. Dann dachte ich daran, wie ich von Papas Tee genippt hatte, Liebesschlucke, und wie die kochend heiße Flüssigkeit seine Liebe in meine Zunge gebrannt hatte. »Warum hast du es ihm in den Tee getan?«, fragte ich Mama und erwachte aus meiner

Erstarrung. Meine Stimme war laut. Fast schrie ich. »Warum in seinen Tee?«

Aber Mama antwortete nicht. Nicht einmal, als ich aufstand und sie schüttelte, bis Jaja mich von ihr wegzog. Nicht einmal, als Jaja seine Arme um mich legte und sie ein wenig öffnete, um Mama in die Umarmung einzubeziehen, doch sie wandte sich ab.

Ein paar Stunden später kam die Polizei. Es hieß, man wolle uns ein paar Fragen stellen. Jemand im St.-Agnes-Krankenhaus habe Kontakt mit ihnen aufgenommen, und sie hätten einen Autopsiebericht dabei. Jaja wartete ihre Fragen nicht ab; er sagte ihnen, er habe Rattengift benutzt, und dass er es Papa in den Tee getan hätte. Sie erlaubten ihm, noch ein anderes Hemd anzuziehen, bevor sie ihn mitnahmen.

Eine andere Stille

DIE GEGENWART

Die Straßen zum Gefängnis sind mir vertraut. Ich kenne die Häuser und Läden, ich kenne die Gesichter der Frauen, die Orangen und Bananen verkaufen, kurz bevor man auf die mit Schlaglöchern übersäte Straße einbiegt, die zum Gefängnishof führt.

»Möchten Sie ein paar Orangen kaufen?«, fragt Celestine und drosselt den Wagen auf Schritttempo, während die fliegenden Händler beginnen, zu winken und zu rufen. Seine Stimme ist sanft; Mama sagt, das sei der Grund, warum sie ihn eingestellt hat, nachdem sie Kevin entließ. Das und auch die Tatsache, dass er keine dolchförmige Narbe im Nacken hat.

»Was wir im Kofferraum haben, dürfte reichen«, sage ich. Ich wende mich an Mama. »Möchtest du hier irgendetwas kaufen?«

Mama schüttelt den Kopf, und ihr Tuch rutscht fast herunter. Sie bindet es neu, wieder so locker wie vorher. Auch das Wickeltuch sitzt nur lose um ihre Taille, und sie bindet es ständig von neuem, wodurch sie ein wenig an die ungepflegten Frauen vom Ogbete-Markt erinnert, die ihre Tücher manchmal so weit aufgehen lassen, dass man die löchrigen Slips sieht, die sie darunter tragen.

Es scheint ihr nichts auszumachen, dass sie so aussieht; es scheint ihr gar nicht bewusst zu sein. Sie hat sich verändert, seit Jaja eingesperrt wurde, seit sie angefangen hat, herumzuerzählen, sie habe Papa getötet, habe ihm Gift in den Tee getan. Sie hat sogar Briefe an Zeitungen geschrieben. Aber niemand hat auf sie gehört; bis heute nicht. Die Leute denken, der Kummer und ihre Weigerung, der Wahrheit ins Gesicht zu sehen – dass ihr Mann tot ist und ihr Sohn im Gefängnis sitzt –, seien schuld daran, dass sie nur noch der Schatten ihrer selbst ist, bis auf die Knochen abgemagert, übersät mit Pickeln, so groß wie Wassermelonenkerne. Vielleicht verzeiht man ihr deshalb auch, dass sie nicht ein ganzes Jahr lang nur schwarze oder nur weiße Kleidung getragen hat. Vielleicht wirft man ihr deshalb auch nicht vor, dass sie nicht an den Gedenkmessen teilgenommen hat, die nach einem und nach zwei Jahren stattfanden, und dass sie sich die Haare nicht abgeschnitten hat.

»Komm, binde dein Tuch ein bisschen fester, Mama«, sage ich und berühre sie an der Schulter.

Mama zuckt mit den Achseln. Sie schaut immer noch aus dem Fenster. »Es ist fest genug.«

Celestine beobachtet uns im Rückspiegel. Seine Augen blicken sanft. Einmal hat er den Vorschlag gemacht, wir sollten Mama zu einem *dibia* in seinem Heimatdorf bringen, der ein Experte »in diesen Dingen« sei. Ich war mir nicht sicher, was Celestine mit »diesen Dingen« meinte, ob er andeuten wollte, dass Mama verrückt ist, aber ich dankte ihm und sagte, das wolle sie nicht. Celestine meint es gut. Ich habe gesehen, wie er Mama manchmal ansieht, wie er ihr aus dem Auto hilft, und ich weiß, dass er sich wünscht, er könnte sie wieder gesund machen.

Mama und ich kommen fast gar nicht mehr zusammen ins Gefängnis. Normalerweise bringt Celestine mich, einen oder zwei Tage bevor er sie fährt, dorthin, und das jede Woche. Ich glaube, es ist ihr lieber so. Aber heute ist es anders, ein besonderer Tag: Man hat uns endlich und mit Gewissheit zugesichert, dass Jaja entlassen wird.

Nachdem das Staatsoberhaupt vor ein paar Monaten starb – man sagt, er habe seinen letzten Atemzug auf einer Prostituierten getan, zuckend und mit Schaum vor dem Mund –, dachten wir, Jajas Freilassung stehe kurz bevor und unsere Anwälte würden rasch eine Lösung finden. Vor allem jetzt, wo überall für Demokratie demonstriert wird, wo der Ruf nach einer Untersuchung zu Papas Tod laut wird und wo wieder der Verdacht geäußert wird, das Regime habe mit seinem Tod zu tun. Doch es dauerte ein paar Wochen, bis die zivile Interimsregierung verkündete, sie würde alle politischen Gefangenen freilassen, und weitere Wochen, bis es unseren Rechtsanwälten gelang, Jaja auf die Liste setzen zu lassen. Sein Name steht auf dem vierten Platz einer Liste von mehr als zweihundert Menschen. Nächste Woche kommt er frei.

Das haben sie uns gestern gesagt, zwei der Anwälte, die wir in der letzten Zeit hatten; beide tragen die angesehene Abkürzung SAN, für »Senior Advocate of Nigeria«, hinter ihrem Namen. Um uns die Nachricht zu verkünden, kamen sie zu uns nach Hause und brachten eine Flasche Champagner mit rosa Bändchen. Nachdem sie gegangen waren, sprachen Mama und ich nicht darüber. Wir trugen denselben neuen Frieden im Herzen, dieselbe Hoffnung, die zum ersten Mal zum Greifen nahe war, aber wir teilten sie nicht miteinander.

Es gibt so viel, worüber Mama und ich nicht reden. Wir reden nicht über die großen Schecks, die wir ausgestellt haben – Schmiergelder für die Richter, für die Polizisten und die Gefängniswärter. Wir sprechen nicht darüber, wie viel Geld wir haben, selbst nachdem die Hälfte von Papas Vermögen an St. Agnes ging und für die Förderung von kirchlicher Missionsarbeit gespendet wurde. Und wir haben nie darüber gesprochen, dass Papa anonym für Kinderkrankenhäuser, Waisenhäuser und für Kriegsversehrte aus dem Bürgerkrieg gespendet hat. Es gibt immer noch so viel, was wir nicht mit unseren Stimmen sagen, was wir nicht in Worten aussprechen.

»Bitte legen Sie die Fela-Kassette ein, Celestine«, sage ich und lehne mich in meinen Sitz zurück. Felas dröhnende Stimme erfüllt den Wagen. Ich wende den Kopf, um zu sehen, ob es Mama stört, aber sie schaut starr geradeaus auf den Vordersitz. Die meiste Zeit bestehen ihre Antworten aus einem Nicken oder einem Kopfschütteln, und ich frage mich oft, ob sie mich überhaupt gehört hat. Früher habe ich Sisi gebeten, mit ihr zu sprechen, weil sie oft stundenlang mit ihr im Wohnzimmer saß, aber Sisi sagte, Mama habe ihr meistens nicht geantwortet, sondern nur dagesessen und vor sich hin gestarrt. Als Sisi letztes Jahr geheiratet hat, gab Mama ihr einen Karton mit Porzellan nach dem anderen, und Sisi saß auf dem Küchenboden und weinte laut, während Mama nur dastand und ihr zuschaute. Mittlerweile kommt Sisi ab und zu vorbei, um unsere neue Haushälterin Okon einzuweisen und zu fragen, ob Mama etwas braucht. Normalerweise sagt Mama dann gar nichts, schüttelt nur den Kopf und wiegt sich vor und zurück.

Auch letzten Monat, als ich ihr gesagt habe, dass ich nach Nsukka fahre, hat sie nichts gesagt, und sie hat mich auch nicht gefragt, warum, obwohl ich doch niemanden mehr in Nsukka kenne. Sie nickte nur. Celestine fuhr mich hin, und wir kamen um die Mittagszeit an, die Zeit, wenn die Sonne zu dem sengendheißen Ball wird, von dem ich mir schon lange vorstelle, dass er einem die Feuchtigkeit aus dem Mark ziehen kann. Die meisten Rasenflächen auf dem Universitätsgelände sind überwuchert; die langen Gräser ragen in die Luft wie grüne Pfeile. Die Statue des Löwen, der auf den Hinterbeinen sitzt, hat ihren Glanz verloren.

Ich fragte die Familie, die jetzt in Tante Ifeomas Wohnung wohnt, ob ich eintreten dürfe, und obwohl sie mich seltsam anschauten, baten sie mich herein und boten mir ein Glas Wasser an. Es sei leider ganz warm, sagten sie, weil es keinen Strom gebe. Die Rotorblätter des Ventilators waren dick mit Staub überkrustet, woran ich erkennen konnte, dass es schon eine ganze Weile keinen Strom gegeben hatte, denn sonst wären die Staubflocken weggeflogen, wenn sich der Ventilator drehte. Ich saß auf einem Sofa mit tiefen Mulden an den Seiten und trank das Wasser aus. Ich schenkte ihnen das Obst, das ich in Ninth Mile gekauft hatte, und entschuldigte mich dafür, dass die Bananen bei der großen Hitze im Kofferraum braun geworden waren.

Als wir nach Enugu zurückfuhren, lachte ich laut, übertönte sogar Felas eindringlichen Gesang. Ich lachte, weil die unbefestigten Straßen von Nsukka schuld daran sind, dass die Autos im Harmattan mit Staub überzogen sind und mit klebrigem Schlamm in der Regenzeit. Ich lachte, weil die geteerten Straßen Schlaglöcher haben, die so unvermittelt kommen wie überraschende Geschenke, weil die Luft nach Hügeln und nach Geschichte riecht und weil das Sonnenlicht den Sand zerstreut wie Licht und ihn in Goldstaub verwandelt. Ich lachte, weil Nsukka etwas tief in mir freisetzte, das in meiner Kehle hochstieg und als Freiheitslied meine Lippen verließ. Als Lachen.

»Wir sind da«, sagt Celestine.

Wir sind am Gefängnisgelände angelangt. Hässliche Flecken von blaugrünem Schimmel verunzieren die kahlen Mauern. Jaja ist wieder in seiner alten Zelle, die mit so vielen Leuten besetzt ist, dass einige von ihnen stehen müssen, damit sich andere hinlegen können. Ihre Toilette besteht aus einem schwarzen Plastiksack, und die Häftlinge reißen sich darum, ihn am Nachmittag hinausbringen zu dürfen, denn derjenige sieht immerhin für kurze Zeit das Sonnenlicht. Jaja hat mir einmal erzählt, dass die Männer sich nicht immer die Mühe machen, den Sack zu benutzen, vor allem nicht die wütenden Männer. Es macht ihm nichts aus, seinen Schlafplatz mit Mäusen und Kakerlaken zu teilen, aber es macht ihm etwas aus, mit dem Gesicht in den Ausscheidungen eines anderen Mannes zu liegen. Bis letzten Monat hatte er eine andere Zelle, mit Büchern und einer Matratze für sich ganz allein, weil unsere Anwälte die richtigen Leute bestochen haben. Doch nachdem er ohne ersichtlichen Grund einem Wachbeamten ins Gesicht gespuckt hat, haben sie ihn zuerst ausgezogen und mit der *koboko* ausgepeitscht und dann hierher zurückverlegt. Obwohl ich nicht glaube, dass Jaja so etwas tut, ohne provoziert worden zu sein, kenne ich nur diese Version der Geschichte, weil Jaja nicht mit mir darüber reden will. Er hat mir auch die Striemen auf seinem Rücken nicht gezeigt, die nach Aussage der Ärzte, die wir bestochen haben, dick und geschwollen sind wie lange Würste. Aber ich sehe andere Körperteile von Jaja, die Teile, die er mir nicht zu zeigen braucht, wie seine Schultern.

Diese Schultern, die in Nsukka aufgeblüht waren, die so kraftvoll und breit geworden waren, sind in den einunddreißig Monaten, die er jetzt hier ist, in sich zusammengesunken. Fast drei Jahre. Wenn jemand zu der Zeit, als Jaja hierherkam, ein Kind geboren hätte, dann würde es jetzt sprechen, würde in den Kindergarten gehen. Manchmal schaue ich ihn an und weine, und er zuckt die Achseln und sagt, Oladipupo, der Häuptling in seiner Zelle – sie haben eine Art Hierarchie hier –, warte schon seit acht Jahren auf sein Gerichtsverfahren. Jajas offizieller Status ist in den ganzen drei Jahren immer der eines Untersuchungshäftlings gewesen.

Amaka hat mehrfach an das Büro des Staatsoberhauptes geschrieben, sogar an den nigerianischen Botschafter in Amerika, um sich über den armseligen Zustand des Rechtssystems in Nigeria zu beschweren. Sie sagte, niemand habe auch nur den Erhalt der Briefe bestätigt, aber es sei ihr wichtig gewesen, überhaupt etwas zu tun. Jaja schreibt sie davon nichts in ihren Briefen. Ich habe sie gelesen – sie sind im Plauderton geschrieben und sehr nüchtern. Papa wird nie darin erwähnt, auch das Gefängnis kaum. In ihrem letzten Brief schrieb sie ihm, Aokpe sei in einem weltlichen amerikanischen Magazin vorgekommen; der Autor sei skeptisch gewesen, ob die Heilige Jungfrau überhaupt erscheinen könne, erst recht in Nigeria: bei dieser ganzen Korruption und dieser Hitze. Amaka sagte, sie habe dem Magazin geschrieben und den Leuten ihre Meinung gesagt. Natürlich habe ich nichts anderes erwartet.

Amaka sagt, sie verstehe, warum Jaja nicht zurückschreibt. Was soll er auch schreiben? Tante Ifeoma schreibt Jaja nicht, sie schickt ihm stattdessen Bänder mit ihren Stimmen. Manchmal lässt er mich sie auf meinem Kassettenrecorder abspielen, wenn ich ihn besuche, manchmal bittet er mich, es nicht zu tun. An mich und Mama schreibt Tante Ifeoma jedoch. Sie schreibt über ihre zwei neuen Jobs, einen beim staatlichen College und einen in einer Apotheke oder einem Drugstore, wie sie das nennen. Sie schreibt über riesige Tomaten, und wie billig das Brot ist. Meistens jedoch schreibt sie über Dinge, die sie vermisst und nach denen sie sich sehnt, als ignoriere sie einfach die Gegenwart und lebe mehr in der Vergangenheit und der Zukunft. Manchmal gehen ihre Briefe weiter und weiter, bis die Tinte verschmiert und ich nicht mehr so recht weiß, wovon sie schreibt. Es gibt Leute, schrieb sie einmal, die glauben, wir könnten uns nicht selbst regieren, weil es die paar Male, die wir es versucht haben, in die Hose gegangen ist – als hätte es bei all denen, die sich heute selbst regieren, gleich auf Anhieb geklappt. Es ist so, als sagte man zu einem Krabbelkind, das gerade laufen lernt und immer wieder auf den Po fällt, es solle lieber gleich sitzen bleiben. Als wären die ganzen Erwachsenen, die an ihm vorbeilaufen, nicht auch einmal selber gekrabbelt.

Obwohl ich mich für das interessiere, was sie schreibt, so sehr, dass ich das meiste fast auswendig lerne, weiß ich immer noch nicht so recht, warum sie es mir geschrieben hat.

Amakas Briefe sind fast genauso lang, und sie versäumt es nie, kein einziges Mal, zu betonen, wie sie alle dick werden und wie Chima schon nach einem Monat aus seinen Kleidern »herausgewachsen« ist. Sicher, es hat nie einen Stromausfall gegeben, schreibt sie, und das heiße Wasser kommt direkt aus der Leitung, aber wir lachen nicht mehr, weil wir gar nicht die Zeit dazu haben, weil wir uns nie sehen. Obioras Briefe sind die fröhlichsten, und sie kommen am unregelmäßigsten. Er hat ein Stipendium an einer Privatschule erhalten, wo man ihn dafür, dass er seine Lehrer herausfordert, lobt, statt ihn zu bestrafen.

»Lassen Sie mich das machen«, sagt Celestine. Er

hat den Kofferraum aufgemacht, und ich bin dabei, die Plastiktüten mit Obst und die Stofftasche mit dem Essen und den Tellern herauszuholen.

»Danke«, sage ich und trete zur Seite.

Celestine trägt die Tüten und geht uns in das Gefängnisgebäude voraus. Mama folgt ihm. Der Polizist am Empfangstisch hat einen Zahnstocher im Mund. Seine Augäpfel sind so krankhaft gelb, dass sie wie gefärbt aussehen. Der Schreibtisch ist leer bis auf ein schwarzes Telefon, ein dickes, abgenutztes Empfangsbuch und einen flachen Haufen Armbanduhren, Taschentücher und Halsketten in einer Ecke.

»Wie geht es dir, Schwester?«, fragt er, als er mich sieht, und strahlt, obwohl seine Augen auf den Tüten in Celestines Hand ruhen. »Ach! Heute kommst du mit der Madam! Guten Tag, Madam!«

Ich lächele, und Mama nickt ausdruckslos. Celestine legt die Tüte mit dem Obst auf den Tisch vor dem Wärter. Darin steckt eine Zeitschrift mit einem Umschlag voll druckfrischer Nairanoten.

Der Mann nimmt seinen Zahnstocher heraus und greift nach der Tüte. Sie verschwindet hinter dem Tisch. Anschließend führt er mich und Mama in einen fensterlosen Raum mit Bänken auf beiden Seiten eines niedrigen Tisches. »Eine Stunde«, murmelt er, bevor er geht.

Wir setzen uns auf die eine Seite des Tisches, nicht nahe genug, um uns zu berühren. Ich weiß, dass Jaja gleich auftauchen wird, und versuche mich darauf vorzubereiten. Selbst nach so langer Zeit ist es nicht einfacher für mich geworden, ihn hier zu sehen. Mit Mama neben mir wird es sogar noch schwerer sein. Und besonders schwer wird es sein, weil wir endlich mit guten Nachrichten kommen, denn all die Gefühle, die wir immer zurückgehalten haben, lösen sich auf und machen Platz für neue. Ich hole tief Luft und halte den Atem an.

Jaja wird bald nach Hause kommen, schrieb Pater Amadi in seinem letzten Brief, der tief in meiner Tasche steckt. Du musst daran glauben. Und ich glaubte ihm, ich glaubte ihm, obwohl wir damals noch nichts von den Anwälten gehört hatten und nicht sicher waren. Ich glaube alles, was Pater Amadi sagt; ich glaube an den festen Schwung seiner Handschrift. *Denn er hat es gesagt, und sein Wort ist wahr.*

Ich trage immer seinen letzten Brief mit mir herum, bis ein neuer kommt. Als ich Amaka schrieb, dass ich das tue, zog sie mich in ihrem nächsten Brief damit auf, nannte mich Pater Amadis Turteltäubchen und malte ein lachendes Gesicht dazu. Aber ich trage seine Briefe nicht mit mir herum wegen irgendwelcher Turteleien; es gibt sowieso nur sehr wenig Geturtel. Wenn er unterschreibt, tut er das nur mit den Worten »wie immer«. Er antwortet nie mit ja oder nein, wenn ich ihn frage, ob er glücklich sei. Seine Antwort lautet, er gehe dorthin, wohin der Herr ihn schicke. Er schreibt überhaupt sehr wenig über sein neues Leben, bis auf ein paar kurze Anekdoten wie die von der alten deutschen Dame, die sich weigert, ihm die Hand zu geben, weil sie nicht findet, dass ein Schwarzer ihr Priester sein sollte, oder von der reichen Witwe, die darauf besteht, ihn jeden Abend zum Essen einzuladen.

Seine Briefe beschäftigen sich viel mit mir. Ich trage sie mit mir herum, weil sie so lang und so ausführlich sind, weil sie mich an meinen Wert als Mensch erinnern und weil sie an meinen Gefühlen zerren. Vor einigen Monaten schrieb er, er wünsche sich, dass ich nicht nach dem Warum frage, weil Dinge passierten, für die man ein solches Warum nicht formulieren könne, für die es ein solches Warum einfach nicht gebe und vielleicht auch nicht nötig sei. Papa erwähnte er nicht – er erwähnt ihn sowieso selten in seinen Briefen –, aber ich wusste, was er meinte, ich verstand, dass er an etwas rührte, vor dem ich selbst Angst hatte.

Ich trage die Briefe auch deshalb mit mir herum, weil sie mir Gnade schenken. Amaka sagt, die Leute verliebten sich in Priester, weil sie mit Gott in Wettstreit treten wollten, weil sie sich Gott als Rivalen wünschten. Aber wir sind keine Rivalen, Gott und ich, wir teilen uns einfach etwas. Ich frage mich schon lange nicht mehr, ob ich ein Recht darauf habe, Pater Amadi zu lieben; ich liebe ihn einfach, und

Schluss. Ich frage mich nicht mehr, ob die Schecks, die ich den Missionsbrüdern des Gesegneten Weges ausstelle, Schmiergelder für Gott sind; ich stelle sie einfach aus. Und ich frage mich nicht mehr, warum ich St. Andrew in Enugu zu meiner neuen Kirche gemacht habe, weil der Priester dort den Missionsbrüdern des Gesegneten Weges angehört wie Pater Amadi; ich gehe einfach hin.

»Haben wir die Messer mitgebracht?«, fragt Mama. Ihre Stimme ist laut. Sie stellt den zylindrischen Essensbehälter mit dem Jollof-Reis und dem Huhn auf den Tisch. Davor legt sie einen hübschen Porzellanteller, als decke sie einen festlichen Tisch, wie Sisi es früher getan hat.

»Mama, Jaja braucht kein Messer«, sage ich. Sie weiß, dass Jaja immer direkt aus dem Behälter isst, aber sie nimmt trotzdem immer einen Essteller mit, jede Woche in einer anderen Farbe und einem anderen Muster.

»Wir hätten welche mitbringen sollen, damit er das Fleisch schneiden kann.«

»Er schneidet das Fleisch nicht, er isst es einfach.« Ich lächele Mama zu und streiche ihr über den Arm, um sie zu beruhigen. Sie legt einen glänzenden Silberlöffel und eine Gabel auf den verdreckten Tisch und lehnt sich zurück, um ihr Werk zu betrachten. Die Tür geht auf, und Jaja kommt herein. Ich habe ihm erst vor zwei Wochen ein neues T-Shirt mitgebracht, aber es hat schon wieder braune Flecken, die nicht mehr herausgehen, wie vom Cashewsaft. Als wir Kinder waren, aßen wir Cashews immer vornübergebeugt, damit der süße Saft nicht auf unsere Kleider spritzte. Jajas Shorts enden weit über seinen Knien, und ich schaue schnell weg, als ich den Schorf auf seinen Schenkeln sehe. Wir stehen nicht auf, um ihn zu umarmen, weil er das nicht will.

»Mama, guten Tag. Kambili, *ke kwanu*?«, sagt er. Er öffnet den Plastikbehälter und fängt an zu essen. Ich spüre, dass Mama neben mir zittert, und weil ich nicht will, dass sie einen Zusammenbruch erleidet, sage ich schnell etwas. Vielleicht hält ja der Klang meiner Stimme ihre Tränen auf. »Die Anwälte kriegen dich nächste Woche hier raus.«

Jaja zuckt mit den Achseln. Selbst am Hals ist seine Haut mit Schorf bedeckt, der trocken aussieht, bis er daran kratzt und der gelbliche Eiter daraus hervorquillt. Mama hat alle möglichen Hauttinkturen hereingeschmuggelt, aber nichts scheint zu helfen.

»In dieser Zelle gibt's viele interessante Leute«, sagt Jaja. Er schaufelt sich den Reis so schnell in den Mund, wie es geht. Seine Wangen blähen sich auf, als hätte er sie mit ganzen, unreifen Guaven ausgestopft.

»Ich meine, raus aus dem Gefängnis, Jaja. Nicht in eine andere Zelle«, sage ich.

Er hört zu kauen auf und schaut mich schweigend an, mit diesen Augen, die jeden Monat, den er hier verbracht hat, ein bisschen härter geworden sind; jetzt sehen sie aus wie die Rinde einer Palme, unnachgiebig. Ich frage mich sogar, ob es überhaupt jemals eine *asusu anya*, eine Augensprache, zwischen uns gegeben hat oder ob ich mir das eingebildet habe.

»Ende nächster Woche kommst du hier raus«, sage ich. »Nächste Woche darfst du nach Hause.«

Ich möchte so gerne seine Hand nehmen, aber ich weiß, dass er mich abwehren wird. Seine Augen sind zu voll von Schuld, um mich wirklich zu sehen, um sein Spiegelbild in meinen Augen zu sehen, das Spiegelbild meines Helden, des Bruders, der mich immer versucht hat zu beschützen, so gut er konnte. Er wird immer denken, dass er nicht genug getan hat, und er wird nie verstehen, dass ich nicht glaube, er hätte mehr tun können.

»Du isst ja gar nichts«, sagt Mama. Jaja nimmt den Löffel wieder in die Hand und stopft den Reis weiter in sich hinein. Stille schwebt über uns, aber es ist eine andere Stille, eine, in der ich atmen kann. Ich habe immer noch Albträume von jener anderen Art der Stille, der Stille, als Papa noch lebte. In meinen Albträumen mischt sie sich mit Scham und Trauer und so vielen anderen Dingen, die ich nicht benennen kann, und wird zu blauen Flammenzungen, die über meinem Kopf lodern, wie an Pfingsten, bis ich aufwache, schreiend und schwitzend. Ich habe Jaja nicht gesagt, dass ich jeden Sonntag für Papa eine Messe lesen lasse, dass ich ihn in meinen Träumen sehen will, dass ich es mir so sehr wünsche, dass ich mir meine Träume manchmal selber zurechtzimmere, ob ich nun schlafe oder wach bin; ich sehe Papa, er streckt die Arme nach mir aus, und ich strecke auch meine Arme aus, aber unsere Körper berühren sich nie, bevor mich etwas aufschreckt und mir klarwird, dass ich nicht einmal die Träume unter Kontrolle habe, die ich selbst fabriziere. Da ist so vieles, was zwischen Jaja und mir immer noch still ist. Vielleicht werden wir mit der Zeit wieder mehr reden, oder vielleicht werden wir nie in der Lage sein, über alles zu reden, es in Worte zu fassen, Dinge, die schon lange nackt und brach daliegen.

»Du hast deinen Schal nicht richtig umgebunden«, sagt Jaja zu Mama.

Ich starre ihn verblüfft an. Jaja hat schon so lange nicht mehr bemerkt, was irgendjemand anhat. Mama löst rasch den Knoten und bindet ihren Schal neu – und dieses Mal verknotet sie ihn fest und doppelt hinter ihrem Kopf.

»Zeit ist um!« Der Wärter kommt ins Zimmer. Jaja sagt ein kurzes, distanziertes *»Ka o di«*, ohne eine von uns direkt anzusehen, bevor er sich von dem Wärter hinausführen lässt.

»Wir sollten nach Nsukka fahren, wenn Jaja rauskommt«, sage ich zu Mama, als wir das Zimmer verlassen. Endlich kann ich über die Zukunft sprechen.

Mama zuckt mit den Achseln und sagt nichts. Sie geht langsam; ihr Hinken macht sich deutlicher bemerkbar, und ihr Körper schwankt bei jedem Schritt zur Seite. Wir sind schon fast am Auto, als sie sich zu mir dreht und sagt: »Danke, *nne.*« Es ist eines der wenigen Male in den letzten Jahren, dass sie etwas sagt, ohne vorher angesprochen worden zu sein. Ich möchte nicht darüber nachdenken, wofür sie mir dankt oder was das bedeutet. Ich weiß nur, dass ich in diesem Moment den Geruch nach Urin und Feuchtigkeit im Gefängnishof nicht mehr wahrnehme.

»Zuerst bringen wir Jaja nach Nsukka, und dann fahren wir nach Amerika, um Tante Ifeoma zu besuchen«, sage ich. »Wenn wir zurückkommen, pflanzen wir neue Orangenbäume in Aba, und Jaja wird auch Blauen Hibiskus anpflanzen und ich Ixora, damit wir den Saft aus den Blüten lutschen können.« Ich lache. Ich lege den Arm um Mamas Schulter, und sie lehnt sich an mich und lächelt.

Die Wolken über uns sehen aus wie dunkle Wattebäusche, und sie hängen so tief, dass ich das Gefühl habe, ich könnte die Hand ausstrecken und die Feuchtigkeit aus ihnen herauspressen. Bald wird es wieder regnen.

Danksagung

Mein Dank gebührt:

Kenechukwu Adichie, meinem »kleinen« Bruder und besten Freund, dem Geschichtenschmied, der alle Versionen dieses Buches gelesen hat – weil er jedes frühe »Nein« mit mir geteilt hat und mich zum Lachen bringt.

Tokunbo Oremule, Chisom und Amaka Sony-Afoekelu, Chinedum Adichie, Kamsiyonna Adichie, Arinze Maduka, Ijeoma und Obinna Maduka, Uche und Sony Afoekelu, Chukwunwike und Tinuke Adichie, Okechukwu Adichie, Nneka Adichie Okeke, Bee und Uju Egonu und Urenna Egonu, mehr Schwestern als Freundinnen – weil sie mir bewiesen haben, dass Wasser innen so dick sein kann wie Blut; und weil sie immer Verständnis hatten.

Charles Methot – weil er einfach immer da war.

Ada Echetebu, Binyavanga Wainaina, Arinze Ufoeze, Austin Nwosu, Ikechukwu Okorie, Carolyn De-Christopher, Nnake Nweke, Amaechi Awurum, Ebele Nwala – weil sie die Trommel für mich geschlagen haben.

Antonia Fusco – weil sie mein Buch mit so viel Klugheit und Wärme lektoriert hat, und für jenen Anruf, nach dem ich vor Freude fast ein Rad geschlagen hätte.

Djana Pearson Morris, meiner Agentin – weil sie an mich glaubt.

Den Teilnehmern und dem Geist der Stonecoast Writers' Conference im Sommer 2001 – für den lauten Beifall samt Pfiffen.

Allen Freunden – weil sie so taten, als verstünden sie, warum ich manchmal nicht zurückrief.

Ich danke euch. *Dalu nu.*

Glossar

Aro: nigerianischer Volksstamm
abada: Wickelrock
agbogho: schönes Mädchen
agidi: Getreidebrei
akamu: Maisbrei
akara: frittierte Bohnenküchlein
aku: geflügelte Termitenart
akwam ozu: Begräbnisfeier
anara: Blatt, in das Speisen eingerollt werden
atilogu: nigerianischer Volkstanz
atulu: Schaf
azu: Fisch
boubou: westafrikanisches Gewand mit weit ausladenden, bodenlangen Ärmeln; wird von Männern, seltener auch von Frauen getragen
chi: persönlicher Ahnengott
chin-chin: Knabberzeug
dibia: Kräuter- oder Zauberdoktor
egusi: typische westafrikanische Suppe u. a. aus Kürbis- oder Melonensamen
fufu: Brei aus gekochten Yamswurzeln, den man zu kleinen Kugeln formt, um Soße aufzutunken
garri: fermentierter Maniok
Harmattan: heißer afrikanischer Wind; auch: Trockenzeit

Hausa: neben Igbo und Yoruba eine der drei größten Sprachen Nigerias
ichaka: nigerianische Rassel
icheku: Tamarindenart
Igbo: neben Hausa und Yoruba eine der drei größten Sprachen Nigerias
igwe: Herrschaftstitel in Nigeria (»Baron«)
ikuku: trockener Wind
isi owu: Flechttechnik bei Mädchen
Jollof: typisches westafrikanisches Gericht aus gebratenem Reis mit Gemüse
kobo: kleine Münze Nigerias
koboko: Pferdepeitsche
Maltina: Malzgetränk
mgbalu: Totenwache
mmuo: maskierte Tänzer
moi-moi: Küchlein aus schwarzen Bohnen
Naira: nigerianische Währung
ngwo-ngwo: Pfeffersuppe mit Lammfleisch
nzu: Kreide
ochiri: Vogelart
ofe nsala: kräftigende sahnige Suppe mit Ziegenfleisch und Fisch
ogene: Glöckchen aus Metall
ogwu: nigerianischer Beschwörungstanz
okpa: Snack aus Erdnusspaste, die in Bananenblätter gewickelt und gedämpft wird
okada: Motorrad-Taxi

okporoko: Stockfisch
onugbu: Soße aus bitteren Blättern, die mit scharfen Fischstücken oder Fleisch angereichert wird
orah: Bambusart
ozu: Leichnam
seme: Grenzübergang zwischen Nigeria und Benin
shuku: Haarflechttechnik bei Mädchen
suya: kleine Fleischspieße; das Fleisch wird vor dem Grillen mit Erdnusspaste eingerieben
ube: Afrikanische Birne oder Pflaume; ölhaltige tropische Frucht, die vor dem Verzehr geröstet wird
udala: Sternapfel
ugu: nahrhafte Kürbisart
ukwa: Brotfruchtbaum
umuada: Dorfoberhaupt
umunna: Clan, Sippe
utazi: Suppe, gewürzt mit den gleichnamigen, leicht bitter schmeckenden Blättern
whot: beliebtes nigerianisches Kartenspiel